产前产后病
效验秘方

主 编 胡小荣

U0297348

中国医药科技出版社

内 容 提 要

　　本书精选治疗产前产后疾病的验方数百首，既有中药内服方，又有针灸、贴敷等中医外治方；既有古今中医名家经验方，又有民间效验方。每首验方适应证明确，针对性强，疗效确切，患者可对症找到适合自己的中医处方。全书内容丰富，通俗易懂，是家庭求医问药的必备工具书。

图书在版编目（CIP）数据

　　产前产后病效验秘方／胡小荣主编．—北京：中国医药科技出版社，2017.1
　　（疑难杂症效验秘方系列．第二辑）
　　ISBN 978 - 7 - 5067 - 8890 - 8

　　Ⅰ.①产…　Ⅱ.①胡…　Ⅲ.①妇产科病 - 验方 - 汇编　Ⅳ.①R289.5

　　中国版本图书馆 CIP 数据核字（2016）第 311194 号

美术编辑　陈君杞
版式设计　郭小平

出版　中国医药科技出版社
地址　北京市海淀区文慧园北路甲 22 号
邮编　100082
电话　发行：010 - 62227427　邮购：010 - 62236938
网址　www. cmstp. com
规格　710 × 1020mm ⅟₁₆
印张　19¾
字数　325 千字
版次　2017 年 1 月第 1 版
印次　2017 年 1 月第 1 次印刷
印刷　三河市百盛印装有限公司
经销　全国各地新华书店
书号　ISBN 978 - 7 - 5067 - 8890 - 8
定价　45. 00 元

编委会

总 主 编 吴少祯

副总主编 王应泉　许　军　刘建青

编　　委（按姓氏笔画排序）

王茂泓　石　强　刘中勇　杨淑荣

李禾薇　李宇恒　张光荣　张芳芳

范志霞　金芬芳　胡小荣　饶克瑯

贾清华　郭新宇　党志政　徐慧慧

葛来安　傅　缨

《产前产后病效验秘方》

编委会

主　编　胡小荣
副主编　邹建琴
编　委　叶正园　温梦雪
　　　　熊秀林　邓丹丹
　　　　钟淑燕　胡锦誉

出版说明

　　昔贤谓"人之所病，病病多，医之所病，病方少"，即大众所痛苦的是病痛多，医者所痛苦的是药方少。然当今之人所病，病病更多；当今之医所病，不是病方少，而是病效方少。故有"千金易得，一效难求"之憾。

　　《内经》云："言病不可治者，未得其术也"。"有是病，必有是药（方）"，对一些疑难杂症，一旦选对了方、用对了药，往往峰回路转，出现奇迹。

　　本套《疑难杂症效验秘方系列》第一辑于2014年初出版后，受到广大读者的热烈欢迎，不到3个月就销售一空，屡次重印。为此，我们组织专家编写了《疑难杂症效验秘方系列》（第二辑），包括糖尿病、冠心病、胃肠疾病、性病、耳鼻喉疾病、儿科疾病、头痛眩晕、便秘泄泻、产前产后病等，共计9个分册。第二辑延续第一辑的编写体例，每分册精选古今文献中效方验方数百首，既有中药内服方，又有针灸、贴敷等外治方。每首验方适应证明确，针对性强，疗效确切，患者可对症找到适合自己的中医处方，是家庭求医问药的必备参考书。

　　需要说明的是，原方中有些药物，按现代药理学研究结果是有毒性和不良反应的，如川乌、草乌、天仙子、黄药子、雷公藤、青木香、马兜铃、生半夏、生南星、木通、商陆、牵牛子，等等，这些药物尤其是大剂量、长时间使用易发生中毒反应。故在选定某一验方之后，使用之前，请教一下专业人士是有必要的！

　　本套丛书参考引用了大量文献资料，在此对原作者表示衷心感谢！最后，愿本套丛书所集之方，能够解除患者的病痛，这将是我们最为欣慰的事。

中国医药科技出版社

2016 年 10 月

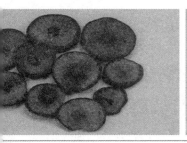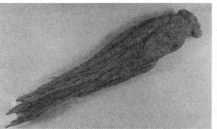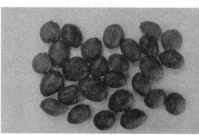

目录

上篇　妊　娠　病

1

第四章 堕胎、小产

第五章 习惯性流产

第六章 妊娠腹痛

第九章　羊水过多

第十章　妊娠肿胀

第十一章 妊娠眩晕

第十二章 子痫

第十三章 妊娠大便不通

第十四章 妊娠贫血

下篇 产后病

妊娠病

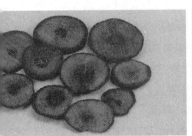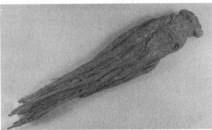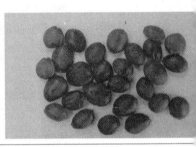

第一章 妊娠剧吐

　　孕妇在早孕时出现头晕、倦怠、择食、食欲不振、轻度恶心呕吐等症状，称"早孕反应"。早孕反应一般对生活与工作影响不大，不需特殊治疗，多在妊娠12周前后自然消失。少数孕妇早孕反应严重，恶心呕吐频繁，不能进食，影响身体健康，甚至威胁孕妇生命时，称"妊娠剧吐"。其临床表现差异很大，绝大多数患者经治疗后可痊愈，极个别患者可因剧吐而死于某些并发症，如酸中毒、肝功能衰竭等。妊娠剧吐的病因迄今未明，可能主要与体内激素作用机制和精神状态的平衡失调有关。临床所见提示本病与血中绒毛膜促性腺激素（HCG）水平增高关系密切。但症状的轻重不一定和HCG成正比。肾上腺皮质功能降低、维生素 B_6 缺乏也被认为可能是发病的原因。此外，精神因素与妊娠剧吐的发生有着较大的关系，精神紧张可加重病情。

　　妊娠剧吐归于中医学"恶阻"范畴。本病发生的关键取决于孕妇的体质因素及脏腑功能是否调和。若脾胃虚弱、肝胃不和、痰湿等致冲气上逆，胃失和降，则发为本病。本病证候有虚有实，虚者多因脾胃虚弱，实者多因肝胃不和，也有虚实夹杂者，如脾胃虚弱而痰湿内停。其辨证主要根据呕吐物的性状和患者的口感：口淡、呕吐清涎者，多为脾胃虚弱；口中淡腻、呕吐痰涎者，多为脾虚痰湿；口苦、呕吐酸水或苦水，多为肝胃不和；若口干烦渴，干呕或呕吐血性物，多为气阴两伤。中医治疗以调气和中、降逆止呕为大法。用药时需顾护胎元，凡重坠下降之品不可过用，升提补气之品亦当少用。如有胎元不固，酌加安胎之品。

第一节　内　治　方

❀ 香砂六君子汤

　　苏梗10g　砂仁10g　党参25g　白术15g　甘草6g　陈皮15g　姜半夏10g　菟丝子25g　炒杜仲15g　大枣5枚　生姜3片

【用法】每日1剂，加水600ml，武火煎沸后，文火再煎30分钟，取药汁至 200ml，并以生姜汁为药引，分少量多次饮服。同时嘱患者尽量克制呕吐，服药后可漱口，以防反胃。

【功效】健脾和胃，降逆止呕。

【适应证】**妊娠剧吐（脾胃虚弱型）**。症见：恶心呕吐不食，甚则食入即吐，口淡，呕吐清涎，头晕体倦，脘痞腹胀，舌淡、苔白，脉缓滑无力。

【临证加减】偏于肝热，减党参，加竹茹 10～12g、枳壳 6～10g、黄连 2～3g；兼寒证，加吴茱萸 10g；头晕头胀，烦渴口苦，加麦冬 6～9g、天花粉 10g；有低热，加知母 6～9g、地骨皮 6～9g。

【疗效】治疗 32 例：痊愈 25 例，显效 4 例，无效 3 例，总有效率为 90.63%。

【来源】元静，唐引引，岳静宇.香砂六君子汤加减治疗妊娠恶阻脾胃虚弱型 32 例[J].中医研究，2013，26（2）：33－34.

橘皮竹茹汤

橘皮 15g　竹茹 15g　人参 6g　大枣 10g　生姜 6g　甘草 6g

【用法】每日 1 剂，每剂煎汁 200ml，少量频服。若呕吐剧烈，可配合按摩内关穴。

【功效】补虚清热，和胃降逆。

【适应证】**妊娠剧吐**。症见：妇女怀孕后出现严重恶心呕吐、厌食，甚至食入即吐等症状。

【临证加减】胃虚证，加砂仁 6g、白术 12g、茯苓 12g、法半夏 6g。肝热证去人参、大枣，加黄芩 6g、黄连 3g、白芍 12g、麦冬 10g、石斛 10g、茯苓 12g。痰滞证加藿香 10g、法半夏 6g、茯苓 15g、白术 10g、苏梗 10g。若气阴两伤，可合生脉散加减。

【疗效】共治疗本病 38 例，治愈 27 例（占 71.1%），好转 9 例（占 23.7%），无效 2 例（占 5.3%），总有效率为 94.7%。

【来源】李占彪.运用橘皮竹茹汤化裁治疗妊娠恶阻 38 例疗效观察［J］.成都医药，2000，26（2）：92－93.

紫苏饮

砂仁^{后下}3g　生甘草 3g　陈皮 5g　炒子芩 5g　党参 10g　紫苏 10g
炒白术 10g　杜仲 12g　桑寄生 12g　炒白芍 15g

【用法】连续服用 6 剂药后，以后每月服 10 剂，每 2 日服 1 剂，服至妊娠 24 周。

【功效】补肾安胎，和胃宽中。

【适应证】**妊娠剧吐**。症见：泛泛欲恶，腹部隐痛，兼见腰酸膝软，神疲乏力，舌淡、苔薄腻，脉浮滑等。

【来源】胡雯. 紫苏饮在妊娠病中的运用 [J]. 江苏中医，1993，7：34 - 35.

益气养阴汤

沙参 20g　麦冬 20g　太子参 20g　石斛 20g　玉竹 20g　白术 6g　砂仁 6g　甘草 6g

【用法】生姜适量（捣汁兑服），每日 1 剂，水煎服，采取少量频饮法，以防药入而吐。

【功效】益气养阴，降逆和胃，止呕安胎。

【适应证】**妊娠剧吐（气阴两虚型）**。症见：恶闻食味，食入即吐，或晨起呕吐，神疲体倦，少气懒言，头晕目眩，低热心烦，尿少便秘；舌质红、苔薄而干或剥无苔，脉细数或细弱。

【疗效】共治疗本病 32 例，痊愈 24 例，好转 6 例，无效 2 例，总有效率为 94%。疗程 3 日以上者 10 例，5～8 日者 16 例，10 日以上者 6 例。

【来源】秦泗明，秦绪丽. 益气养阴汤治疗妊娠重症恶阻 32 例 [J]. 陕西中医，1996，17（12）：537.

止吐饮

竹茹 15g　姜半夏 10g　黄芩 15g　陈皮 15g　枇杷叶 15g　麦冬 10g　白术 15g　甘草 10g

【用法】每日 1 剂，水煎服。

【功效】清热健脾，和胃降逆。

【适应证】**妊娠剧吐**。症见：呕吐严重，消瘦乏力，甚至呕吐咖啡色样物质等。

【临证加减】脾虚痰湿者加白术、苍术；腰酸或小腹疼痛者加杜仲、菟丝子；呕吐带咖啡色样物质者加藕节炭；痰热者加竹茹、黄芩；头晕甚者加杭菊花、钩藤。

【疗效】共治疗本病 24 例，痊愈 12 例（占 50%），显效 8 例（占 33.3%），好转 3 例（占 12.5%），无效 1 例（占 4.2%）。服药 4 剂者 6 例，4～7 剂者 11 例，8 剂以上者 5 例，12 剂以上者 2 例。

【来源】安钢力.止吐饮治疗重症妊娠恶阻 24 例临床观察 ［J］.长春中医学院学报，2004，20（3）：17.

小柴胡汤

柴胡 10g　黄芩 15g　法半夏 15g　太子参 30g　白术 15g　陈皮 5g　苏梗 15g　茯苓 20g　甘草 5g　大枣 10g

【用法】生姜 3 片加入方药中同煎，并将煎好药液分多次，宜少少服之。

【功效】养血疏肝，和胃降逆。

【适应证】**妊娠剧吐**。症见：恶心呕吐频繁，不能进食，头晕厌食，精神欠佳，疲倦乏力等。

【临证加减】如伴阴虚加麦冬、天冬；气虚加北黄芪；湿热加黄连；便秘加玄参、玉竹；血虚加当归、何首乌。

【疗效】共治疗本病 72 例，平均治疗 2 个疗程（共 14 天），治愈 61 例，好转 8 例，无效 3 例，总有效率为 95.8%。

【来源】吕秀梅.小柴胡汤加减治疗妊娠恶阻 72 例［J］.光明中医，2014，29（1）：101－102.

赭石止恶汤

代赭石^{布包先煎}30g　党参 15g　白术 15g　陈皮 10g　藿香 10g　黄芩 10g　生姜 3 片　大枣 3 枚

【用法】每日 1 剂，水煎频频服之。

【功效】健脾和胃，降逆止呕。

【适应证】**妊娠剧吐**。症见：妇女怀孕后出现严重恶心呕吐、厌食，甚至食入即吐等症状。

【临证加减】呕吐清水、畏寒肢冷者加砂仁 10g，人参、白术 20g；呕吐痰涎者加茯苓、姜半夏各 10g；胁乳作胀、嗳气、呕吐酸水、嘈杂者，加柴胡 10g、黄连 10g、吴茱萸 3g；呕吐严重，津气两伤，症见口干咽燥、舌红少苔者，加沙参 15g、石斛 15g、山药 15g。

【疗效】共治疗本病 30 例，痊愈 26 例，显效 2 例，无效 2 例（中途自行停药，中止妊娠）。服药 3 剂痊愈者 10 例，5 剂痊愈者 10 例，6 剂以上痊愈者 6 例。

【来源】宋明琴.赭石止恶汤治疗妊娠恶阻［J］.山东中医杂志，1993，12（3）：43.

🪷 何氏定呕饮

煅石决明18g　桑叶9g　炒白芍9g　焦白术9g　淡黄芩6g　绿萼
梅5g　砂仁5g　苏梗5g　陈皮5g　当归身9g

【用法】每天1剂，浓煎150ml，少量多次饮服。

【功效】疏肝和胃，降逆安胎。

【适应证】**妊娠剧吐（虚阳上越或胃火冲逆型）**。症见：妊娠早期出现呕
恶泛酸苦水、不思饮食、伴头晕、胸闷胁胀等不适。

【疗效】共治疗本病70例，痊愈45例，显效18例，无效7例，总有效
率为90%。

【来源】潘秀群，陈济民. 何氏定呕饮治疗妊娠恶阻70例［J］. 中国中医药科技，
2007，14（3）：218.

🪷 抑肝和胃饮

苏叶5g　黄连5g　陈皮6g　竹茹6g　钩藤后下15g　黄芩9g　生姜
3片

【用法】每日1剂，两煎相混，少量呷服，连服5日，同时每日补液
1000～1500ml。5日为1个疗程。

【功效】抑肝和胃，降逆止呕。

【适应证】**妊娠剧吐（肝胃不和型）**。症见：恶心呕吐剧烈，不能进食，
吐出黄苦水或酸水，甚则吐出黄绿胆汁和血液，胸满胁胀，头晕目眩，烦躁
口苦，尿黄量少，大便干结，舌质红、苔黄，脉弦滑。

【疗效】共治疗本病22例，治愈13例，好转8例，无效1例，总有效率
为95.5%。

【来源】赵芸. 抑肝和胃饮治疗妊娠恶阻肝胃不和证22例［J］. 江苏中医药，
2014，46（9）：36.

🪷 苏叶黄芩汤加味

苏叶10g　黄芩10g　竹茹10g　砂仁6g　南沙参30g　白术10g
茯苓10g　山药20g

【用法】浓煎，每日1剂，少量频服，呕吐较剧者可加生姜汁少量于汤药
中频服。5～7天为一疗程。

【功效】清肝降逆，和胃健脾，止呕平冲固本。

【适应证】**妊娠剧吐**。症见：恶心呕吐频繁，食入即吐，呕吐物为酸苦水及清涎，甚则呕吐物中夹血，口干口苦，头晕体倦，舌淡红、苔白，脉弦滑。

【临证加减】兼有下腹痛并阴道少量出血者加白芍 10g、仙鹤草 30g；兼有胎动不安者加菟丝子 18g、桑寄生 15g、续断 10g。

【疗效】共治疗本病 30 例，治愈 22 例，好转 5 例，无效 3 例，总有效率为 90%。

【来源】刘春泥，石翠，卓毅. 苏叶黄芩汤加味治疗妊娠恶阻 30 例［J］. 实用中医药杂志，2010，26（9）：619.

清燥救肺汤

　　石膏 30g　桑叶 9g　麦冬 9g　阿胶 9g　黑芝麻 20g　南沙参 15g　北沙参 15g　杏仁 9g　枇杷叶 9g　川贝母 9g　黄芩 9g　竹茹 9g　甘草 6g

【用法】每日 1 剂，水煎频服。

【功效】滋阴润肺，降逆止呕，兼补胃气。

【适应证】**妊娠剧吐**。症见：频繁呕吐胃内容物，不欲进食，食入即吐，烦躁，四肢乏力、周身酸痛，或伴咳嗽，舌红、苔薄黄，脉数。

【来源】冯新玲，杨立娜，刘云鹏. 刘云鹏运用清燥救肺汤治疗妊娠恶阻经验［J］. 中国中医药信息杂志，2010，10（1）：86.

理中汤加味

　　党参 30g　干姜 30g　白术 30g　炙甘草 6g

【用法】每日 1 剂，煎取 300ml，分 3 次温服，5 日为 1 个疗程。

【功效】温中健脾，降逆止呕。

【适应证】**妊娠剧吐（脾胃虚弱型）**。症见：孕后早期出现恶心呕吐，纳呆，口淡，呕吐清水，神疲嗜睡，舌淡、苔白润，脉缓滑无力等。

【临证加减】虚寒明显加熟附子（先煎）10g、肉桂（后下）3g；呕吐剧烈加法半夏 15g、生姜汁（兑服）6 滴；腹胀闷明显加木香（后下）、砂仁（后下）、陈皮各 6g。有因呕吐失水或电解质失调者配合予补液营养支持治疗。

【疗效】共治疗本病 58 例，痊愈 42 例，显效 10 例，有效 6 例，总有效率为 100%。

【来源】廖雪勤，周智文. 理中汤加味治疗脾胃虚弱型妊娠恶阻 58 例［J］. 中医临床研究, 2013, 5 (3): 88.

🪷 和胃降逆汤

南沙参 15g　北沙参 15g　橘皮 10g　竹茹 6g　半夏 10g　苏梗 10g　白芍 15g　砂仁 6g　炙枇杷叶 12g　鲜芦根 30g

【用法】每日 1 剂, 加水 500ml, 煎至 100ml, 少量多次饮服, 以温服为宜, 连服 7～14 剂。

【功效】清肝健脾和胃, 降逆止呕, 兼补胃气。

【适应证】**妊娠剧吐。**症见: 妊娠早期出现恶心呕吐, 头晕厌食, 舌淡红或红、苔薄黄或花剥, 脉细滑或滑数; 伴或不伴有耳鸣、咽干口燥, 五心烦热, 腰膝酸软。

【疗效】共治疗本病 200 例, 痊愈 128 例, 显效 61 例, 无效 11 例, 总有效率为 94.5%。

【来源】邱玉叶. 和胃降逆汤治疗妊娠恶阻临床观察 [J]. 浙江中医药大学学报, 2013, 37 (4): 417 - 418.

🪷 安胎和胃降逆汤

太子参 15g　炒白术 15g　茯苓 30g　砂仁^后下 8g　苏梗 15g　陈皮 10g　竹茹 10g　姜半夏 15g　芦根 15g　炒川续断 15g　白芍 30g　炒稻芽 15g　炙甘草 6g

【用法】将以上药物浸泡半小时后加入姜枣煎煮, 去渣取汁 250～300ml, 每日 1 剂, 分早晚 2 次于饭前半小时服下, 连续用药 14 天为 1 个疗程。

【功效】健脾和胃, 降逆止呕。

【适应证】**妊娠剧吐 (脾胃虚弱型)。**症见: 恶心呕吐, 头晕厌食, 甚则食入即吐, 神疲乏力, 嗜睡, 舌淡、苔白润, 脉缓滑无力。

【疗效】共治疗本病 60 例 1 个疗程, 痊愈 35 例, 显效 15 例, 有效 6 例, 无效 4 例, 总有效率为 93.3%。

【来源】邹静. 安胎和胃降逆汤联合补液治疗妊娠恶阻 60 例 [J]. 河南中医, 2015, 35 (1): 131 - 132.

🪷 安胎降逆汤

党参 15g　炙黄芪 15g　续断 15g　炒白术 12g　砂仁^打碎后下 6g　紫

苏子6g 黄芩6g 陈皮6g 紫苏梗10g 旋覆花^{包煎}10g 山药20g

【用法】每天1剂，加水500ml，煎至150ml，少量多次饮服，以温服效佳，且均以姜汁为药引。服药后可漱口，少进糖果以防反胃。严重呕吐致电解质紊乱者，可同时配合输液治疗，治疗7~10天为1个疗程。

【功效】健脾和胃，安胎降逆。

【适应证】**妊娠剧吐（脾胃虚弱型）**。症见：恶心呕吐，食入即吐，吐出物为清水涎沫或食物，甚则呈淡褐色，伴神疲乏力，气短懒言，舌淡胖、苔薄白，脉细滑。

【临证加减】伴阴道流血者加血余炭15g、棕榈炭15g、苎麻根30g；伴腰酸者加桑寄生15g、杜仲12g、菟丝子12g。

【疗效】共治疗本病50例1~2个疗程，痊愈41例，显效5例，无效4例，总有效率为92%。

【来源】赵姝. 安胎降逆汤治疗妊娠恶阻50例［J］. 新中医，2008，40（1）：80.

🪷 安胃饮

藿香9g 苏梗6g 竹茹9g 半夏9g 陈皮9g 茯苓9g 川厚朴6g 砂仁6g 生姜汁20滴

【用法】每日1剂，水煎，少量频饮。服药3~8剂，呕吐停止，诸症消除则停药。

【功效】健脾和胃，降逆止呕。

【适应证】**妊娠剧吐（脾胃虚弱证）**。症见：恶心呕吐不食，或吐清水，甚则食入即吐，脘腹胀满，头晕体倦，舌淡、苔白，脉滑无力。

【疗效】共治疗46例，治愈40例（87%），好转5例（11%），无效1例（2%），总有效率为98%。

【来源】康冰. 安胃饮治疗脾胃虚弱型妊娠恶阻临床疗效观察［J］. 中医临床研究，2014，46（33）：16.

🪷 保生汤合营养支持疗法

白术15g 党参25g 茯苓10g 砂仁10g 陈皮10g 藿香10g 炙甘草5g

【用法】水煎服，每日1剂，配合营养支持疗法。

【功效】健脾和胃，降逆止呕安胎。

【适应证】**妊娠剧吐（脾胃虚弱型）**。症见：恶心呕吐，头晕厌食，恶闻食味，或吐清水，甚则食入即吐，舌淡、苔白，脉滑无力。

【疗效】共治疗本病 40 例，痊愈 25 例，显效 7 例，有效 6 例，无效 2 例，总有效率为 95%。

【来源】朴文青，马宏宇，李红梅. 保生汤加减配合营养支持疗法治疗妊娠恶阻的临床观察 [J]. 黑龙江中医药，2011，6：24 - 25.

❀ 干姜党参半夏汤

党参（脾气虚弱者可用人参）15g 干姜 10g 法半夏 15g 黄芪 15g 续断 10g 炒白术 15g 砂仁^打碎后下 10g 陈皮 10g 紫苏梗 10g

【用法】每日 1 剂，加水 500ml，煎至 150ml，少量多次饮服，以温服效佳，均以姜汁为药引。药后可漱口，口含姜片以防反胃。严重呕吐致电解质紊乱者，可同时配合输液治疗。治疗 4 天为 1 个疗程。

【功效】温中益气，降逆止呕。

【适应证】**妊娠剧吐（脾胃虚弱型）**。症见：恶心呕吐，厌食，甚至恶闻食味，食入即吐，脘腹胀闷，全身乏力，头晕嗜睡，舌苔白、质淡，脉滑无力。

【疗效】共治疗本病 49 例，痊愈 41 例，显效 6 例，无效 2 例，总有效率为 95.92%。

【来源】苏凯毅. 干姜党参半夏汤治疗妊娠恶阻 49 例 [J]. 按摩与导引，2008，24 (7)：42 - 43.

❀ 加味苏叶黄连汤

苏叶 12g 黄连 3g 竹茹 12g 姜半夏 6g 陈皮 9g 砂仁^后下 6g 太子参 9g 麦冬 6g

【用法】水煎至 150ml，呕吐较重者可浓煎药汁至 50～80ml，缓缓频服，每天 1 剂，3 天为 1 个疗程。严重呕吐致电解质紊乱者配合输液治疗及吸氧。

【功效】理气和胃，降逆止呕。

【适应证】**妊娠剧吐**。症见：妊娠早期出现恶心呕吐，头晕倦怠，甚至食入即吐等症状。

【临证加减】出现阴道流血者加苎麻根 10g；失眠者加柏子仁 6g、百合 12g；心悸者加酸枣仁 12g、柏子仁 9g；头痛者加石决明 12g。

【疗效】共治疗本病 26 例，显效 20 例，有效 5 例，无效 1 例，总有效率为 96.15%。

【来源】刘岩，吕美. 加味苏叶黄连汤治疗妊娠恶阻26例［J］. 湖南中医杂志，2012，28（3）：56.

顺肝逆气汤

人参15g 当归15g 苏子10g 白术15g 茯苓10g 熟地黄10g 白芍15g 麦冬20g 陈皮6g 砂仁6g

【用法】每日1剂，水煎200ml，少量频服。

【功效】补血养肝，平冲降逆。

【适应证】**妊娠剧吐**。症见：频繁恶心、呕吐，头晕厌食，甚则食入即吐等。

【临证加减】胃虚寒者加用丁香、白豆蔻；吐剧伤阴者去茯苓、砂仁，重用麦冬、熟地黄；肝热型去人参，加用黄芩、黄连、竹茹、芦根；痰湿多者重用白术，加苍术；若挟热者酌加黄芩、知母、前胡，随证加减。

【疗效】共治疗本病40例，治愈37例，有效2例，无效0例，复发1例，总有效率为100%。

【来源】李晓芹. 顺肝逆气汤联合西医补液治疗妊娠恶阻40例临床疗效观察［J］. 内蒙古中医药，2014，（33）：76–77.

桂枝汤加味

桂枝10g 白芍10g 甘草5g 生姜3片 大枣2枚

【用法】每日1剂，文火煎，分3次饮服。

【功效】调和营卫，健脾和胃，降逆止呕。

【适应证】**妊娠剧吐**。症见：不思饮食，呕吐加剧，面色苍白，头晕乏力，恶寒较重，舌淡、苔白，脉细弱。

【临证加减】若恶寒者则重用桂枝、生姜；气虚者加西洋参6g。

【疗效】共治疗本病55例，治愈50例（其中服药3~12剂者47例），占90.9%；有效5例，占9.1%。

【来源】吴雪华. 桂枝汤加味治疗妊娠恶阻55例［J］. 吉林中医药，2003，23（6）：32.

干姜人参半夏丸合桂枝汤

党参10g 半夏15g 桂枝10g 白芍10g 干姜10g 甘草5g 大枣2枚

【用法】每天 1 剂，水煎服，7 天为 1 个疗程。

【功效】调和营卫，健脾和胃，降逆止呕。

【适应证】**妊娠剧吐**。症见：不思饮食，呃逆呕吐，面色苍白，头晕乏力，恶寒身困，舌淡、苔白，脉细弱。

【临证加减】恶寒者加重桂枝量，改干姜为生姜；气虚者加西洋参；厌食纳差者加焦三仙。

【疗效】共治疗本病 48 例，临床治愈 43 例（服药 3~10 剂），占 89.6%；有效 3 例，占 6.3%；无效 2 例（服中药后呕吐加重停药），占 4.2%。总有效率为 95.8%。

【来源】范建红，王小军. 干姜人参半夏丸合桂枝汤治疗妊娠恶阻 48 例 [J]. 中国民间疗法，2013，21（3）：40-41.

🪷 黄芩白术汤

黄芩 15g　白术 15g　紫苏梗 10g　陈皮 10g　藿香 6g　砂仁 6g

【用法】每天 1 剂，水煎服，连用 3 天。

【功效】清热安胎，和胃止呕。

【适应证】**妊娠剧吐**。症见：恶心呕吐，不欲饮食，舌淡红、苔厚腻，脉滑等。

【来源】贾长文. 黄芩白术汤治疗妊娠恶阻 [J]. 新中医，2005，3（6）：14.

🪷 加味温胆汤

半夏 8g　竹茹 10g　白术 10g　茯苓 10g　生姜 5g　苏叶 6g　陈皮 6g　枳壳 6g　乌梅 6g

【用法】每日 1 剂，少量频饮。15 天为 1 个疗程。

【功效】抑肝和胃，降逆止呕。

【适应证】**妊娠剧吐**。症见：妊娠期出现较剧烈的呕吐，不能进食，随食随吐，神疲肢倦，消瘦嗜卧等症状。

【临证加减】脾胃虚寒者去竹茹、枳壳，加砂仁或蔻仁、干姜、党参、淡吴茱萸；痰湿壅盛者加藿香、佩兰、石菖蒲、旋覆花；肝胃不和者加黄连、白芍、玫瑰花或吞左金丸；肝阳上亢者加珍珠母、生牡蛎、白薇、代赭石等；阴虚内热者，加北沙参、麦冬、石斛、芦根、知母、地骨皮之类；伴有胎漏或胎动不安者，加莲房、黄芩等安胎止血药；若大便干结者，加用润字丸等润肠通便药。并辅以西药常规治疗。

【疗效】共治疗本病 32 例，28 例治愈（呕吐停止，进食正常，精神较佳，实验室检查正常者），4 例好转（呕吐消失，恶心仍存，精神好转，实验室检查好转者）。治愈率为 88%。治疗时间最短为 7 天，最长为 36 天，平均为 14 天。

【来源】苑小平. 加味温胆汤治疗重症妊娠恶阻 32 例［J］. 浙江中医杂志，2002，4（9）：381.

泰山磐石汤

　　党参 7.5g　黄芪 15g　当归 10g　续断 10g　黄芩 7.5g　白术 10g　川芎 5g　白芍 7.5g　熟地黄 20g　砂仁 5g　炙甘草 7.5g　粳米 5g

【用法】水煎 3 次，总量 350ml 为宜，切勿过多，首服采用温服，频服少饮，并嘱病人尽力克制呕吐，待 20 分钟后药发呕止。药后可漱口，少进糖果，以防反胃。宜食清淡，频餐，忌肥甘油腻、辛冷之品。

【功效】调补气血，补肾安胎，和胃止呕。

【适应证】**妊娠剧吐**。症见：轻者反复呕吐，厌食，择食，头晕乏力，气短，体重减轻；重者呕吐频频，不能进食，食入即吐，或饮水即吐，甚则吐胆汁并夹血丝。兼气短乏力，消瘦，口渴尿少，少数可出现津脱晕厥。

【临证加减】呕吐严重时加竹茹、枇杷叶（去毛）、半夏、生姜；吐黄绿苦水者加黄连；津脱者加玄参、麦冬；肝气上逆者加苏梗；伴胎动不安者加杜仲、阿胶；气虚明显，无明显热象者重用参芪；血虚明显者重用当归、川芎；肾虚明显者重用续断；兼有外感呕吐者加藿香。

【疗效】共治疗本病 88 例，85 例痊愈，1 例呕吐停止，但仍有不适感，2 例中途停药。

【来源】李洪志. 泰山磐石汤治疗妊娠恶阻 88 例［J］. 吉林中医药，1990，3（5）：15.

六君子汤加减

　　党参 20g　白术 15g　茯苓 10g　陈皮 10g　半夏 10g　生姜 6g　大枣 2 枚　炙甘草 6g

【用法】水煎服，每日 1 剂。

【功效】健脾和胃，调气降逆。

【适应证】**妊娠剧吐**。症见：频繁呕吐，不能进食，呕吐物中有胆汁和咖啡色样物质，严重者伴面色苍白，皮肤干燥，脉细数，尿量减少等。

【临证加减】兼有热者加黄芩 10g、竹茹 10g；有血虚者加当归 10g、白芍

10g；痰浊者加全瓜蒌 10g、苏叶 10g；兼腰背部酸痛者加杜仲 10g、川续断 10g；腹痛腹胀者加枳壳 10g；若宗气不足，疲乏无力、全身酸痛、腰酸腿软者加用金匮肾气丸。

【疗效】共治疗本病 35 例，痊愈 31 例，有效 3 例，无效 1 例，总有效率为 97.1%。

【来源】宋英. 六君子汤加减治疗妊娠剧吐 35 例［J］. 河南中医，2013，33（12）：2121－2122.

第二节 外 治 方

丁香散剂贴敷联合梅花针

丁香粉 20g　半夏粉 20g　生姜汁 15ml

【选穴】中脘，督脉 24 穴。

【用法】根据辨证施治选用相应中药内服后行中药外敷：上药调成稀糊状，用文火熬成膏状，取出待温度降至 40℃左右，放入宣纸中做成 3cm × 3cm 大小块状，敷入中脘穴，胶布固定，7～10 日为 1 个疗程。花针叩刺督脉 24 穴，用手腕力度叩击，以皮肤潮红，皮下有少量出血点且患者能耐受为宜。1 次/日，15～30 次/分，7～10 日为 1 个疗程。

【功效】调和阴阳，和胃降逆，温养胎气。

【适应证】**妊娠剧吐**。症见：妊娠早期出现恶心呕吐、头晕倦卧，甚至食入即吐。

【疗效】共治疗本病 47 例，痊愈 45 例，痊愈率为 95.7%。

【来源】王玉燕. 丁香散剂联合梅花针治疗妊娠恶阻临床观察与护理［J］. 华夏医学，2007，20（5）：1030－1031.

蜜调姜汁半夏贴敷内关穴

半夏 20g　鲜生姜 30g　外用蜜 10g

【选穴】内关。

【用法】先将半夏烘干碾成细粉，将生姜切细末取汁，加适量外用蜜调药末为膏，将黄豆大小药膏敷贴于内关穴，固定敷贴，每天按压 3～5 次穴位，每次以按压至微热为度，贴敷 4～6 小时弃去，每日更换 1 次。

【功效】宣通脏气，降逆止呕。

【适应证】**妊娠剧吐**。症见：不能进食，或进食即吐，口淡，头晕，倦怠，乏力。

【疗效】共治疗本病 40 例，治愈 7 例，好转 30 例，无效 3 例，总有效率为 93%。

【来源】廖潇潇，邓兰英，黄桂航. 蜜调姜汁半夏贴敷内关穴治疗妊娠恶阻疗效观察 40 例［J］. 中国医药指南，2012，10（18）：646 - 647.

穴位注射

【选穴】内关，足三里。

【用法】双侧内关、足三里，穴位常规消毒后，将维生素 B_1 100mg、维生素 B_6 50mg、维生素 B_{12} 0.5mg 共 4ml 吸入注射器，进针得气后，回抽无回血，每个穴位注射药液 1ml，隔日 1 次。有严重脱水或电解质紊乱者，予补液或调节电解质紊乱，无需其他治疗。

【功效】宽胸理气，和胃止呕。

【适应证】**妊娠剧吐**。症见：恶心呕吐，头晕、厌食或食入即吐。

【疗效】共治疗本病 30 例中，1 次治愈者 26 例，2~3 次治愈者 4 例，治愈率为 100%。

【来源】丁建霞. 穴位注射治疗妊娠呕吐 30 例［J］. 现代中西医结合杂志，1999，8（2）：247.

香陈姜散穴位贴敷

木香　陈皮　生姜

【选穴】内关，中脘。

【用法】将木香、陈皮打粉过筛，生姜榨汁，取木香、陈皮粉各 9g，混合均匀加入姜汁 5ml 调成糊，加有机溶剂隔水加热至溶化，搅拌均匀呈膏状，制成 1cm×1cm×0.2cm 的药饼，上面覆盖一层棉质纱布，便于贴敷。患者取卧位，取内关及中脘穴，清洁局部皮肤，贴敷中药。敷贴保留时间为 6 小时，每天 1 次，共 5 天，如不慎掉落，随时更换。

【功效】调气和中，降逆止呕。

【适应证】**妊娠剧吐**。症见：妊娠早期出现头晕倦卧，厌食或恶心呕吐等。

【疗效】共治疗本病 34 例，痊愈 31 例，有效 3 例，无效 0 例，治愈率为 91.2% 。

【来源】陆刘冰. 穴位贴敷治疗妊娠恶阻的疗效及护理［J］. 内蒙古中医药, 2013, 7（31）：172.

 ## 止吐膏内关穴贴敷

紫苏梗 10g　半夏 5g　黄连 6g　砂仁 6g（上药研粉过 90 目筛）姜竹茹 10g（煎水取汁）

【选穴】内关。

【用法】用时取以上 2 剂调成膏状, 制成 2cm×2cm 大小, 厚约 1 cm 的药垫, 于每日起床前将药垫置于双侧内穴上, 外用弹性绷带固定, 用拇指分别按压 5 分钟。早晚数次不少于 4 次, 每 12 小时更换药垫 1 次。5 天为 1 个疗程, 2 个疗程结束。

【功效】理气和胃, 降逆止呕。

【适应证】**妊娠剧吐**。症见：恶心、呕吐, 食欲不振、头晕、倦怠、择食。

【疗效】共治疗本病 183 例, 治愈 172 例, 有效 10 例, 无效 1 例, 总有效率为 99.5% , 总治愈率为 94% 。

【来源】刘传玲. 止吐膏内关穴贴敷治疗妊娠恶阻的临床研究［J］. 现代护理, 2004, 10（7）：647.

中药直肠滴入法

党参 15g　陈皮 10g　木香 9g　砂仁 15g　姜半夏 6g　生白术 15g　茯苓 10g　大枣 5 枚　炙甘草 6g

【用法】将药浓煎 100ml, 温度维持在 37℃～38℃, 缓慢直肠滴入 50ml, 1 次/天, 连续滴入 1 周。

【功效】健脾和胃, 降逆止呕。

【适应证】**妊娠剧吐（脾胃虚弱型）**。症见：精神疲惫, 时呕恶欲吐, 不欲进食, 或食入即吐, 吐物为所进汤水, 舌淡、苔白厚, 脉缓滑无力。

【来源】高艳, 杨鉴冰. 中药直肠滴入法治疗重症恶阻举隅［J］. 现代中医药, 2013, 33（4）：44.

第二章　先兆流产

妊娠期间，阴道不时有少量出血，时出时止，或淋沥不断，而无腰酸、腹痛、小腹下坠者，称为"胎漏"，亦称"胞漏"或"漏胎"。妊娠期间出现腰酸、腹痛、小腹下坠，或伴有少量阴道出血者，称为"胎动不安"。胎漏、胎动不安是堕胎、小产的先兆，西医学称之为"先兆流产"。

中医学认为本病的发生主要是冲任不固，不能摄血养胎所致。因冲为血海，任主胞胎，冲任之气固，则胎有所载，元有所养，其胎便可正常生长发育。反之，则发生胎漏、胎动不安等病，导致冲任不固的机理，则有气血虚弱、肾虚、血热、血瘀、外伤等。

第一节　内　治　方

🪷 安任固胎饮

菟丝子15g　桑寄生15g　川断15g　阿胶珠10g　党参15g　生黄芪15g　炒杜仲15g　山萸肉15g　白芍15g　苏梗10~12g　砂仁6g　炙甘草6g

【用法】每日1剂，水煎取汁400ml，分早晚2次服用。黄体酮胶囊100mg口服，一天2次。

【功效】补益肾气，调固任脉，止血安胎。

【适应证】**先兆流产（肾虚型）**。症见：阴道少量出血，色淡暗，质薄；小腹坠痛，腰酸痛；两膝酸软，头晕耳鸣，夜尿频多，曾屡有堕胎；舌质淡、苔白、脉沉细略滑。

【临证加减】阴道出血加煅龙骨、煅牡蛎、仙鹤草、苎麻根；夜尿多选加覆盆子、益智仁；脾虚气弱明显重用黄芪、党参；血热口干，选加黄芩、生地黄。

【疗效】共治疗本病40例，痊愈14例，显效16例，有效8例，无效2例，总有效率为95%。

【来源】全青山，江媚，刘雁峰，等．安任固胎饮联合黄体酮胶囊治疗肾虚型胎动不安 40 例［J］．环球中医药，2013，6（1）：28－30.

🪷 保孕汤

桑寄生 30g 川断 10g 菟丝子 10g 黄芪 20g 白芍 20g 西洋参 10g 陈皮 12g 砂仁 6g 阿胶 6g 炙甘草 6g 黄芩 10g 柴胡 6g

【用法】每日 1 剂，400ml/剂，早晚各服 1 次。同时肌肉注射黄体酮注射液，1 次/日，20mg/次。

【功效】补肝肾，固冲任，安胎。

【适应证】**先兆流产**。症见：腰酸、腹痛、小腹下坠或伴有少量阴道出血者。

【临证加减】肾阳不足加淫羊藿 10g；出血量多者加生地炭 10g 或苎麻根 10g；下坠感重者加升麻 6g；呕吐者加白术 10g。

【疗效】共治疗本病 66 例，治愈 52 例（78.79%），好转 10 例（15.15%），无效 4 例（6.06%）。无效者为稽留流产，最后行清宫术。

【来源】关素珍，尹金磊，宗静娟．保孕汤治疗胎漏、胎动不安的临床疗效及方药解析［J］．中国现代药物应用，2014，8（23）：202－203.

🪷 补气举陷汤

炙黄芪 30g 升麻 6g 菟丝子 25g 白术 15g 桑寄生 15g 续断 10g 阿胶 烊化,兑服 20g 侧柏叶 20g 艾叶 6g 白芍 15g 陈皮 6g 炙甘草 5g

【用法】每日 1 剂，水煎 2 次分服。

【功效】补气举托孕囊，健脾益肾，补血养胚，止血安胎。

【适应证】**孕囊下移型先兆流产（脾肾气虚、中气下陷型）**。症见：阴道出血、色淡，腰酸，腹痛，下坠；或有流产史；或伴头晕耳鸣，腿酸无力，气短懒言，纳少便溏，小便频数，舌淡、苔白，脉沉细滑或细滑无力。

【临证加减】复查 B 超示孕囊提升到子宫腔中上段，减升麻、陈皮，加熟地黄 15g，砂仁（后下）6g；出血止，减侧柏叶，加枸杞子 20g。

【疗效】共治疗本病 34 例，治愈 26 例，好转 3 例，无效 5 例。

【来源】向文红．补气举陷法治疗孕囊下移型早期先兆流产 34 例［J］．福建中医药，2012，43（3）：30.

补肾固胎方

菟丝子30g 桑寄生20g 党参15g 山茱萸10g 白术10g 山药15g 阿胶10g 苏梗10g 苎麻根10g 甘草5g

【用法】每日1剂，水煎服，每日2次。

【功效】补肾固胎，宁心安神。

【适应证】**先兆流产**。症见：下腹胀痛伴少量阴道流血，或仅少量阴道流血。

【临证加减】精神过于紧张，睡眠差或失眠者，常选用钩藤、山茱萸、茯神、龙齿、莲子心等使心肾得以交通，心神安宁，从而达到固肾保胎作用。

【疗效】共治疗本病60例，治愈58例，无效2例，总有效率达96.7%。

【来源】朱勤芬. 补肾固胎配合宁心安神法治疗先兆流产60例［J］. 江西中医药，2011，6（5）：38.

加味寿胎丸

菟丝子15g 桑寄生15g 川续断15g 阿胶^{烊化,兑服}10g 党参15g 黄芪15g 白术10g 白芍15g 甘草5g

【用法】每日1剂，水煎分早、晚2次温服，用药至症状消失后5~7日。

【功效】脾肾双补，滋阴养血，止血安胎。

【适应证】**先兆流产**。症见：腰酸、腹痛、小腹下坠，或伴有少量阴道出血。

【临证加减】阴道流血量多、色红质稠，伴口苦咽干，舌红苔黄加黄芩、藕节、地榆炭各10g；若腰痛明显加杜仲、覆盆子各10g；大便秘结加肉苁蓉、桑椹子各10g。

【来源】李善霞，陈海燕. 中西医结合治疗早期先兆流产疗效观察［J］. 河北中医，2005，27（3）：216-217.

寿胎丸

菟丝子30g 桑寄生15g 续断15g 阿胶珠12g 党参20g 黄芩15g 白术20g 百合15g 白芍30g 炙甘草6g

【用法】每日1剂，水煎2次分服。

【功效】补肾固胎。

【适应证】**先兆流产**。症见：停经后出现少量阴道流血，可伴有轻微下腹痛、腰骶部胀痛及阴道出血等。

【临证加减】阴道出血、色鲜红者加藕节炭 20g、地榆 15g、仙鹤草 15g；腰酸、腹部下坠者加升麻 9g、柴胡 6g、杜仲 15g；夜尿频多、失禁者加益智仁 15g、金樱子 15g、覆盆子 15g。

【疗效】共治疗本病 50 例，总有效率为 90%。

【来源】韩永梅，卫爱武. 寿胎丸治疗先兆流产临床研究［J］. 中医学报，2013，28（7）：1025.

🪷 补肾保胎汤

黄芪 15g　党参 15g　菟丝子 15g　阿胶 15g　枸杞子 15g　熟地黄 15g　续断 15g　杜仲 15g　桑寄生 15g　白术 10g　生甘草 9g

【用法】水煎 2 次，共兑为 400ml，早晚分 2 次空腹温服。

【功效】补肾养血，益气养胎。

【适应证】**先兆流产（肾虚型）**。症见：阴道少量出血，伴有小腹疼痛，腰酸胀痛，两膝酸软。

【疗效】共治疗本病 46 例，痊愈 14 例，显效 19 例，有效 10 例，无效 3 例，总有效率为 93.5%。

【来源】李华贵，曹晓滨，张红. 中西医结合治疗肾虚型早期先兆流产 46 例临床观察［J］. 新疆中医药，2009，27（4）：32－34.

🪷 班秀文安胎防漏汤

菟丝子 20g　覆盆子 10g　川杜仲 10g　杭白芍 6g　熟地黄 15g　党参 15g　炒白术 10g　棉花根 10g　炙甘草 6g

【用法】每天 1 剂，水煎，分 2 次服。

【功效】温养气血，补肾生精，固胎防漏。

【适应证】**先兆流产（肾虚型）**。症见：妊娠期腰酸腹痛，胎动下坠，或伴阴道少量出血，色暗褐或鲜红，头晕耳鸣，两膝酸软，小便频数，或曾屡有堕胎，舌淡、苔白，脉沉细而滑等。

【临证加减】若腰痛明显，小便频数或夜尿多，加益智仁，加强补肾安胎；若孕妇腰背及小腹胀坠疼痛，可加桑寄生、川续断、砂仁壳、紫苏梗等，滋肾增液；若有阴道出血量少色红，脉细数者，可加荷叶蒂、苎麻根、黄芩、阿胶等养血安胎；若出血量多色红，宜减去当归，另加鸡血藤养血安胎；若出血日久，色暗，腹部不痛者，加桑螵蛸、鹿角霜、花生衣等固冲止血。

【疗效】共治疗本病 47 例，治愈 20 例，显效 26 例，有效 1 例，无效 0 例，愈显率为 97.87%。

【来源】郑朝晖，韦桂梅，罗鲜兰．班秀文安胎防漏汤治疗肾虚型胎漏疗效观察 [J]．广西中医药，2012，35（6）：35-36.

少腹逐瘀汤

小茴香 6g　干姜 1g　延胡索 3g　没药 3g　当归 10g　川芎 3g 肉桂 3g　赤芍 6g　蒲黄 10g　五灵脂 6g

【用法】水煎服，每日 1 剂。

【功效】温宫理气，活血安胎。

【适应证】**先兆流产**。症见：少量阴道流血，可伴有轻微下腹痛、腰骶部胀痛及阴道出血等症状。

【临证加减】夹热者加黄芩 6g、生地黄 10g；夹寒者加艾叶 6g；气虚者加黄芪 15g、山药 15g；气滞者加香附 6g、香橼 3g。

【疗效】共治疗本病 68 例，有效 62 例（占 91.18%），无效 6 例（占 8.82%）。

【来源】水正，陈华英，柴阿园．少腹逐瘀汤治疗先兆流产 68 例观察 [J]．吉林中医药，2003，23（4）：19.

补中益气汤合寿胎丸加减

黄芪 30g　太子参 15g　白术 10g　升麻 3g　柴胡 12g　续断片 30g 盐杜仲 20g　菟丝子 30g　炙甘草 5g

【用法】水煎服，每日 1 剂，每天 2 次。

【功效】补肾益气，升阳举陷。

【适应证】**先兆流产（脾肾两虚气陷型）**。症见：妊娠中期胎盘位置低置，接近宫颈内口，甚至整个胎盘附着于宫颈内口，出现腹痛和阴道出血等症状。

【临证加减】腹痛者加白芍 30g；阴道少量出血者加仙鹤草 30g；曾有自然流产者加金银花 15g；宫腔内有积血者加阿胶 15g、当归 15g、川芎 12g、白芍 30g；大便秘结者加肉苁蓉 30g。

【疗效】治疗胎盘低置状态 30 例，治疗后妊娠晚期胎盘位置正常者 24 例，其余 6 例患者阴道出血、腹痛症状消失，妊娠维持到足月生产，母儿均体健。

【来源】何慧．补中益气汤合寿胎丸加减治疗胎盘低置状态［J］．光明中医，2014，29（3）：588 – 589.

固肾清热方

菟丝子 15g　桑寄生 12g　续断 12g　阿胶 10g　生地黄 12g　熟地黄 12g　白芍 12g　黄芩 10g　黄柏 10g　山药 15g　白术 10g　甘草 6g

【用法】水煎服，每日 1 剂，每天 2 次。

【功效】补肾固冲，滋阴清热，养血安胎。

【适应证】**先兆流产（肾虚兼血热型）**。症见：腰酸、腹痛下坠或伴有少量阴道出血。

【临证加减】偏气虚者加黄芪 15g；偏血虚者加山萸肉 12g；恶心呕吐者加砂仁 6g、竹茹 6g；肝气郁结者加苏梗 10g；腰痛甚者加杜仲 12g；腹痛甚时重用白芍 20g；阴道出血多者加苎麻根炭 15g、地榆炭 12g、仙鹤草 12g；便秘者加肉苁蓉 10g、何首乌 10g。

【来源】胡红．固肾清热法治疗胎动不安 80 例［J］．中国中医药科技，2013，20（2）：200.

固胎汤

党参 30g　炒白术 30g　炒扁豆 15g　山药 15g　炙甘草 9g　熟地黄 30g
山茱萸 12g　炒杜仲 12g　枸杞子 15g　续断 12g　桑寄生 15g 炒白芍 15g

【用法】1 剂/日，水浓煎，60ml 温服，3 次/日 。4 周为 1 个疗程，连续用药 1~3 个疗程。

【功效】脾肾双补，安胎止痛。

【适应证】**先兆流产**。症见：阴道少量出血，色暗淡，腰酸，腹痛、下坠，或曾屡孕屡堕，头晕耳鸣，夜尿多，眼眶暗黑或面部暗斑，舌淡暗、苔白，脉沉细滑尺脉弱。

【临证加减】小腹坠者，加升麻 9g、柴胡 9g、黄芪 18g，以升阳举陷安胎；小腹胀痛，加枳实 3g，以理气止痛；小腹挛痛，重用白芍 30g、甘草 9g，以和营止痛；胎动下血者，可选加阿胶 12g、旱莲草 30g、棕榈炭 9g、赤石脂 30g、仙鹤草 30g，以止血固冲安胎；口干便结、舌红苔黄，有热相者，可加黄芩 9g，以清热安胎。

【疗效】共治疗本病 56 例，治愈 50 例，有效 2 例，无效 4 例，治愈率为

89.29%，总有效率为92.86%。

【来源】杨俊娥，罗爱鄂．固胎汤治疗胎动不安56例［J］．陕西中医学院学报，2010，23（3）：41－42.

寿胎丸合保阴煎加减

菟丝子15g 桑寄生15g 川续断15g 阿胶12g 生地黄15g 熟地黄15g 白芍15g 黄芩15g 甘草10g

【用法】每日1剂，水煎取汁500ml，分2次温服。

【功效】补肾益精，滋阴清热，养血安胎。

【适应证】**先兆流产**。症见：不同程度的阴道出血，伴有腹痛下坠感、腰酸等。

【临证加减】若出血量多，加大蓟、小蓟各15g；气虚乏力加党参15g；心烦急躁加百合15g、合欢皮15g。

【疗效】共治疗本病56例，经治疗治愈51例，无效5例，治愈率为91.1%。

【来源】陈建荣．寿胎丸合保阴煎加减治疗先兆流产56例［J］．中国民间疗法，2007，15（9）：39.

加减胶艾汤

川芎6g 阿胶10g 艾叶10g 甘草6g 当归10g 白芍12g 熟地黄12g

【用法】每日1剂，水煎去渣，加酒适量，入阿胶烊化，温服。

【功效】补血止血，调经安胎。

【适应证】**先兆流产**。症见：阴道少量出血，色鲜红或暗红，腰酸不适，小腹轻微疼痛，或下腹坠胀等。

【临证加减】肾虚加菟丝子、续断、桑寄生、杜仲；脾虚气血虚弱加党参、白术、山药、陈皮、砂仁；血热去方中艾叶、甘草，加沙参、麦冬、地骨皮、黄芩；肝气郁结加黄芩、荆芥、山栀子、地榆；便秘加黑芝麻、火麻仁、肉苁蓉；失眠多梦头晕加珍珠母、夜交藤。

【疗效】共治疗本病64例，治愈38例，好转22例，未愈4例，有效率达93.75%。

【来源】苏秀梅，魏霞．加减胶艾汤治疗胎漏、胎动不安64例［J］．中国中医药科技，2012，19（2）：130.

🪷 加味寿胎丸

菟丝子 30g　川续断 30g　桑寄生 15g　炒杜仲 5g　阿胶^{烊化,兑服}11g

【用法】先将药物用水浸泡 30 分钟，武火煮沸后，用文火煎煮 20 分钟。每日 1 剂，早晚分服。

【功效】滋阴养血，补肾安胎。

【适应证】**先兆流产**。症见：腰酸腰痛、小腹下坠，或少量阴道出血，伴头晕耳鸣，精神萎靡，两膝酸软，小便频数，或曾屡有堕胎史，舌淡、苔白，脉沉滑无力。

【临证加减】腹痛下坠明显者加白芍、黄芪；阴道流血者加苎麻根、莲房炭；恶心呕吐，口苦咽干者加竹茹、陈皮、苏梗、砂仁。

【疗效】共治疗本病 32 例，痊愈 24 例，有效 5 例，无效 3 例，总有效率为 90.6%。

【来源】郑岩，王琳琳．加味寿胎丸治疗胎漏、胎动不安 32 例［J］．河南中医，2013，33（9）：1510－1511.

🪷 健脾固肾安胎汤

党参 18g　炙黄芪 24g　焦白术 10g　白芍 12g　杜仲 10g　菟丝子 10g　生地黄 15g　续断 10g　桑寄生 15g　山药 20g　阿胶^{烊化,兑服}15g　黑荆芥穗 10g　艾叶炭 10g　炙甘草 8g

【用法】头煎加水 400ml，取药汁 150ml，二煎加水 300ml，取药汁 150ml，两煎混合，阿胶另烊化兑服，分 2 次温服，每日 1 剂。

【功效】健脾固肾，气血双补，固摄冲任。

【适应证】**先兆流产**。症见：阴道少量出血，时下时止，腰酸腹痛或下腹坠胀，或伴头晕，面色无华，神疲肢倦，心悸气短，或屡次复发等。

【临证加减】若下血较多加旱莲草、仙鹤草、苎麻根；小便失禁加益智仁、覆盆子；腹部下坠明显加柴胡、升麻；心悸不寐加五味子、茯神、远志；恶心呕吐加制法半夏、陈皮、砂仁；阴血亏虚加枸杞子、何首乌、女贞子、熟地黄易生地黄；肾阳虚甚加巴戟天、肉苁蓉。

【疗效】共治疗本病 68 例，治愈 65 例，未愈 3 例，治愈率达 95.59%。

【来源】何江艳，秦芸．健脾固肾安胎汤治疗先兆流产 68 例［J］．中医临床研究，2011，3（20）：107.

益肾固冲化瘀方

菟丝子 15g　枸杞子 15g　山茱萸 10g　炒川断 15g　山药 15g　白芍 10g　当归 6～10g　阿胶 10g　柴胡 6g　苎麻根 10g　黄芩炭 10～15g　茜草炭 6～12g

【用法】每日 1 剂，早晚分服，连服 14 剂。

【功效】活血化瘀，益肾健脾，固冲安胎。

【适应证】**先兆流产（肾虚血瘀型）**。症见：阴道少量出血，色暗；小腹刺痛或腰酸痛，两膝酸软，夜尿频多，面或唇、齿龈、甲床紫暗，头晕，耳鸣，舌嫩暗或有瘀点、瘀斑，脉细涩。

【临证加减】血瘀明显加丹参 6～15g；血热加生地黄 10～15g、赤芍 6～10g；气滞加郁金 6～10g；湿热加椿根白皮 6～10g；偏肾阴虚加旱莲草 15g；肾阳虚加覆盆子 10～15g；宫内血肿者加三七粉（分冲）1.5～3g。

【疗效】共治疗本病 34 例，27 例痊愈，4 例有效，3 例无效，总有效率为 91.2%。

【来源】许金晶，吴育宁．益肾固冲化瘀方治疗先兆流产临床观察［J］．中国临床医生杂志，2015，43（9）：79.

益肾固冲汤

炒菟丝子 30g　太子参 30g　桑寄生 15g　续断 15g　阿胶^{烊化，兑服} 12g　椿根白皮 6g　杜仲 10g　白芍 12g

【用法】上药水煎服，两煎取汁 300ml，早晚分服。

【功效】补肾健脾安胎。

【适应证】**先兆流产**。症见：以阴道少量流血、腰酸、小腹坠胀或隐痛为主症。

【临证加减】气血虚弱者加炒白术 15g、炒山药 30g、黄芪 15～30g；血热内扰者加黄芩 9g、旱莲草 10g。

【疗效】共治疗本病 78 例，成功分娩 70 例，失败 8 例，总有效率为 89.7%。

【来源】于宝萍．益肾固冲汤治疗胎漏胎动不安滑胎 156 例［J］．光明中医，2013，28（6）：1176－1178.

补肾益气安胎汤

菟丝子 15g　桑寄生 15g　川续断 10g　桑椹 10g　黄芪 10g　生白

术 10g　陈皮 10g　炒山药 15g

【用法】水煎取汁 400ml/剂，早晚分服。

【功效】补肾益气，养血安胎。

【适应证】**先兆流产**。症见：阴道少量出血，时下时止，或淋沥不断，或腰痛、腹痛，胎动下坠，或伴少量阴道出血等。

【来源】张钗红，熊伟，朱丽红. 朱丽红教授运用补肾健脾法论治胎漏、胎动不安经验 [J]. 陕西中医学院学报，2013，36（5）：32–33.

健脾安胎方

白术 20g　党参 15g　黄芪 12g　麸炒山药 15g　艾叶 10g　桑寄生 12g　海螵蛸 20g　砂仁^{后下}6g　川芎 6g　甘草 6g　生姜 3 片

【用法】每日 1 剂，水煎分 2 次服。

【功效】健脾益气，养血安胎。

【适应证】**先兆流产（脾虚证）**。症见：面色㿠白，少气懒言，小腹空坠，舌淡白、苔薄白，脉沉缓。

【疗效】共治疗本病 36 例，用药 7 剂治愈 18 例，用药 10 剂治愈 11 例，服药 7 剂后好转 4 例、无效 3 例（此 7 例患者因不能坚持口服中药改为黄体酮治疗，经治疗后其中 6 例治愈、1 例流产）。总有效率为 91.67%。

【来源】张小花，申剑. 自拟健脾安胎方治疗脾虚型胎漏、胎动不安 36 例 [J]. 广西中医药，2013，36（5）：43–44.

补肾安胎饮

桑寄生 15g　菟丝子 30g　续断 15g　杜仲 15g　黄芪 20g　炒白术 12g　黄芩 6g　阿胶^{烊化,兑服}12g　甘草 6g

【用法】每日 1 剂，水煎服，取汁早晚 2 次分服。

【功效】补肾健脾，清热养血安胎。

【适应证】**先兆流产（肾虚型）**。症见：阴道少量出血，色淡暗，质薄；小腹坠痛或胀痛，腰酸痛；两膝酸软，头晕耳鸣，夜尿频多，或曾有堕胎史，舌质淡、苔白，脉沉细略滑。

【疗效】共治疗本病 35 例，痊愈 7 例，显效 13 例，有效 11 例，无效 4 例，总有效率为 88.57%。

【来源】邵圆. 自拟补肾安胎饮治疗肾虚型胎漏、胎动不安的临床观察 [J]. 湖北中医药大学，2012，9（2）：24–25.

❀ 保胎饮

白芍15g　旱莲草15g　杜仲15g　党参15g　桑寄生15g　续断15g　白术10g　阿胶10g　菟丝子30g　炙甘草5g

【用法】每天1剂，水煎，分2次口服。

【功效】滋阴养血，补益肝肾，固冲安胎。

【适应证】**先兆流产**。症见：不同程度的阴道出血、下腹坠痛等。

【临证加减】阴道出血较多者，加地榆炭、贯仲炭；血热偏盛者，加黄芩、苎麻根；下腹坠痛者，白芍用量增加至20～30g，加升麻炭；恶阻者，加姜竹茹、紫苏梗。

【疗效】共治疗本病35例，治愈30例，好转4例，无效1例，总有效率为97.14%。

【来源】朱卫忠.保胎饮辨证加减治疗早期先兆流产临床观察［J］.新中医，2015，47（1）：137－138.

❀ 泰山磐石散加减

西洋参10g　阿胶珠10g　龟板胶10g　当归炭10g　炒白术20g　熟地黄15g　桑寄生15g　续断15g　炙黄芪15g　大枣15g　砂仁6g　苏梗6g　炙甘草6g　黄芩炭6g　血见愁12g　仙鹤草12g　炒白芍12g

【用法】上药加水约500ml，每次烧开后文火煎煮30分钟，取汁200ml，共煎2次。每日1剂，分2次服，早晚各1次。10天为1个疗程。嘱患者服药期间卧床休息。

【功效】补气养血止血，补肾安胎。

【适应证】**先兆流产**。症见：少量阴道出血，伴阵发性小腹痛或腰背痛等。

【疗效】共治疗本病49例，痊愈36例，有效7例，无效6例，总有效率87.6%。

【来源】刘引娣，李振芳.泰山磐石散加减治疗先兆流产和习惯性流产49例［J］.陕西中医，2008，29（10）：1330－1331.

❀ 寄生茯苓汤

桑寄生30g　茯苓30g　川断20g　菟丝子15g　苎麻根30g　当归12g　艾叶炭5g　苏梗15g　煅龙骨20g　煅牡蛎20g

【用法】水煎2次合并药液，早晚分服。

【功效】健脾理气，益肾安胎。

【适应证】**先兆流产或习惯性流产诸证。**

【临证加减】腹部下坠加升麻、黄芪；腰酸肢冷加艾叶、补骨脂；阴虚有热加白芍、知母；呕吐频作加姜竹茹、黄连；漏红下血加陈棕榈炭。

【疗效】共治疗本病53例，有效50例，无效3例，总有效率为94.3%。

【来源】伍朝霞. 寄生茯苓汤治疗先兆和习惯性流产53例［J］. 山西中医，2000，16（6）：17.

定痛止血安胎方

炒蒲黄^{包煎}6g 五灵脂^{包煎}6g 菟丝子30g 桑寄生30g 续断30g 丹参10g

【用法】水煎服，每日1剂，分早晚2次饭后温服。

【功效】活血化瘀，补肾安胎。

【适应证】**先兆流产（肾虚血瘀型）。**症见：宿有癥积，孕后常有腰酸腹痛下坠，阴道不时下血、色暗红，头晕耳鸣，夜尿多，眼眶暗黑或有面部暗斑，或妊娠期跌仆闪挫，继之腹痛或少量阴道出血，舌淡暗或有瘀斑，脉沉弦滑。

【疗效】共治疗本病28例，痊愈14例，显效6例，有效4例，无效4例，总有效率为85.7%。

【来源】倪娇芳. 定痛止血安胎方治疗血瘀肾虚型胎漏、胎动不安的临床研究［J］. 福建中医药大学学报，2012，7（3）：34－35.

加减丹栀逍遥散

炒牡丹皮9g 炒山栀子10g 柴胡10g 炒生地黄10g 炒当归10g 炒白芍15g 茯苓12g 甘草5g 苎麻根30g

【功效】清肝泻热，凉血止血，安胎。

【适应证】**先兆流产。**症见：阴道出血，其色鲜红，下腹疼痛，兼有胸胁作胀，舌质红、苔薄黄，脉弦细或弦滑。

【临证加减】腰酸明显者，加炒杜仲15g、桑寄生20g；腹痛较频者，白芍量增至20~30g；阴道出血多，色鲜红，心烦口干者，加阿胶15g、炒黄芩10g；恶心呕吐者，加砂仁6g、苏梗10g。

【疗效】共治疗本病86例，治愈78例，有效4例，无效4例，有效率为 95.3%。

【来源】江伟华. 加减丹栀逍遥散治疗先兆流产 86 例［J］. 浙江中医杂志，1998，7（6）：269.

🪷 寿胎四君子汤加减

阿胶^{烊化,兑服}10g　桑寄生 15g　杜仲 15g　党参 20g　川续断 15g
菟丝子 15g　白术 10g　炙甘草 6g

【用法】每日 1 剂，水煎服。

【功效】补肾健脾，安胎止血。

【适应证】**先兆流产**。症见：不同程度的阴道出血，无痛或轻微腹痛，伴腰酸及下坠感。

【临证加减】阴道出血量多，色红，心烦口渴者加黄芩、生地黄、旱莲草、桑叶等以清热凉血止血；腹痛加白芍，芍甘相配，则缓急止痛；便秘者加火麻仁以润肠通便；恶心呕吐者加竹茹、陈皮，以清热止呕、和胃理气；下腹下坠，加柴胡、升麻以补气升提摄胎；心烦少寐者加酸枣仁、柏子仁除烦安神；伴胸胁胀满者加苏梗理气宽胸。

【疗效】共治疗本病 40 例，痊愈 36 例，无效 4 例，总有效率为 90%。

【来源】孙莉，陈小容，吴克明. 寿胎四君子汤加减治疗早期先兆流产 40 例小结［J］. 甘肃中医，2005，18（5）：26 - 27.

🪷 寿胎丸合加味三青饮

菟丝子 9g　桑寄生 15g　续断 6g　阿胶珠 12g　冬桑叶 30g　青竹茹 12g　丝瓜络 6g　熟地黄 30g　山药 15g　杜仲 15g　当归 6g　白芍 15g

【用法】每日 1 剂，水煎服。

【功效】清热凉血，补肾安胎。

【适应证】**先兆流产**。症见：阴道出血，腰酸腹痛，少腹下坠等。

【临证加减】气虚加党参、白术；呕吐剧烈加姜半夏、伏龙肝；出血多加血余炭、苎根炭、荆芥炭；便秘加火麻仁；血瘀加益母草、丹参等。

【疗效】共治疗本病 95 例，有效 85 例，总有效率为 89.5%。

【来源】徐妙燕，包秋萍，陆叶青. 寿胎丸合加味三青饮治疗先兆流产 95 例［J］. 中国中医药信息杂志，2004，11（7）：622.

仙鹤寿胎汤

仙鹤草30g　菟丝子15g　桑寄生15g　川断15g　阿胶^{烊化,兑服}10g

【用法】每日1剂，5天为1个疗程。

【功效】补脾益气，止血养胎。

【适应证】**先兆流产**。症见：阴道少量出血，伴有轻微腹痛、腰痛或伴有下坠感等。

【临证加减】有气虚者加黄芪、党参；有口苦纳差者加黄芩、青蒿；有腹泻者加炒白术、炒山药；血色鲜红者加女贞子、旱莲草；腰痛明显者加杜仲；腹痛者加炒白芍；口渴欲呕者加麦冬、竹茹、苏叶。

【疗效】共治疗本病50例，保胎成功者39例；保胎失败者11例，其中服药3剂终止，改为他法治疗者6例，其余病例为放弃治疗。

【来源】张锁庆.仙鹤寿胎汤治疗先兆流产50例疗效观察［J］.实用中西医结合临床，2005，5（1）：49－50.

参芪胶艾汤

炒党参15g　炙黄芪24g　阿胶^{烊化,兑服}12g（或阿胶珠12g）　艾叶炭1.2g　炒白芍12g　炙甘草6g　苎麻根30g　仙鹤草30g　炒杜仲15g

【用法】每日1剂，水煎2次分服。合用黄体酮针10mg，每日1次肌肉注射，连用3天。

【功效】大补元气，养血滋阴，止血安胎。

【适应证】**先兆流产**。症见：阴道少量出血，或伴有轻微腹痛、腰痛，或伴有下坠感。

【临证加减】腰酸下坠加桑寄生15g、菟丝子15g；口苦纳差加黄芩10g、淡竹茹10g、苏梗10g。

【疗效】共治疗本病35例，治愈33例（占94.3%），无效2例（占5.7%）。

【来源】熊翡.参芪胶艾汤治疗先兆流产35例疗效观察［J］.浙江中医学院学报，2000，24（4）：23.

举元煎

党参20g　阿胶^{烊化,兑服}20g　黄芪30g　菟丝子30g　白术15g　杜

仲 15g

【用法】每天 1 剂，水煎，分早晚 2 次温服。

【功效】益气固冲安胎。

【适应证】**先兆流产**。症见：不同程度的阴道出血，伴腰酸、下腹痛或坠胀等。

【临证加减】出血过多加煅龙骨、煅牡蛎、艾叶炭；腰痛腰酸明显加白芍、续断；心悸失眠加酸枣仁、五味子。

【疗效】共治疗本病 87 例，痊愈 54 例，有效 19 例，无效 14 例，总有效率为 83.91%。

【来源】黄性灵. 举元煎治疗先兆流产 87 例［J］. 新中医，2007，39（4）：65.

小柴胡汤加味

柴胡 6g　党参 12g　姜半夏 10g　黄芩 10g　白术 10g　茯苓 10g　陈皮 6g　炙甘草 6g　大枣 6 枚　生姜 2 片

【用法】每日 1 剂，水煎服，早晚各 1 次。

【功效】健脾和胃，清热安胎。

【适应证】**先兆流产**。症见：不同程度的阴道流血，伴腰酸，腹痛，小腹下坠，或小便频数，纳少，恶心呕吐。

【临证加减】腰酸明显加桑寄生、续断、杜仲、菟丝子；腹痛加白芍、苏梗、木香；呕吐加竹茹、砂仁；阴道流血加苎麻根、地榆炭、血余炭、阿胶珠。

【疗效】共治疗本病 53 例，痊愈 27 例，有效 22 例，无效 4 例，总有效率为 92.5%。

【来源】施燕. 小柴胡汤加味治疗先兆流产 53 例［J］. 河北中医，2001，23（4）：313.

加味三青饮

冬桑叶 20g　淡竹茹 10g　丝瓜络 10g　生白芍 15g　熟地黄 15g　菟丝子 20g　仙鹤草 20g　槐花炭 15g　杜仲 15g

【用法】水煎服，2 次/日。

【功效】凉血清热，滋阴补肾，安胎。

【适应证】**先兆流产（阴虚内热型）**。症见：阴道少量出血，伴有下腹轻微疼痛，腰酸及下坠感，口渴、溲赤、便干，舌红、少苔，脉滑数。

【临证加减】伴恶心呕吐者加川黄连3g、苏叶10g；兼气虚者加太子参30g、麦冬15g。

【疗效】共治疗本病32例，治愈26例，好转4例，无效2例，总有效率为93.75%。

【来源】楼月芳. 加味三青饮治疗先兆流产32例［J］. 时珍国医国药, 2001, 12 (5)：444.

温肾养胎汤

鹿角胶^{烊化,兑服}10g　仙茅8g　仙灵脾8g　菟丝子15g　山萸肉10g　川续断15g　桑寄生15g　杜仲15g　仙鹤草15g　艾叶炭5g　狗脊15g

【用法】上药每剂加水400ml，浸泡1小时后，用文火煎取药液200ml左右，如此2次，早晚温服。先兆流产者一般10剂为1个疗程。习惯性流产者，一旦妊娠确诊后即开始保胎，服药保胎时间一般超过以往流产月份1个月以上。

【功效】温肾养胎止血。

【适应证】**先兆流产和习惯性流产诸证**。症见：以阴道少量出血、腰酸、小腹坠胀为主症。

【临证加减】出血稍多加荆芥炭10g、阿胶（烊化，兑服）10g；恶心呕吐加砂仁（杵冲）5g、制半夏10g、苏梗10g；气虚加黄芪20g、党参18g；大便秘结加制何首乌15g、桑椹子15g。

【疗效】共治疗本病86例中，成功80例（包括正常分娩58例，手术分娩22例），占93.02%，其中流产3胎以上保胎成功27例，占31.4%；失败6例，占6.98%。

【来源】李伟萍，吴忆东. "温肾养胎汤"治疗流产86例［J］. 江苏中医, 2001, 22 (9)：34.

安胎养血方

炙黄芪20g　党参15g　白术12g　白芍12g　当归9g　桑寄生12g　续断15g　杜仲15　苎麻根15g

【用法】水煎日服2剂，连续7天为1个疗程。

【功效】补肾益气，养血保胎。

【适应证】**先兆流产**。症见：阴道出血、腰酸、下腹痛或下腹坠胀等。

【疗效】共治疗本病68例，有效65例（有效率95.6%），无效3例（无效率 4.4%）。

【来源】顾文平. 安胎养血方治疗先兆流产 68 例疗效观察［J］. 浙江中医学院学报，2006，30（1）：32 – 33.

保胎合剂

党参 15g　白术 15g　山药 15g　制何首乌 15g　白芍 10g　枸杞子 15g　巴戟天 10g　炒杜仲 10g　菟丝子 10g　桑寄生 15g　续断 10g

【用法】每日 1 剂，水煎服。

【功效】补肾填精，益气固冲，养血保胎。

【适应证】**先兆流产**。症见：阴道少量流血，常为暗红色或血性白带，并伴有腰酸、下腹坠痛等。

【临证加减】血热者加黄芩 10g、陈苎麻根 15g；阴道出血者加阿胶、藕节各 20g。

【疗效】共治疗本病 118 例，痊愈 98 例，有效 14 例，无效 6 例，总有效率为 94.9%。

【来源】云雪飞. 保胎合剂治疗先兆流产 118 例［J］. 吉林中医药，2005，25（6）：28.

当归芍药散加味

当归 10g　茯苓 10g　泽泻 10g　川芎 5g　白芍 12g　白术 12g

【用法】上药煎成汤剂口服，每日 1 剂，分 2 次口服。1 个月为 1 个疗程，可连服 2~3 个疗程。

【功效】益气健脾，固肾安胎。

【适应证】**先兆流产**。症见：阴道流血、量少、色红，持续时间为数日或数周，无痛或有轻微下腹疼痛，伴腰痛或下坠感。

【临证加减】气虚者加党参 15g、炙黄芪 20g；血虚者加何首乌、枸杞子各 10g，阿胶 9g；阴虚者加生地黄 12g，女贞子、旱莲草各 10g；阴道出血者加仙鹤草 15g，旱莲草、苎麻根各 10g；腰酸痛者加续断、桑寄生、菟丝子各 10g 等。

【疗效】共治疗本病 30 例，治愈 28 例（治愈率为 93.3%），无效 2 例（其中 1 例系因外伤引起阴道大出血而行清宫术终止妊娠）。

【来源】刘春丽. 当归芍药散加味治疗先兆流产 30 例［J］. 安徽中医学院学报，2000，19（4）：33.

第二节 外 治 方

补杜安胎膏穴位贴敷

杜仲 18g　补骨脂 20g　阿胶 50g　艾叶 15g　苎麻根 30g

【选穴】至阴穴、神阙穴。

【用法】将阿胶烊化，其他药物研细末后加入阿胶中调匀，制成药膏备用。将适量药膏敷于患者至阴穴、神阙穴，用敷料和胶布固定，每日更换 1 次。10 天为 1 个疗程。

【功效】补脾益肾，补气养血，滋阴清热，止血安胎。

【适应证】**先兆流产**。症见：阴道少量出血，有时伴有轻微下腹痛、腰酸腹坠等。

【疗效】共治疗本病 50 例，有效 46 例，无效 4 例（均为习惯性流产患者），总有效率为 92%。

【来源】宋强，杨白玫. 补杜安胎膏治疗先兆流产 50 例［J］. 山西中医，2002，18（3）：46.

第三章 异位妊娠

凡受精卵在子宫体腔以外着床发育均称为异位妊娠，习称宫外孕。但两者之间含义略有差别。根据受精卵在子宫体腔外种植部位的不同，异位妊娠可分为输卵管妊娠、卵巢妊娠、腹腔妊娠、阔韧带妊娠、宫颈妊娠及子宫残角妊娠；宫外孕则仅指宫腔以外的妊娠，不包括宫颈妊娠和子宫残角妊娠。故异位妊娠涵义更广。异位妊娠是妇科常见的急腹症，发病率约1%。近年来由于性传播疾病、盆腔手术、妇科微创手术的增多和超促排卵技术的应用，异位妊娠的发病率明显升高。其中以输卵管妊娠最为多见，约占异位妊娠的95%。输卵管妊娠的发生部位以壶腹部最多见，约占78%，其次为峡部、伞部，间质部较少见。

中医学古籍文献中无此病名，在"癥瘕""妊娠腹痛""胎动不安"等病中有类似症状的描述，但其病理实质及结局转归完全不同。中医治疗以活血化瘀、杀胚消癥为主。根据疾病发展阶段和临床类型的不同辨证论治，已破损期配合西医方法，遣方用药应注意峻猛药不可过用，中病即止，或配以补气摄血药物，以免造成再次大出血。

第一节 内 治 方

❀桃仁承气汤合宫外孕一号方

丹参15g　桃仁15g　赤芍15g　金银花15g　鱼腥草15g　败酱草15g　桂枝6g　黄芪30g　当归10g　大黄10g

【用法】每日1剂，水煎服。

【功效】清热解毒，活血化瘀，扶正固本。

【适应证】**异位妊娠**。症见：阴道少量出血，面色苍白，唇甲色暗，少腹压痛明显，舌质暗红、有瘀斑、苔薄黄，脉细数。

【来源】魏丽.陈旧性宫外孕1例治验［J］.四川中医，1992，（7）：38.

桂枝茯苓丸加味

桂枝 12g　茯苓 12g　牡丹皮 12g　赤芍 12g　桃仁 12g　制乳香 12g　制没药 12g　丹参 40g　昆布 15g　海藻 15g　生蒲黄^{包煎}10g

【用法】每日 1 剂，每疗程 15～90 天。

【适应证】**异位妊娠**。症见：阴道少量出血，唇甲色暗，少腹压痛明显，舌质暗红、有瘀斑、苔薄黄，脉细涩。

【功效】活血化瘀，消癥散结。

【临证加减】兼脾虚者加党参、白术；气虚者加黄芪；血虚者加当归、何首乌；大便燥结者加大黄；腹痛腹胀者加川楝子、厚朴；出血时间长且量多，可适当选用止血药。

【疗效】共治疗本病 40 例，治愈 39 例，无效 1 例，治愈率为 97.5%。

【来源】范道远，周淑英．桂枝茯苓丸加味治疗宫外孕 40 例［J］．湖北中医杂志，1996，18（5）：11.

 桂枝茯苓丸合荔枝散加减

桂枝 10g　莪术 10g　茯苓 30g　白芍 15g　赤芍 15g　延胡索 15g　当归 15g　桃仁 12g　丹参 12g　橘核 12g　荔枝核 12g　乌药 12g　川楝子 12g　小茴香 6g

【用法】每日 1 剂，水煎分 3 次服。

【功效】破血行气，散瘀消癥，软坚化痰，散结止痛。

【适应证】**异位妊娠**。症见：阴道出血，有轻微或无腹痛，触诊提示见明显包块，生命体征平稳者。

【临证加减】三七、大黄、香附、丹参可随症加减。

【疗效】共治疗 38 例，治愈 36 例，无效 2 例，总有效率为 94.7%。

【来源】叶汉华，胡昌寿．桂枝茯苓丸合荔核散治疗宫外孕［J］．湖北中医杂志，2001，23（3）：31.

风阳方

当归 6～12g　丹参 6～12g　川芎 3～6g　苏木 3～6g　荆芥 3～6g　益母草 9～15g　红花 4.5～9g　泽兰 6～9g　制延胡索 6～9g　山楂炭 9～12g　炮姜炭 3～4.5g　炒山栀子 4.5～6g

【功效】活血行滞，化瘀生新，调经止痛。

【适应证】异位妊娠。

【临证加减】对于急性型如有休克征象者立即给予输液、输血等法抢救，并予独参汤（红参9～15g）或参附汤（红参9～15g、附子6～9g）灌服；如血压仍低、休克未纠正者，表明腹腔内出血量多，应立即行手术治疗；兼有便秘、腹胀、脘闷、腹痛等腑实证者，去荆芥、炒山栀子、炮姜炭、山楂炭，加大黄4.5～6g，厚朴4.5g，枳实6g；伴恶心呕吐者，加半夏9g、陈皮4.5g、生姜3片。对于亚急性型一般仍用主方治疗，若有包块形成者加三棱、莪术各4.5～6g。对于慢性型可于主方中去荆芥、炒山栀子、炮姜炭，加三棱、莪术各6～9g，制香附9g；若体弱贫血者加党参、炙黄芪各30g；若病程较长血肿包块质地较硬者，可外敷消痞膏。

【疗效】共治疗本病90例，治愈46例，基本治愈36例，无效8例，总有效率为91.11%。

【来源】朱中慧.中西医结合治疗异位妊娠90例［J］.国医论坛，2005，20（5）：40.

薏苡附子败酱散加减

　　红藤20g　败酱草15g　蒲公英15g　白花蛇舌草15g　生地黄15g
炒黄柏10g　薏苡仁15g　冬瓜仁30g　淡附片6g

【用法】每日1剂，水煎分2次服。

【功效】清热凉血，祛瘀消痈。

【适应证】异位妊娠。症见：阴道不规则流血，无下腹痛或偶感一侧下腹胀痛，生命体征平稳。

【临证加减】阴道出血未止者去淡附片，加炒阿胶10g、仙鹤草15g；发热者去淡附片，加忍冬藤15g、连翘10g、大青叶15g；热甚者加炒牡丹皮10g、焦山栀子10g；腹痛者加乌药10g；便溏者去冬瓜仁；大便秘结者加生大黄（代茶饮，便通停饮）5g或加麻仁丸（包煎）10g。

【疗效】共治疗本病66例，治愈62例，有效1例，无效3例，治愈率为93.9%，总有效率为95.5%。

【来源】沈关桢，吴展，林春兰.薏苡附子败酱散加减治疗宫外孕包块66例［J］.中西医结合实用临床急救，1998，5（7）：321.

琥珀散

　　当归15g　三棱10g　肉桂5g　莪术5g　牡丹皮15g　延胡索15g

乌药 15g　刘寄奴 15g　白芍 20g　琥珀粉^{冲服}5g

【用法】水煎服，每 4 小时服药 1 次。

【功效】镇惊安神，活血化瘀，止痛。

【适应证】**异位妊娠**。症见：阴道不规则流血，无下腹痛或偶感一侧下腹胀痛，生命体征平稳。

【来源】王秀霞. 琥珀散治疗宫外孕［J］. 中医药信息，1985，4（3）：18 – 19.

益气活血汤

当归 9g　赤芍 9g　蒲黄^{包煎}9g　台乌 9g　香附 9g　三棱 9g　莪术 9g　乳香 6g　炙没药 6g　党参 15g　丹参 15g　天花粉 12g

【用法】水煎，取 300ml，每日 1 剂，温服。

【功效】益气养血，活血化瘀，理气止痛。

【适应证】**异位妊娠**。症见：阴道不规则流血，无下腹痛或偶感一侧下腹胀痛，生命体征平稳。

【临证加减】腹痛甚加五灵脂（包煎）10g，乌药增到 15g；出血量多去三棱、莪术，加益母草 15g；胃纳不馨加炒稻芽 10g、鸡内金 6g；便秘加川芎 10g 或番泻叶（后下）3g。

【疗效】治疗宫外孕 15 例，14 例痊愈。

【来源】哈孝廉，彭惠敏. 益气活血汤治疗宫外孕 15 例［J］. 天津中医，1993（3）：12 – 13.

活血化瘀汤

丹参 30g　赤芍 15g　桃仁 9g　乳香 6g　没药 6g

【用法】水煎 2 次兑均匀 250ml，分 3 次温服。

【功效】活血化瘀。

【适应证】**异位妊娠（血瘀少腹实证）**。

【临证加减】休克型，加人参、附子（阳回气固即停用）、大黄；痛甚者，加延胡索、川楝子；呕吐者，加半夏、生姜；不稳定型，加陈皮、天花粉、大黄、芒硝；包块型，去乳香、没药，加当归。

【疗效】共治疗本病 60 例，全部达近期或远期治愈，治愈率为 100%。

【来源】白世珍，石则艳，徐家昌. 中西医结合治疗异位妊娠 60 例［J］. 陕西中医学院学报，1996，19（4）：25.

🌸 乳没消癥汤

乳香 10g　没药 10g　桃仁 10g　红花 5g　赤芍 10g　丹参 15g　三棱 10g　莪术 10g　山楂 15g　当归 15g　川芎 10g

【用法】每日 1 剂，水煎，日服 2 次。

【功效】活血化瘀，软坚杀胚，破癥消积，补气养血。

【适应证】**异位妊娠（血瘀证）。**

【临证加减】腹痛加白芍；体弱气虚多汗加党参、黄芪。

【疗效】共治疗本病 30 例，治愈 26 例，有效 4 例。

【来源】林淑琴，高太. 自拟乳没汤治疗宫外孕 30 例［J］. 吉林中医药，1991，（4）：26.

🌸 活血消癥杀胚方

当归 10g　川芎 9g　红花 10g　赤芍 15g　丹参 15g　三棱 9g　莪术 9g　血竭 9g　穿心莲 15g　蜈蚣 9g　枳实 15g　大黄 10g　天花粉 15g　三七^{研末，冲服}5g

【用法】水煎服，每日 1 剂。

【功效】活血化瘀，消癥杀胚。

【适应证】**异位妊娠（瘀阻少腹证）。**

【疗效】共治疗本病 31 例，29 例痊愈，2 例无效，总有效率为 93.55%。

【来源】王兰敏，王伟，邹萍. 中西医结合治疗输卵管妊娠 31 例［J］. 山西中医，1996，12（3）：25 – 26.

第二节　内外同治方

🌸 活血消癥方内服合中药灌肠

蜈蚣^{研末，冲服}3～6 条　紫草 30g　天花粉 30g　三棱 15g　莪术 15g　丹参 12g　桃仁 12g　当归 10g

【用法】上方加水煎汁 500ml，取 400ml 冲服蜈蚣，分早中晚 3 次服完；所剩 100ml，药温 39℃～41℃，装入瓶内，为 1 次灌肠用。每晚睡前 1 次。

【功效】活血祛瘀，消癥杀胚。

【适应证】异位妊娠（未破损期）。

【临证加减】舌淡加黄芪 25g、白术 12g。药后 5 天复查血 HCG、血 β-HCG，若所得值未下降，则渐增蜈蚣用量，至其下降为止，待血清 HCG、β-HCG 趋于正常，做妇科检查及 B 超检查。若附件包块未消失或附件增厚，予前方去蜈蚣，加黄芪 25g、白术 12g（用法同前）以扶正祛邪，促胚胎消散和吸收，直至 B 超示方可正常停药。

【疗效】共治疗本病 25 例，显效 17 例，有效 6 例，无效 2 例。

【来源】李琼. 中药内服并肛滴治疗未破损期输卵管妊娠 25 例［J］. 辽宁中医杂志，1998，25（12）：568.

桂枝茯苓丸加味合穴位贴敷

内服药：桂枝 10g　桃仁 10g　牡丹皮 10g　赤芍 15g　玄参 15g　人参 20g　茯苓 10g　丹参 10g　麦冬 8g　五味子 8g　黄芪 30g（孕卵存活加三棱、莪术、麦冬、五味子）

外用药：大黄 30g　泽兰 30g　山栀子 25g　三棱 10g　青皮 10g　薄荷 20g

【用法】内服药：水煎服，每日 1 剂，分 3 次服用。外用药：共研细末，加酒调敷，贴于腹痛最甚处，每日 1 次。

【功效】活血祛瘀，消癥止血。

【适应证】异位妊娠。症见：突发腹痛，呈持续性或反复发作，阴道流血，深褐色，点滴状；伴见冷汗淋沥，面色苍白，恶心呕吐等。

【疗效】共治疗本病 31 例，治愈 19 例，好转 6 例，无效 6 例，总有效率为 80.65%。

【来源】陈昌武. 桂枝茯苓丸加味治疗异位妊娠 31 例［J］. 实用中医药杂志，2001，17（9）：14.

宫外孕汤 1 合穴位贴敷

三棱 8g　莪术 8g　连翘 10g　贯众炭 10g　延胡索 10g　红藤 15g　天花粉 15g　苏木 12g　金银花 12g　血余炭 6g　仙鹤草 25g　三七粉[冲服] 5g　蜈蚣[研末，吞服] 3 条

【用法】每日 1 剂，水煎早晚分服。其中三七粉、蜈蚣研粉吞服。另以蜈蚣 3 条研末以酒调成糊状，敷脐周围，外贴活血止痛膏覆盖，24 小时更换 1 次。

【功效】清热解毒，化瘀止痛。

【适应证】**异位妊娠**。症见：阴道不规则流血，无下腹痛或偶感一侧下腹胀痛，生命体征平稳。

【临证加减】出血多加侧柏炭、陈棕榈炭各 10g；腹痛剧加蒲黄炭、五灵脂各 10g 或加制乳香、制没药各 8g；发热加炒栀子、炒黄芩各 10g；腹胀肠鸣或大便不畅加炒枳壳 10g，炒莱菔子、瓜蒌仁各 15g，或生大黄 8g；体虚者酌加益气养血药。

【疗效】共治疗本病 42 例，痊愈 38 例，显效 4 例。

【来源】王彩霞. 宫外孕汤治疗异位妊娠 42 例［J］. 安徽中医学院学报，1995，14（4）：39－40.

益气消癥汤合灌肠、外敷

益气消癥汤：党参 30g　丹参 30g　赤芍 12g　桃仁 12g　牡丹皮 9g　鸡内金 12g　当归 12g　莪术 6g　香附 12g　穿山甲 9g

中药灌肠药物：丹参 30g　赤芍 15g　乳香 15g　没药 15g　川楝子 15g　桃仁 15g　土鳖虫 15g　莪术 15g

外敷消癥散药物：丹参 210g　赤芍 120g　当归 120g　王不留行 60g　乳香 60g　没药 60g　花椒 60g　艾叶 500g　透骨草 250g

【用法】内服药：每日 1 剂，水煎分 2 次服。灌肠药：水煎至 100 ~ 150ml，保留灌肠，每晚 1 次。外敷药：共为细末，每 250g 为 1 份，装入纱布袋中封口，用水蒸 15 分钟，趁热外敷，每日 2 次，每袋药用 2 ~ 3 次，10 天为 1 个疗程，或用口服中药之渣趁热外敷。配以丹参注射液 10 ~ 16ml，加入 5% 葡萄糖注射液 500ml 静脉滴注，每日 1 次，10 天为 1 个疗程。

【功效】活血化瘀，软坚散结消癥。

【适应证】**陈旧性宫外孕**。症见：不规则阴道流血，伴下腹隐痛或低热等。

【疗效】共治疗本病 45 例，痊愈 36 例（占 80%），有效 8 例（占 17.8%），无效 1 例（占 2.2%），总有效率为 97.8%。

【来源】刘瑞芬，姜玉玟. 多途径给药治疗陈旧性宫外孕 45 例［J］. 山东中医药大学学报，1997，21（3）：202－203.

活络效灵丹合红藤汤灌肠

活络效灵丹：丹参 15g　赤芍 12g　乳香 6g　没药 6g　桃仁 9g

　　红藤汤：红藤 25g　败酱草 25g　鸭跖草 25g　紫花地丁 25g　三棱 9g　莪术 9g　桃仁 9g

【用法】内服方：每日 1 剂，连服 1～2 周。灌肠方：浓煎至 100ml，保留灌肠，每日 1 次。

【适应证】**异位妊娠。**

【临证加减】腹痛明显加延胡索 9g；盆腔包块形成加三棱 9g、莪术 9g；尿 HCG 阳性加蜈蚣 1 条。若尿 HCG 阳性或血 HCG＞3.1μg/L，给予甲氨喋呤 20mg 肌肉注射，每日 1 次，连续 5 天。

【疗效】共治疗本病 35 例，临床治愈 29 例（占 82.9%），失败 6 例。

【来源】周昊娟. 中西医结合治疗宫外孕 35 例［J］. 现代中西医结合杂志，1997，6（2）：244－245.

第四章　堕胎、小产

凡妊娠 12 周内，胚胎自然陨堕者，称为"堕胎"；妊娠 12～18 周内，胎儿已成形而自然陨堕者，称为"小产"，亦称"半产"。另外，怀孕 4 周内不知其已受孕而陨堕者，称为"堕产"，相当于西医学的早期流产和晚期流产。流产又分为自然流产与人工流产两大类，本节仅限于妊娠 28 周以内，胚胎或胎儿自然殒堕的自然流产，此种现象又称为自发性流产，其发病率占全部妊娠的 10%～15%，其中早期流产较为多见。

发生堕胎、小产的常见病因主要有肾气虚弱、气血不足、热病伤胎和血瘀伤胎四个方面：一是肾气虚弱：禀赋虚弱，肾气不足，或孕后房事不节，耗伤肾气，肾虚冲任亏虚，胎元不固，以致堕胎、小产。二是气血不足：素体虚弱，气血亏虚，或饮食劳倦损伤脾胃，气血化源不足，或大病久病，损伤气血，以致气血虚弱，冲任不足，无以载胎养胎，胎元不固，而发堕胎、小产。三是热病伤胎：摄生不慎，感受时疫邪毒或热病温疟，热邪入里，扰乱冲任血海，损伤胎元，以致堕胎、小产。四是跌仆伤胎：孕后不慎，劳力过度，跌仆闪挫，致使气血紊乱，冲任损伤，或瘀阻子宫，胎失所养；甚或直接损伤胎元，而发生堕胎、小产。

临床上，堕胎、小产者主要根据阴道流血、腹痛、全身症状及舌脉，结合妇科检查、B超等做出确切诊断，针对不同证型分别予以相应治疗。本病的治疗原则以下胎益母为主。在发生堕胎、小产的过程中，必须严密观察陨堕经过，正确判断胚胎是否完全排出，有无稽留未尽。临证中一经确定为胎堕难留或胎堕不全者，应尽快终止妊娠，速去其胎，或于严密观察中辨证用药下胎，或者严格消毒下行吸宫术或钳刮术，以防发生大出血。若陨堕过程中，突然阴血暴下，出现气随血脱的危象，当施以急救处理。若胎堕完全者，应按产后处理，宜调养气血为主。

❀ 加味脱花煎

当归 15g　川芎 9g　肉桂 6g　牛膝 15g　红花 9g　车前子 9g　益母草 30～45g　桃仁 9g　红花 9g　醋香附 9g　台乌药 9g

【用法】水煎服，每日 2 次，每日 1 剂。

【功效】祛瘀下胎。

【适应证】**堕胎（胎堕难留型）**。症见：阴道流血多，腹痛腹坠明显，或有羊水溢出，或伴心悸气短，头晕目眩，舌紫暗或边有瘀点，脉沉弦。

【临证加减】若腹痛阵作，血多有块者，酌加炒蒲黄、五灵脂以助祛瘀下胎、止痛止血之效。

【来源】丛春雨.丛春雨中医妇科经验［M］.北京：中医古籍出版社，2002：246.

🪷 参芪益母脱花煎

当归10g　川芎9g　肉桂6g　牛膝10g　红花9g　车前子9g　红人参9g　生黄芪15～30g　益母草30～45g　炒蒲黄15g

【用法】水煎服，每日2次，每日1剂。

【功效】益气祛瘀。

【适应证】**堕胎（胎堕不全型）**。症见：胎殒之后，尚有部分残留宫腔内；阴道流血持续不止，甚至大量出血，腹痛阵作；舌淡红、苔薄白，脉沉细无力。

【来源】丛春雨.丛春雨中医妇科经验［M］.北京：中医古籍出版社，2002：247.

🪷 加味生化汤

当归9g　川芎9g　桃仁9g　炙甘草9g　炮姜9g　牛膝15g　红花9g　车前子9g　益母草30～45g　丹参30g

【用法】水煎服，每日2次，每日1剂。

【功效】活血逐瘀，养血止血。

【适应证】**堕胎（虚瘀并重型）**。症见：孕早期出现阴道出血量多，色红有块，小腹坠胀，或有胎块排出；或孕中出现小腹疼痛，阵阵紧逼，会阴逼胀下坠，或有羊水溢出，继而出血，出血量多、甚或大出血；并伴气短心悸，或面色苍白，或头晕眼花，或烦闷等症，脉滑或涩或细数。

【临证加减】若发热、腹痛，阴道溢液臭秽，加败酱草、红藤、蒲公英、牡丹皮；若兼见气短神疲等气虚不足之象者，加党参、生黄芪；若气机郁滞胁腹胀痛，加香附、台乌、橘核、丹参等。

【来源】丛春雨.丛春雨中医妇科经验［M］.北京：中医古籍出版社,2002:247-248.

🪷 逐瘀下胎方

黄芪25g　益母草25g　川牛膝12g　蒲黄^{包煎}15g　五灵脂^{包煎}10g

桃仁 12g　仙鹤草 25g

【用法】水煎服，每日 2 次，每日 1 剂。

【功效】益气活血，逐瘀下胎。

【适应证】**堕胎（胎堕不全型）**。症见：胎殒以后，部分组织残留于宫腔内，阴道流血持续不止，腹痛阵作，舌淡红、苔薄白，脉沉细。

【来源】张国楠，吴克明，熊庆. 中西医结合妇科手册［M］. 成都：四川科学技术出版社，2005：133.

人参黄芪汤

人参 10g　黄芪 10g　白术 10g　当归 9g　白芍 12g　艾叶 10g　阿胶 6g

【用法】急服中药，同时补液、输血、抗休克。

【功效】补气固脱。

【适应证】**堕胎（胎堕不全型）**。症见：流血不止，面色苍白，头晕眼花，甚则晕厥，不省人事，手足厥冷，唇舌淡白，脉芤或微细无力等气随血脱之危候。

【来源】王阿丽，郭志强. 中医妇科学［M］. 北京：中国工人出版社，2000：85.

独参汤

人参 10g

【用法】水煎服，同时配合补血、补液、抗休克治疗。

【功效】益气固脱。

【适应证】**堕胎（血虚气脱型）**。症见：堕胎或小产过程中，阴道突然大量出血，或暴下不止，面色苍白，神识昏迷，呼吸短促，目合口开，手撒肢软，大汗淋沥，唇舌淡白，脉微欲绝或浮大而虚。

【临证加减】若手足厥冷，汗出脉微，阳气欲脱者为堕胎、小产之厥逆用参附汤（人参、附子）。同时配合补血、补液、抗休克治疗。

【来源】吴高媛，冀敦福. 妇科疾病诊断与治疗［M］. 天津：天津科技翻译出版公司，2000：339.

第五章　习惯性流产

凡堕胎或小产连续发生 3 次或 3 次以上者,称为"滑胎",亦称为"数堕胎""屡孕屡堕"。临证中,本病以连续性、自然性和应期而下为特点,西医学称为"习惯性流产"。

滑胎的病因临床常见有肾虚、脾肾虚弱、气血两虚、血热血瘀四个方面:一是肾虚:父母先天禀赋不足,或孕后不节房事,损伤肾气,冲任虚衰,系胎无力而致滑胎;或肾中真阳受损,命门火衰,冲任失于温养,宫寒胎元不固,屡孕屡堕而致滑胎;或大病久病累积于肾,肾精匮乏,冲任精血不足,胎失濡养,结胎不实,堕胎、小产反复发生而成堕胎。二是脾肾虚弱:父母先天脾肾虚弱或屡孕屡堕损伤脾肾。肾主先天,脾主后天,脾肾虚弱,不能养胎,遂致滑胎。三是气血虚弱:母体平素气血虚弱,气血不足;或饮食失宜、孕后过度忧思,劳倦损伤脾胃,脾虚胃弱气血化源匮乏;冲任不足,以致不能摄养胎元而致滑胎。四是血热:血瘀母体胞宫素有癥瘕痼疾,瘀滞于内,损伤冲任,使气血失和、胎元失养而不固,屡孕屡堕,遂发滑胎。

临床上,治疗滑胎应本着预防为主、防治结合的阶段性原则。孕前宜以补肾健脾、益气养血、调理冲任为主。孕后应积极进行保胎治疗,并应维持超过既往堕胎、小产的时间 2 周以上,万不可等到发生流产先兆以后再进行诊治。

第一节　内　治　方

🪷 固肾保胎饮

白芍 15g　菟丝子 15g　桑寄生 10g　枸杞子 10g　续断 10g　杜仲 10g　巴戟天 10g　阿胶^{烊化,兑服}10g　炒白术 10g　紫苏子 9g　砂仁 6g　甘草 6g

【用法】水煎服,每日 2 次,每日 1 剂。

【功效】滋肾益脾,固摄安胎。

【适应证】**习惯性流产**。症见：连续性流产3次以上，均在怀孕后出现不同程度的腰酸、腹痛、阴道出血症状。

【疗效】共治疗本病20例，治愈17例，无效3例。

【来源】许丽娜.固肾保胎饮治疗滑胎20例［J］.新中医，2001，33（1）：63.

补肾固冲丸

菟丝子240g　鹿角霜90g　枸杞子90g　续断90g　白术90g　巴戟天90g　杜仲90g　当归40g　熟地黄150g　阿胶120g　党参120g　砂仁15g　大枣（去核）50枚

【用法】将上药打成粉，调匀，炼蜜为丸，每次15g，每日3次，温开水送服。连服18周。

【功效】补益肝肾，健脾安胎。

【适应证】**习惯性流产（肾气亏损型）**。症见：屡孕屡堕，甚或如期而堕，头晕耳鸣，腰酸膝软，精神萎靡，夜尿频多，目眶暗黑，或面色晦暗，舌淡、苔白，脉沉弱。

【疗效】以此方治疗滑胎15例，显效12例，无效3例。

【来源】刘艳霞.补肾固冲丸治疗滑胎15例［J］.新中医，1999，31（2）：45.

加味寿胎丸合二至丸

阿胶^{烊化，兑服}10g　菟丝子18g　桑寄生15g　续断15g　女贞子15g　旱莲草15g　党参15g　白芍15g　白术12g　砂仁^{后下}6g

【用法】水煎服，每日2次，每日1剂。

【功效】补益肝肾，养血安胎，理气健脾。

【适应证】**先兆流产和习惯性流产**。症见：屡孕屡堕；腰膝酸软，小腹隐痛下坠，纳呆便溏；头晕耳鸣，尿频，夜尿频多；眼眶暗黑，面色晦黄；舌淡胖、色暗，脉沉细滑、尺脉弱。

【疗效】共治疗本病85例，有效73例，无效12例。

【来源】黄英.中药治疗先兆流产和习惯性流产85例［J］.陕西中医，2001，22（12）：718.

温肾养胎汤

鹿角胶^{烊化，兑服}10g　仙茅8g　仙灵脾8g　菟丝子15g　山萸肉10g

川续断 15g 桑寄生 15g 杜仲 15g 仙鹤草 15g 艾叶炭 5g 狗脊 15g

【用法】水煎服，每日 2 次，每日 1 剂。

【功效】温肾养胎，益肾安胎。

【适应证】**先兆流产和习惯性流产（肾阳亏虚型）**。症见：屡孕屡堕；腰膝酸软，甚者腰痛如斩；头晕耳鸣，畏寒肢冷，小便清长，夜尿频多，大便溏薄；舌淡、苔薄而润，脉沉迟或沉弱。

【临证加减】出血稍多者加荆芥炭 10g、阿胶（烊化）10g；恶心呕吐者加砂仁 5g、制半夏 10g、苏梗 10g；气虚者加黄芪 20g，党参 18g；大便秘结加制何首乌 15g、桑椹 15g。

【疗效】共治疗本病 86 例，成功 80 例（其中流产 3 胎以上保胎成功 27 例），失败 6 例。

【来源】李伟萍，吴忆东．"温肾养胎汤"治疗流产 86 例［J］．江苏中医，2001，22（9）：34.

安胎防漏汤

菟丝子 20g 覆盆子 10g 杜仲 10g 杭白芍 10g 熟地黄 15g 党参 15g 炒白术 10g 棉花根 10g 炙甘草 6g

【用法】每日 1 剂，浸泡 30 分钟，水煎 2 次，每次 20 分钟，药汁混合浓缩至 400ml，分早晚 2 次，于饭后半小时后温服，确诊妊娠后服至妊娠 3 个月。

【功效】温养气血，补肾益精，固肾防滑。

【适应证】**习惯性流产（气血虚弱型）**。症见：屡孕屡堕；头晕目眩，神疲乏力，面色㿠白，心悸气短；舌质淡、苔薄白，脉细弱。

【临证加减】小腹及腰脊胀坠或疼痛者加桑寄生 12g、续断 10g、紫苏梗 5g；阴道出血，量少色红，脉细数者加苎麻根 15g、黄芩 10g、阿胶 10g；出血量多色红加仙鹤草 10g、鸡血藤 20g、旱莲草 20g；出血日久，淋沥暗淡，腹部不痛者加桑螵蛸 10g、鹿角霜 20g。

【疗效】治疗本病 100 例 5~7 个疗程（每个疗程 7 天）。85 例孕足月并分娩活婴；4 例早产并存活。4 例不遵遗嘱、未按时服药且未卧床休息以致流产；另 7 例难免流产。总有效率为 89%。

【来源】吕丽兰．安胎防漏汤治疗习惯性流产 100 例［J］．实用中医药杂志，2013，29（6）：120.

保胎汤

黄芪 21g　白术 16g　桑寄生 16g　阿胶 16g　杜仲 16g　续断 16g　菟丝子 21g　党参 21g

【用法】水煎服，每日 1 剂，早晚 2 次，持续服用 2 周为 1 个疗程。有流产史患者在治疗期间禁止性生活，有阴道出血患者应卧床休息。

【功效】补肾健脾，养血安胎。

【适应证】**先兆流产和习惯性流产**。症见：屡次堕胎；阴道有少量出血，血色暗淡；小腹坠胀或腰酸痛；伴头晕耳鸣，夜尿频多，双膝酸软；舌质淡、苔白，脉细沉滑。

【疗效】共治疗本病 29 例，痊愈 23 例，好转 4 例，无效 2 例，总有效率为 93.1%。

【来源】唐艳林．保胎汤治疗先兆流产及习惯性流产 29 例临床疗效观察［J］．实用中西医结合临床，2013，13（5）：33-34.

补肾安胎方

菟丝子 10g　桑寄生 10g　续断 10g　紫河车 15g　党参 15g　白术 15g　苏梗 15g

【用法】水煎服，每日 2 次，每日 1 剂。2 周为 1 个疗程。

【适应证】**习惯性流产（肾虚型）**。症见：多次堕胎；阴道有少量出血，血色暗淡；小腹坠胀或腰酸痛；伴头晕，夜尿频，双膝酸软；舌淡、苔白，脉细沉滑。

【临证加减】阴虚有热，加黄芪、生地黄各 10g；恶心呕吐严重，加砂仁、竹茹各 10g。

【疗效】共治疗本病 80 例，治愈 29 例，显效 32 例，有效 13 例，无效 6 例，总有效率 92.5%。

【来源】张志英．补肾安胎方治疗孕早期复发性流产 40 例［J］．陕西中医，2014，35（7）：790.

补肾消抗方

菟丝子 20g　熟地黄 20g　山药 20g　枸杞子 20g　杜仲 20g　当归 20g　桑寄生 20g　续断 20g　连翘 15g　蒲公英 15g　鱼腥草 15g　丹参 15g

【用法】水煎服，每日 2 次，每日 1 剂。1 个月为 1 个疗程，月经期停用，治疗期间避孕。

【功效】补肾益脾，养血抑抗。

【适应证】**习惯性流产（肾气亏虚型）**。症见：屡孕屡堕；腰膝酸软，头晕耳鸣，神疲乏力，面色晦暗；月经或前或后，经量或多或少，经血色淡质稀，舌质淡、苔薄白，脉细滑、尺脉沉弱。

【疗效】共治疗本病 39 例，痊愈 26 例，无效 13 例。

【来源】吴新荣，韩莹莹，庞艳英，等. 补肾消抗汤治疗免疫性反复自然流产 39 例 [J]. 河南中医，2014，7（34）：1378 - 1379.

补肾调肝方

菟丝子 15g　山茱萸 10g　熟地黄 10g　山药 15g　赤芍 15g　白芍 15g　当归 10g　牡丹皮 10g　柴胡 8g　黄芩 10g　鹿衔草 10g

【用法】水煎服，每日 2 次，每日 1 剂。经期停服，3 个月为 1 个疗程，共服用 2 个疗程。

【功效】补肾滋阴，调肝清热。

【适应证】**习惯性流产（肝肾失调、阴虚火旺型）**。症见：屡孕屡堕；腰膝酸软，或足跟痛，头晕耳鸣，手足心热，两颧潮红，大便秘结；舌红、少苔，脉细数。

【疗效】治疗 30 例，治愈 5 例，有效 22 例，无效 3 例。

【来源】潘兆兰，刘丽，罗娟珍，等. 补肾调肝方治疗复发性流产抗精子抗体阳性 30 例 [J]. 江西中医药，2014，(4)：44 - 45.

泰山磐石散

黄芪 6g　人参 3g　当归 3g　川续断 3g　黄芩 3g　熟地黄 3g　川芎 2g　白芍 3g　白术 6g　炙甘草 2g　砂仁 1.5g　糯米 6g

【用法】每隔 3~5 天 1 剂，用水一杯半，煎至半杯，饭前服用。

【功效】补气养血，健脾补肾。

【适应证】**习惯性流产（气血虚弱型）**。症见：屡孕屡堕；头晕目眩，神疲乏力，面色㿠白，心悸气短；舌质淡、苔薄白，脉细弱。

【疗效】共治疗本病 40 例，治愈 31 例，好转 5 例，无效 4 例，总有效率为 90%。

【来源】黎忆梅. 泰山磐石散治疗习惯性流产 40 例 [J]. 中国医药医药指南，

2013，11（8）：598－599.

益气载胎方

黄芪 30g　太子参 30g　炒白术 15g　炒黄芩 10g　陈皮 10g　藿香 10g　紫苏梗 10g　茯苓 10g　炒枳壳 5g　砂仁^{后下}5g　炙甘草 5g

【用法】水煎服，每日 2 次，每日 1 剂。病情稳定后改为隔日 1 剂，服用至超过既往流产的最长孕期 1 个月方停药。并嘱卧床休息，配合治疗。

【功效】健脾益气，和胃化浊，养血安胎。

【适应证】**习惯性流产（中虚气馁、胎元不固型）**。症见：屡孕屡堕；头晕目眩，神疲乏力，心悸气短，纳呆便溏；舌质淡胖、苔薄白，脉细弱无力。

【临证加减】阴道流血量多者，加苎麻根；腰痛如折，加桑寄生、杜仲；恶心呕吐者，加姜半夏、姜竹茹；浮肿者，加大腹皮、生姜皮。

【疗效】30 例患者经益气载胎方治疗 1～2 周，临床症状消失，再服用至超过以往流产的最长孕期 1 个月停药后，孕妇身体趋于健康。除 2 例不能坚持服用中药而流产外，28 例均获足月分娩，母婴健康。

【来源】周明霞．益气载胎方治疗习惯性流产 30 例［J］．安徽中医学院学报，1993，12（2）：20－21.

益元安胎方

当归 6g　川芎 6g　阿胶 10g　白芍 10g　黄芩 10g　白术 10g　杜仲 8g　续断 8g　菟丝子 8g　党参 9g　黄芪 8g　甘草 3g　生姜 2g

【用法】水煎服，每日 2 次，每日 1 剂。

【功效】益气养血，扶元安胎。

【适应证】**习惯性流产（气血亏虚型）**。症见：屡孕屡堕；头晕目眩，神疲乏力，面色㿠白，心悸气短；舌质淡、苔薄白，脉细弱。

【临证加减】胎漏下血时，去川芎，加艾叶炭；火盛者，倍用黄芩以清热；痰盛者，加重白术以消痰，并加寒润之川贝母；腿肿者，加茯苓、防己；头痛者，加荆芥穗；气盛胎高出现胸闷者，加紫苏、枳壳、砂仁、陈皮以舒之。

【来源】李僖如．妇科疾病古今效方［M］．北京：科学出版社，1998：325－326.

固胎汤

白术 10g　黄芩 10g　桑寄生 10g　续断 10g　人参 10g　甘草 10g

茯苓 15g　莲子 15g　砂仁^{后下}3g

【用法】水煎服。于孕月起，每月服 5～7 剂。孕 50 天、70 天、90 天及 5 个月、7 个月时，前后 3 天加服 1 剂。

【功效】健脾补肾，固护胎元。

【适应证】习惯性流产（脾肾亏虚、胎元不固型）。症见：屡孕屡堕，腰膝酸软；小腹隐痛下坠，纳呆便溏；头晕耳鸣，尿频，夜尿多；眼眶暗黑，面色晦黄，面颊部暗斑，舌淡胖色暗，脉沉细滑、尺弱。

【临证加减】胎漏下血者，加阿胶、地榆炭各 30g；小腹下坠者，加黄芪 30g，升麻、柴胡各 10g；小腹隐痛者，加当归 9g、白芍 15～30g、黄芪 30g；腰脊冷痛者，加巴戟天 10g、鹿角胶 9g；头晕腰酸者，加枸杞子 30g、熟地黄 15g；恶心呕吐者，加陈皮 8g、竹茹 10g。

【疗效】治疗 12 例，均保胎成功。

【来源】吴翠华. 固胎汤治疗习惯性流产 12 例［J］. 江苏中医，1994，15 (10)：11.

🪷 固元保胎方

党参 10g　白术 10g　菟丝子 10g　陈皮 10g　续断 12g　杜仲 12g 茯苓 12g　当归 12g　炙甘草 8g

【用法】水煎服，每日 2 次，每日 1 剂。

【功效】益气固元，补肾养胎。

【适应证】习惯性流产（脾肾两虚、胎元不固型）。症见：屡孕屡堕，腰膝酸软；小腹隐痛下坠，纳呆便溏；头晕耳鸣，尿频，夜尿多；眼眶暗黑，面色晦黄，面颊部暗斑；舌淡胖色暗，脉沉细滑、尺弱。

【临证加减】阴道流血者，加阿胶 12g，艾叶炭 3g，生地黄炭、地榆炭、旱莲草各 10g；纳呆者，加砂仁 6g、炒谷芽或炒麦芽 10g；气虚者，加炙黄芪 15g，炙升麻、柴胡各 6g；热重者，加黄芩 10g；恶心呕吐者，加半夏 10g、砂仁 6g。

【来源】李僖如. 妇科疾病古今效方［M］. 北京：科学出版社，1998：327－328.

🪷 加减钩藤方

生地黄 12g　合欢皮 12g　杜仲 12g　桑寄生 12g　续断 12g　白芍 6g　黄芩 4.5g　吴茱萸 4.5g　黄连 4.5g　莲子心 9g　朱茯神 9g

【用法】水煎服，每日 2 次，每日 1 剂。

【功效】平肝清心，补肾安胎。

【适应证】**习惯性流产（肾阴不足、相火妄动型）**。症见：屡孕屡堕；腰膝酸软，或足跟痛，头晕耳鸣，手足心热，两颧潮红，大便秘结；舌红、少苔，脉细数。

【来源】上海中医学院．老中医临床经验选编·朱南医案［M］．上海：上海中医学院，1978.

补肾养心固冲汤

　　菟丝子30g　续断25g　桑寄生25g　阿胶^{烊化，兑服}25g　杜仲20g酸枣仁20g　柏子仁20g　党参20g　山药20g　枸杞子20g　甘草10g　鸡子黄^{兑服}1枚

【用法】水煎服，每日2次，每日1剂。

【功效】补肾养心，交通心肾，固冲安胎。

【适应证】**习惯性流产（心肾不交型）**。症见：屡孕屡堕；腰膝酸软，头晕耳鸣，心悸、心烦失眠，便结溲黄，舌红、少苔，脉细数等。

【疗效】共治疗本病32例，治愈（服药2次症状好转，1周症状完全消失）15例；显效（腰痛减轻，无阴道流血，治疗时间约2周）15例；好转（腰痛减轻，流血量减少，治疗时间约1个月）1例；无效（腰痛无减轻，流血量多，甚至不全流产行刮宫术）1例。

【来源】张雅林，毛淑君．补肾养心固冲治疗习惯性流产［J］．中医药学报，1994，（3）：28.

补肾固冲汤

　　黄芪20g　续断20g　炒杜仲20g　太子参30g　桑寄生30g　菟丝子30g　白术10g　白芍10g　阿胶^{烊化，兑服}10g　苏梗10g　甘草6g　升麻2g

【用法】水煎服，每日2次，每日1剂。

【功效】补肾益气，固摄冲任。

【适应证】**宫颈口松弛致习惯性流产（肾虚冲任不固型）**。症见：屡孕屡堕，或应期而堕；孕后腰膝酸软，头晕耳鸣，夜尿频多，面色晦暗，舌质淡、苔薄白，脉细滑、尺脉沉弱。

【来源】杜桂荣．宫颈内口松弛致晚期流产治验［J］．河南中医，1993，13（1）：35.

🪷 保胎丸

桑寄生120g　杜仲120g　红参120g　白术120g　菟丝子60g　续断60g　黄芪60g　阿胶45g

【用法】上药研末，枣肉为丸，每丸2g。

【功效】补肾健脾，益气养血，固摄冲任。

【适应证】**宫颈口松弛致习惯性流产（脾肾亏虚型）**。症见：屡孕屡堕，腰膝酸软；小腹隐痛下坠，纳呆便溏；头晕耳鸣，尿频，夜尿多；眼眶暗黑，面色晦黄，面颊部暗斑，舌淡胖色暗，脉沉细滑、尺弱。

【来源】强选萍，曹彩霞，赵宗辽.辨治宫颈内口松弛性习惯性晚期流产2例［J］.陕西中医学院学报，1995，18（3）：22.

🪷 温敛汤

黄芪60g　菟丝子30g　党参30g　巴戟天12g　当归12g　熟地黄12g　山茱萸10g　覆盆子10g

【用法】从妊娠第13周起服用，每日1剂。

【功效】温补肾阳，益气健脾。

【适应证】**宫颈口松弛致习惯性流产（脾肾亏虚型）**。症见：屡孕屡堕，或应期而堕，腰膝酸软；小腹隐痛下坠，纳呆便溏；头晕耳鸣，尿频，夜尿多；眼眶暗黑，面色晦黄，面颊部暗斑，舌淡胖色暗，脉沉细滑、尺弱。

【临证加减】肾阳不足型，加肉苁蓉6g、淫羊藿10g，减当归、熟地黄；气血不足型，加白术、茯苓各12g，减菟丝子、巴戟天。

【疗效】治疗11例，除2例服药中断、分娩情况失访外，其余全部治愈。治愈病例服60剂2例，服80剂4例，服100例以上3例。正常分娩7例，难产胎吸、侧切各1例。9例新生儿均存活。

【来源】梁启文，王乃汉.温敛汤治疗子宫颈机能不全症11例［J］.浙江中医杂志，1996，31（7）：297-298.

🪷 补肾健脾安胎汤

熟地黄15g　山药15g　枸杞子12g　续断12g　桑寄生12g　阿胶12g　菟丝子12g　当归10g　白芍15g　芡实9g　太子参12g　黄芪15g　白术10g　甘草6g　黄芩10g　旱莲草10g　仙鹤草15g

【用法】每日1剂，水煎2次取汁500ml，早晚分服。从妊娠第5周开始服用，每周服 5 剂，4 周为 1 个疗程。连续服 2 个疗程观察临床疗效。

【功效】补脾益肾，益气安胎。

【适应证】**习惯性流产（脾肾亏虚型）**。症见：屡孕屡堕，腰膝酸软；小腹隐痛下坠，纳呆便溏；头晕耳鸣，尿频，夜尿多；眼眶暗黑，面色晦黄，面颊部暗斑，舌淡胖色暗，脉沉细滑、尺弱。

【疗效】共治疗本病 60 例，治愈 48 例，显效 7 例，无效 5 例，总有效率为 91.7%。

【来源】周萍. 补肾健脾安胎汤治疗习惯性流产 60 例 ［J］. 山东中医杂志，2012，31（3）：170－171.

固肾活血安胎汤

菟丝子 30g　熟地黄 30g　山萸肉 15g　桑寄生 15g　当归 12g　丹参 12g　赤芍 10g　益母草 10g　白术 10g　砂仁 10g

【用法】每日 1 剂，早晚分服，10 天为 1 个疗程，一般需服 2 个疗程，忌食辛辣、忧怒、房事。

【功效】固肾活血安胎。

【适应证】**反复自然流产（肾气不固型）**。症见：屡孕屡堕，或应期而堕；孕后腰膝酸软，头晕耳鸣，夜尿频多，面色晦暗，舌质淡、苔薄白，脉细滑、尺脉沉弱。

【临证加减】偏气虚者加党参 30g；偏血虚者加贡胶珠 15g；血热者加黄芩 10g；阴道出血鲜红者加旱莲草 30g；阴道出血晦暗者加三七粉 2g。

【疗效】共治疗本病 50 例，痊愈 41 例，随访足月顺产，母婴健康；有效 6 例，其中 4 例早产胎儿存活，2 例妊娠后期外伤致胎儿死亡引产；无效 3 例，总有效率为 94%。

【来源】张官印，吴增春，赵文研. 固肾活血安胎汤治疗反复自然流产 50 例疗效观察 ［J］. 四川中医，2004，22（10）：60.

补脾安胎汤

党参 30g　炙黄芪 15g　茯苓 15g　白术 15g　山药 20g　山萸肉 10g　菟丝子 15g　枸杞子 15g　杜仲 15g　木香 10g　砂仁^{后下}6g　柴胡 6g　陈皮 6g　白芍 10g　当归 10g　熟地黄 12g　甘草 6g

【用法】水煎服，每日 2 次，每日 1 剂。

【功效】益气健脾，和胃固胎。

【适应证】**习惯性流产**。症见：数次堕胎，形体消瘦，食欲不振，腹胀下坠，大便溏薄，神疲乏力，少气懒言，舌淡、苔白，脉弱而缓，两手关脉弱甚。

【来源】魏刚. 浅谈习惯性流产的辨证治疗 [J]. 光明中医，2006，21（10）：57－58.

🪷 补血安胎汤

熟地黄 30g　制何首乌 30g　当归 10g　白芍 10g　人参 15g　炙黄芪 30g　茯苓 15g　白术 15g　续断 20g　桑寄生 20g　杜仲 15g　山药 20g　山萸肉 12g

【用法】水煎服，每日 2 次，每日 1 剂。

【功效】养血益气，补肾安胎。

【适应证】**习惯性流产**。症见：屡孕屡堕，头晕目眩，身倦乏力，心悸失眠，面色苍白，舌淡、苔薄，脉来中空、滑而无力。

【来源】魏刚. 浅谈习惯性流产的辨证治疗 [J]. 光明中医，2006，21（10）：57－58.

🪷 凉血安胎汤

生地黄 30g　玄参 15g　当归 10g　白芍 10g　黄精 15g　枸杞子 15g　女贞子 10g　旱莲草 10g　黄芩 12g　黄柏 6g　人参 10g　大枣 10 枚　甘草 6g

【用法】水煎服，每日 2 次，每日 1 剂。

【功效】清热凉血，滋阴安胎。

【适应证】**习惯性流产**。症见：胎动不安，滑胎数次，小腹作痛，心烦口渴，喜冷饮，或有潮热，尿短色黄，大便秘结，舌红、苔黄，脉来滑数、两尺脉尤为明显。

【来源】魏刚. 浅谈习惯性流产的辨证治疗 [J]. 光明中医，2006，21（10）：57－58.

🪷 祛寒安胎汤

党参 30g　续断 20g　桑寄生 20g　杜仲 15g　茯苓 15g　白术 15g　乌药 12g　当归 10g　熟地黄 15g　山萸肉 12g　山药 15g

【用法】水煎服，每日2次，每日1剂。

【功效】补气温经，散寒固胎。

【适应证】**习惯性流产**。症见：有滑胎史，少腹冷痛，四肢不温，形寒喜暖，腰膝酸痛，大便稀薄，小便清长，舌质淡、苔薄白，脉沉迟而紧，关部、尺部尤为明显。

【来源】魏刚．浅谈习惯性流产的辨证治疗[J]．光明中医,2006,21(10):57-58.

补肾益气清热方

桑寄生12g 续断12g 杜仲12g 菟丝子12g 党参6g 炒白术6g 炒白芍9g 条芩15g 苏梗6g

【用法】将上述药物制成冲剂2包，每包15g；每次服用1包，日服2次，1个月为1个疗程，一般服用1~2个疗程，约至孕3月或超出以往流产孕周方可停药。

【功效】补肾益气清热。

【适应证】**封闭抗体缺乏性自然流产（肾虚胎元不固型）**。症见：屡孕屡堕，或应期而堕；孕后腰膝酸软，头晕耳鸣，夜尿频多，面色晦暗，舌质淡、苔薄白，脉细滑、尺脉沉弱。

【疗效】共治疗本病108例，保胎成功率为90.74%，已分娩健儿60例，失败10例。

【来源】归绥琪，许钧，俞而概．封闭抗体缺乏性自然流产者的中药治疗 [J]．上海医科大学学报，1997，24（3）：217-220.

桂枝茯苓丸合寿胎丸

桂枝5g 茯苓10g 赤芍10g 白芍5g 牡丹皮12g 桃仁10g 菟丝子15g 续断12g 阿胶^{烊化,兑服}10g 桑寄生12g

【用法】水煎服，每日2次，每日1剂。

【功效】祛瘀消癥，固冲安胎。

【适应证】**习惯性流产（血瘀证）**。症见：素有癥瘕痼疾，孕后屡屡堕胎，腰酸，小腹坠痛，舌质紫暗或有瘀斑、瘀点，脉弦滑或涩。

【临证加减】腰酸，加杜仲15g、狗脊12g；阴道见红，加苎麻根12g、蒲黄炭12g。

【来源】李祥云，庄燕鸿．实用妇科中西医诊断治疗学 [M]．北京：中国中医药出版社，2005：287.

🪷 保育汤

焦杜仲 10g　桑寄生 10g　川续断 9g　菟丝子 6g　白术 10g　炒白芍 12g　党参 10g　茯苓 6g

【用法】自妊娠确诊后，即连服 4 剂；再服 3 剂，则每隔 1 天 1 剂；以后每周服 2 剂；服用至 4 个月后，改为每周服用 1 剂（即 1 个月 4 剂）。服用至妊娠第 9 个月为止。

【功效】补益脾肾。

【适应证】**习惯性流产（脾肾虚弱型）**。症见：屡孕屡堕，腰膝酸软；小腹隐痛下坠，纳呆便溏；头晕耳鸣，尿频，夜尿多；眼眶暗黑，面色晦黄，面颊部暗斑，舌淡胖色暗，脉沉细滑、尺弱。

【来源】黄惠卿．妇科证治验录［M］．呼和浩特：内蒙古人民出版社，1982：131.

🪷 七味固肾汤

枸杞子 15g　菟丝子 10g　覆盆子 10g　五味子 15g　紫苏 10g　仙茅 10~15g　生地黄 5~10g

【用法】水煎服，每日 2 次，每日 1 剂。

【功效】固肾安胎。

【适应证】**习惯性流产（肾虚证）**。症见：屡孕屡堕，或应期而堕；孕后腰膝酸软，头晕耳鸣，夜尿频多，面色晦暗，舌质淡、苔薄白，脉细滑尺脉沉弱。

【临证加减】若阴虚及阳者，加生地黄 15g、仙茅 6g；若阳虚及阴者，加仙茅 15g、生地黄 6g。

【疗效】共治疗本病 30 例均有效，其中服 3~6 剂见效者 18 人，7~9 剂见效者 12 人。

【来源】刘玉星．七味固肾汤治疗习惯性流产 30 例［J］．现代中西医结合杂志，1998，12：1953.

🪷 抗堕固胎饮

续断 15g　桑寄生 15g　菟丝子 30g　熟地黄 15g　何首乌 15g　丹参 15g　当归 10g　川芎 5g　旱莲草 15g　苎麻根 10g

【用法】早期流产者，孕后每日 1 剂，服至超过以往滑胎月份，改用隔日 1 剂，续服 15 剂；晚期流产者，孕后隔日 1 剂，服至以往滑胎月份的前 2 个月，改服每日1剂，服至超过以往滑胎月份后，仍改用隔日1剂，续服15剂。

【功效】补肾益精，抗堕固胎。

【适应证】**习惯性流产**。症见：屡孕屡堕，或应期而堕；孕后腰膝酸软，头晕耳鸣，夜尿频多，面色晦暗，舌质淡、苔薄白，脉细滑、尺脉沉弱。

【临证加减】腰酸加杜仲；腹痛加白芍、甘草；腰腹坠胀者加黄芪、党参、白术、升麻；出血加黄芩，重用苎麻根；伴妊娠反应者加苏梗、砂仁。

【疗效】共治疗本病47例，治愈：保胎成功，足月分娩，计41例；无效：保胎失败而堕胎或小产，计6例。治愈率为87.2%。

【来源】杨晓海. 抗堕固胎饮治疗滑胎47例［J］. 江苏中医，1998，19（3）：28.

🪷 民间验方

1. 南瓜蒂5个，水煎频服，每天1剂，连服7剂。此方为白族民间验方，临床应用有一定的疗效。

2. 陈艾绒煎水，将鸡蛋2枚放入艾绒水中煮热，与红糖水一起吃。一般需要吃半个月左右，据说此方不仅安胎养胎，将来生下来的小儿还不易生病，此为老人经常用的经验方。

3. 炒制鱼鳔胶15g，猪蹄适量。放一起炖汤，连吃3次后，再吃猪蹄，每月3次。

4. 紫河车粉10g，每日分3次冲服，服至怀孕第2个月后逐月改为隔2日、隔3日、隔5日、隔10日服，一直至孕7月停。具有补肾填精的功效，用于肾虚型滑胎。

5. 砂仁壳100g，益智仁100g。将上药共研细末备用，每日2次，每次6g。白开水送服。具有温肾助阳、理气安胎的功效。用于脾肾阳虚型习惯性流产。

6. 杜仲10g，续断10g。加水2碗，煮至1碗，于怀孕前5个月内每周服1次，多服无妨。具有补肾固胎的功效。用于肾虚型习惯性流产。

7. 凤凰衣（雏鸡孵化出壳后的卵壳内膜）适量，瓦上文火焙黄。按前次流产月份提前连服5日，每日2次，每次10g，米汤冲服。具有益气养血填精的功效。用于气血虚弱型习惯性流产。

8. 山药固胎粥：生山药90g，续断15g，杜仲15g，苎麻根15g，糯米250g。先将续断、杜仲、苎麻根洗净后用干净纱布包好，与山药、糯米同煮粥，煮至粥烂后，去药包，加油盐少许调味，分2次温服。具有补肝肾、健脾胃的功效。用于脾肾两虚型习惯性流产。

9. 黄芪炖鲈鱼：黄芪20g，鲈鱼1条（重250~500g）。将鲈鱼去鳞、内脏，洗净，与黄芪放炖盅内，加水适量，隔水炖熟后服食。隔日或每日1次，连用 3 ~ 5 次。具有益气养血固胎的功效。用于气血虚弱型习惯性流产。

10. 益气固胎粥：党参 9g，白术 9g，黄芪 9g，大枣 5 枚，糯米适量。上药共煮粥，常服。具有益气养血固胎的功效。用于气虚不固型习惯性流产。

11. 枸杞根炖母鸡：鲜枸杞根 250g，老母鸡 1 只（去内脏）。用文火炖 3 小时，汤与鸡肉分 3 次服完，连用 2 ~ 3 次。若面淡无华，精神不振者，加红参、黄芪、当归与枸杞根、母鸡共炖。具有清热养血的功效。用于阴虚血热型习惯性流产。

12. 阿胶 30g，糯米 60g，红糖少许。先用糯米煮粥，待粥将熬时放入捣碎的阿胶，边煮边搅匀，稍煮二三沸即可。

13. 苎麻根 10 ~ 15g，活鲤鱼一条，重约 500g，糯米 30 ~ 60g。先将鲤鱼去鳞及肠杂，洗净后切块煎汤。再煮苎麻根，取汁去渣。然后将鲤鱼汤、苎麻汁及糯米煮粥喝。

第二节 外 治 方

 ## 针刺治疗

验方 1

【治法】补养脾胃，调理冲任。

【取穴】①脾俞、肾俞、足三里、气海、关元。②关元、肝俞、脾俞、命门。

【操作】采用艾炷直接灸或艾条悬灸，应在尚未受孕以前即用灸治，直至超过流产期。

【注意事项】①本证宜配合药物，或手术方法综合治疗。单纯使用针灸，应在妇科医生合作下进行治疗。②遇到阴道出血不止，量多，或出现晕厥、汗出等症，为亡阴危候，应从速抢救，予以输血等法治疗。③孕期禁房事。滑胎者，宜卧床疗养。

【来源】刘喆. 古今妇科针灸妙法大成［M］. 北京：中国中医药出版社，1993：175.

验方 2

【取穴】主穴百会，配穴足三里、外关、行间、三阴交、血海、关元。

【功效】用 20 号 2 寸针向前横刺百会穴，捻转得气后，在针尾加用艾卷点燃加温。行间穴向上斜刺，得气后用温针灸，其余各穴用 3 寸针直刺，用提插手法。配穴交替施用。每日1次，10次为1个疗程。

【操作】治疗习惯性流产。

艾灸疗法

验方1

菟丝子末填脐，高出肚皮1~2cm，取艾炷置药末上灸，按年岁每岁1壮，每日灸1~2次，灸足壮数为止。治疗肾虚型习惯性流产。

验方2

【取穴】主穴：关元、中极、气海、昆仑。配穴：肾俞、命门、关元俞、神阙、足三里、三阴交。

【操作】①艾卷温和灸：每次先用2~4个穴位，每穴每次施灸5~20分钟，每日灸治1次，10次为1个疗程，疗程间隔3~5天。以施灸局部温热舒适为度。

②艾炷隔姜灸：每次选2~4个穴位，每穴每次施灸3~10壮，艾炷如枣核或黄豆大，每日或隔日灸治1次，10次为1个疗程，疗程间隔5天。

③艾炷隔盐灸：取精白细盐适量，纳入脐窝（神阙），使与脐平，上置艾炷灸之，艾炷如枣核大，每次施灸5~10壮。亦可于神阙穴施隔盐艾卷温和灸法。隔日或隔3日灸治1次，10次为1个疗程。

推拿疗法

【取穴】隐白、复溜、章门、太渊、膻中、百会穴。

【操作】每穴平揉、压放各100次，均用补法。点穴次序同前，每周可点2~3次，没有任何感觉时，每周可点1次，到6个月以后，停止点穴。

【适应证】治疗习惯性流产。

穴位贴敷

验方1

当归50g　条芩（酒炒）50g　益母草50g　生地黄400g　白术30g，续断30g　甘草15g　白芍（酒炒）25g　黄芪25g　肉苁蓉25g

【用法】上药用麻油1000g浸7日，熬成膏，加白蜡50g，再熬三四沸，加黄丹225g，再熬，再加飞过龙骨50g，搅匀，以绸缎摊如碗口大，备用。贴丹田上，14 日一换，贴过 8 个月为妙。

【功效】养血调经，补肾固胎。

【适应证】适用于习惯性流产。

验方 2

杜仲　补骨脂

【用法】上药各等份共为细末，瓶贮备用，用时取适量水调敷脐，纱布覆盖，胶布固定。每日换药 1 次，贴至病愈。

【适应证】主治肾虚型胎动不安。

验方 3

益母草（烧存性）15g　莲蓬房（烧存性）15g　艾叶 15g　食醋适量

【用法】将以上药物共研为细末，以食醋调和如泥状，备用。用时取药泥 30g，敷贴于患者脐孔上，外以纱布覆盖，胶布贴紧固定之。每天换药 1 次。

验方 4

当归 30g　党参 30g　生地黄 30g　杜仲 30g　续断 30g　桑寄生 30g　地榆 30g　砂仁 30g　阿胶 30g　熟地黄 60g　炒蚕沙 45g　麻油 750g　黄丹 360g　黄蜡 60g

【用法】以上药熬收为膏，再下煅紫石英 21g、煅赤石脂 21g、煅龙骨 21g 搅匀。先 1 个月贴腰眼，7 日一换，过 3 个月后，半月一换，10 个月满为止。肾虚腰痛贴命门和痛处。

【功效】补肾益气固胎。

【适应证】适用于习惯性流产。

第六章　妊娠腹痛

妊娠期间，因胞脉阻滞气血运行不畅而发生以小腹疼痛为主症的疾病，称之为"妊娠腹痛"，亦名"胞阻"。

本病的病因主要有血虚、气郁、虚寒、血瘀四个方面。一是血虚：素体血虚，妊娠后血聚以养胎，阴血益虚，血少则气行不利，胞脉因虚而阻滞，故不通则痛。二是气郁：素体忧郁，孕后血聚以养胎。肝主藏血，宜于条达，若肝血不足，则肝气郁结，肝郁气滞则血行不畅，胞脉受阻而作痛。三是虚寒：阳气素虚，妊娠以后，胞脉失于温煦，阴寒内结，以致子脏虚寒，寒则血凝，凝则气滞，而致少腹冷痛。四是血瘀：因胎孕于子脏以外，以致脉络受损而溢血，瘀血内停少腹，而致腹痛大作。若大量内出血引起休克则属气滞血瘀，血溢脉外，气随血陷之危证。

临床上，针对胞脉阻滞、气血运行不畅的主要机理，以通调气血为法，使胞脉流畅，通则不痛，是为本病的治疗原则。但必须是在辨证论治的原则下灵活运用通调之法，不可偏执而犯虚虚实实之戒。在临床用药中注意调气不得过用辛温香燥、理气不可过于行血动血，以免伤动胎气而发生他患。

第一节　内　治　方

当归芍药散

当归 10g　白芍 20g　白术 15g　川芎 5g　泽泻 10g　茯苓 15g

【用法】水煎服，每日 2 次，每日 1 剂。

【功效】调肝健脾，养血止痛。

【适应证】**妊娠腹痛（血虚证）**。症见：妊娠后小腹绵绵作痛，按之痛减，面色萎黄，头晕目眩，或心悸少寐，舌淡、苔薄白，脉细弱。

【临证加减】若偏于阳虚而寒胜者加人参 6g、杜仲 10g、紫苏 10g；偏于冲任虚寒者加阿胶 10g、艾叶 10g、补骨脂 10g。

【疗效】共治疗本病 86 例，痊愈 62 例，显效 21 例，无效 3 例，总有效率 96.5%。疗程最短者 3 天，最长者 14 天。

【来源】谢华，邵翠萍. 当归芍药散治疗妊娠腹痛 86 例［J］. 中原医刊，1992，5：36.

❀ 当归芍药散合寿胎丸加减

当归 5g　川芎 4g　白芍 15g　白术 10g　茯苓 10g　泽泻 10g　菟丝子 12g　桑寄生 15g　杜仲 12g　续断 12g　砂仁 4g　苏梗 10g　葱白 4 条

【用法】水煎服，每日 2 次，每日 1 剂。

【功效】和血健脾，益肾安胎。

【适应证】妊娠腹痛。症见：妊娠后小腹绵绵作痛，按之痛减，伴腰膝酸软，面色萎黄，头晕目眩，或心悸少寐，夜尿多，舌淡、苔薄白，脉沉细弱。

【疗效】治愈、好转率达 90% 以上。

【来源】陈湘宜，马大正. 当归芍药散合寿胎丸治疗妊娠腹痛验案［J］. 中国中医药远程现代教育，2015，13（5）：136-137.

❀ 乌药当归汤

乌药 15g　桑寄生 15g　白芍 20g　当归 10～20g　苏梗 10g　陈艾 10g

【用法】水煎服，妊娠腹痛者每日 2 次，每日 1 剂，服用 1～3 剂。转胎位者 7 剂为一疗程，每日 1 剂，可用 2～3 个疗程，用于孕期第 30～33 周。

【功效】调和气血，温肾安胎。

【适应证】妊娠腹痛、胎位异常。症见：妊娠后小腹冷痛，绵绵不休，喜温喜按，面色白，形寒肢冷，纳少便溏，舌淡、苔白滑，脉沉细滑。

【临证加减】痛甚者加川芎；气虚者加黄芪、党参；兼热证者加黄芩；寒重者加细辛；夹湿者加茯苓、薏苡仁；气滞者加枳壳、砂仁。

【疗效】治疗妊娠腹痛 40 例，其中治愈（症状、体征消失，产前后随访未复发者）28 例，显效（症状、体征明显减轻者）10 例，无效（症状、体征无明显减轻者）2 例。治疗胎位异常 26 例，其中成功（妇产科检查，并经 B 超检测异常正常者）20 例，无效（经妇产科检查、B 超检测无改善者）6 例。

【来源】谭继雪，毛则先. 乌药当归汤治疗妊娠腹痛、胎位异常 66 例［J］. 四川中医，1995，2：38.

🪷 安胎止痛汤

党参 12g　生黄芪 10g　当归 6g　川芎 3g　白芍 10g　杜仲 8g　苏梗 5g　黄芩 6g

【用法】水煎服，每日 2 次，每日 1 剂。

【功效】补气血，益肝肾，理气安胎止痛。

【适应证】**妊娠腹痛**。症见：妊娠期小腹疼痛，或胀痛，或隐痛，伴面色萎黄，气短乏力，嗳气吞酸，舌质淡、苔薄白，脉细弦滑。

【临证加减】虚寒加菟丝子 10g、续断 10g，去黄芩；血虚加阿胶 12g；气郁增苏梗至 9g，加砂仁 3g。

【疗效】治疗妊娠腹痛 102 例，显效 81 例，有效 20 例，无效 1 例。

【来源】彭植智，黄传思．安胎止痛汤治疗妊娠腹痛 102 例［J］．福建中医药，1989，20（4）：56.

🪷 补益豆蔻丸

炒益智仁 15g　玉竹 25g　白及 2.5g　人参 2.5g　肉豆蔻 2.5g　丁香 2.5g　沉香 2.5g

【用法】上述各药按量混合碾成细粉制为蜜丸，每丸 10g，每日 2 次，饭后服用。

【功效】温中益气，补脾益肾安胎。

【适应证】**妊娠腹痛**。症见：妊娠后小腹绵绵作痛，或隐隐作痛，按之痛减，面色萎黄，气短乏力，或心悸少寐，舌淡、苔薄白，脉细弱。

【临证加减】若食欲不振，可加服甘草七味散（甘草、香菜籽、蔓荆子、酸梨干、小茴香、炒糯米，诸药洗净共为细粉，每日 2 次，温开水冲服）。

【疗效】共治疗本病 100 例，显效（服药 10 天痊愈者）80 例，有效（服药 10 天以上好转者）17 例，无效（服药 20 天以上无缓解者）3 例。

【来源】齐淑琴．补益豆蔻丸治疗妊娠腹痛 100 例疗效观察［J］．中国民族医药杂志，1996，2：48.

🪷 加味芍药甘草汤

白芍 15g　炙甘草 6g　姜半夏 12g　旋覆花 9g　代赭石 15g　枸杞

子 12g　菟丝子 12g　女贞子 12g　苏梗 10g　苏子 12g　槲寄生 15g
杜仲 15g　黄芪 20g　黄芩 10g　麦冬 10g　无花果 15g　夜交藤 30g
灵芝 15g

【用法】水煎服，每日 2 次，每日 1 剂。

【功效】补养阴血，安胎止痛。

【适应证】**妊娠腹痛**。症见：妊娠后小腹隐隐作痛，或阵发性疼痛，伴头晕目眩，心烦失眠，舌质红、苔薄白，脉弦滑。

【来源】丁劼劼. 加味芍药甘草汤在妊娠腹痛中的应用［J］. 内蒙古中医药，2014，6：45.

黄芪寿胎丸

当归 9g　白芍 9g　茯苓 9g　白术 9g　炙甘草 9g　生黄芪 15g　桑寄生 9g　续断 9g　菟丝子 30g　阿胶^{烊化，兑服}9g　苎麻根 9g　炒荆芥穗 9g

【用法】水煎服，每日 2 次，每日 1 剂。

【功效】养血安胎止痛。

【适应证】**妊娠腹痛（血虚证）**。症见：孕后小腹绵绵作痛，按之痛减，面色萎黄，头晕目眩，心悸少寐，舌淡、苔薄，脉虚滑。

【临证加减】若有腰酸乏力之症，加制何首乌、桑寄生；若见小腹冷痛，加艾叶。

【来源】丛春雨. 丛春雨中医妇科经验［M］. 北京：中医古籍出版社，2002：219.

甘麦逍遥散

柴胡 9g　当归 9g　白芍 12g　炙甘草 9g　白术 9g　茯苓 9g　煨干姜 4.5g　薄荷 4.5g　蒺藜 9g　芦根 15g　浮小麦 15g　大枣 3 枚

【用法】水煎服，每日 2 次，每日 1 剂。

【功效】舒肝解郁，理气行滞。

【适应证】**妊娠腹痛（气郁证）**。症见：孕后胸肋少腹胀痛，以两胁尤甚，烦躁易怒，时时嗳气，不欲饮食，舌苔薄黄，脉弦滑。

【来源】丛春雨. 丛春雨中医妇科经验［M］. 北京：中医古籍出版社，2002：219.

加减胶艾汤

当归 9g　阿胶^{烊化，兑服}9g　艾叶 9g　甘草 9g　熟地黄 9g　杭白芍 9g

生黄芪 12g　菟丝子 30g　桂枝 4.5g　干姜 9g　炙甘草 9g　盐小茴香 9g

【用法】水煎服，每日 2 次，每日 1 剂。

【功效】温阳散寒，安胎止痛。

【适应证】**妊娠腹痛（虚寒证）**。症见：妊娠期小腹冷痛，面色㿠白，形寒肢冷，纳少便溏，舌淡、苔薄白，脉沉弱。

【临证加减】临床中多在此方基础上加杜仲、巴戟天、补骨脂以温肾扶阳，使阴寒消散，气血流畅，则腹痛可解。

【来源】丛春雨. 丛春雨中医妇科经验［M］. 北京：中医古籍出版社，2002：220.

止痛安坤汤

当归 15g　白芍 15g　白术 12g　茯苓 10g　川芎 5g　制香附 10g　杜仲 15g　艾叶 6g　陈皮 6g　甘草 6g

【用法】水煎服，每日 2 次，每日 1 剂。5 天为 1 个疗程，一般用药 1 ~ 3 个疗程。

【功效】养血和血，止痛安胎。

【适应证】**妊娠腹痛**。症见：妊娠期小腹疼痛，或小腹绵绵作痛，或冷痛不适，或小腹连及胁肋胀痛。排除异位妊娠、妊娠合并急性阑尾炎、妊娠合并卵巢囊肿蒂扭转等其他器质性病因所致腹痛。

【临证加减】若气虚者加党参或太子参；血虚加阿胶；肾虚加菟丝子、桑寄生、续断；气滞加砂仁、紫苏梗；血热加黄芩、焦山栀子；阴道出血加仙鹤草、地榆、藕节、旱莲草。

【疗效】共治疗本病 80 例，治愈 66 例，好转 13 例，无效 1 例，总有效率为 98.75%。服药后起效时间最短 5 天，最长 10 天。

【来源】陈柏莲. 止痛安坤汤治疗妊娠腹痛 80 例［J］. 中国中医急症，2006，15（1）：96 – 97.

承气汤类加减

大黄[后下] 10 ~ 15g　枳实 10g　厚朴 10 ~ 12g　大腹皮 10 ~ 12g　槟榔 10 ~ 12g　蒲公英 20 ~ 30g

【用法】水煎服，每日 2 次，每日 1 剂。

【功效】通里攻下。

【适应证】**妊娠腹痛**。症见：妊娠中期或产后有腹痛，恶心或呕吐，纳呆，溲赤便秘，舌质红、苔黄厚或黑苔，脉弦数或滑数。

【临证加减】呕吐纳差者加藿香、焦三仙各15g；小便频数涩痛者加石韦10g、车前子12g、黄柏10g。

【疗效】58例患者经3～10天治疗后，治愈50例，好转7例，无效1例（该例为孕中期合并急性化脓性阑尾炎），总有效率为98%。9例妊娠中期腹痛无一例早产，产后新生儿无一例发育异常。

【来源】徐惠琴.通里攻下法治疗妊娠腹痛和产后腹痛［J］.中医杂志，1999，40（1）：13.

加味芎归饮

川芎5g　当归10g　党参3g　吴茱萸1g　阿胶^{烊化，兑服}5g　艾叶6g
甘草1g

【用法】水煎服，每日2次，每日1剂。

【功效】暖宫散寒，调冲固胎。

【适应证】**妊娠腹痛**。症见：妊娠后少腹急痛，或见少量出血，腰酸腰胀，面色白，形寒肢冷，纳少便溏，舌质淡、苔薄白，脉缓。

【临证加减】若寒自外来者，加羌活、紫苏之类。

【来源】王渭川.王渭川妇科治疗经验［M］.成都：四川人民出版社，1981：89.

导赤散

生地黄9g　木通5g　黄芩3g　竹叶6g　车前草3g　通草1g

【用法】水煎服，每天2次，每日1剂。

【功效】育阴血，清胎热。

【适应证】**妊娠腹痛（血热证）**。症见：小腹痛，口糜舌疮，小便赤涩，舌尖红、苔薄，脉滑或滑数。

【来源】王渭川.王渭川妇科治疗经验［M］.成都：四川人民出版社，1981：89.

王渭川验方

党参30g　茯神20g　生黄芪30g　鹿角胶^{烊化，兑服}10g　阿胶珠10g
桑寄生15g　菟丝子15g　枸杞炭10g　血余炭10g　厚朴6g　砂仁3g
杜仲9g　续断9g　牛角䚡（烧赤存性）10g　制香附10g

【用法】水煎服，每日2次，每日1剂。

【功效】补气益血，安宫。

【适应证】**妊娠腹痛（气血虚损证）**。症见：症见：孕后小腹绵绵作痛，按之痛减，面色萎黄，头晕目眩，心悸少寐，气短懒言，舌淡、苔薄，脉虚滑。

【来源】王渭川．王渭川妇科治疗经验［M］．成都：四川人民出版社，1981：89.

🪷 温宫止痛汤

当归12g　白芍10g　川芎6g　乌药10g　砂仁4.5g　艾叶6g　甘草3g

【用法】水煎服，每日2次，每日1剂。

【功效】温宫祛寒，养血止痛。

【适应证】**妊娠腹痛（虚寒证）**。症见：小腹冷痛，绵绵不休，喜温喜按，面色白，形寒肢冷，纳少便溏，舌苔白，脉沉紧或沉迟。

【临证加减】若胎动不安，加续断12g、杜仲10g；若脾胃虚弱，脘满纳少，大便稀薄，加陈皮10g、白术10g；若寒邪盛，腹部剧痛，脉迟，加红豆蔻4.5g、紫苏梗6g。

【来源】彭述宪．新编中医妇科方剂［M］．北京：人民军医出版社，2009：48.

🪷 疏肝和中理宫汤

柴胡10g　香附10g　当归12g　白芍10g　白扁豆12g　茯苓10g佛手花6g　甘草3g

【用法】水煎服，每日2次，每日1剂。

【功效】疏肝理气，和中养血。

【适应证】**妊娠腹痛（气滞型）**。症见：小腹胀痛，牵引胁肋，情志抑郁，饮食少进，嗳腐吞酸，或烦躁易怒，口苦，舌红、苔黄，脉弦滑。

【临证加减】若肝郁化火，咽干口苦，脉弦数，加黄芩10g、鲜橘叶6片；若病久脾胃虚馁，纳少，便稀，体瘦神疲，加党参12g；若兼湿热，大便稀黄，一日2~4次，解而不畅，加佩兰10g、黄芩10g；若腹痛甚者，加紫苏梗6g。

【来源】彭述宪．新编中医妇科方剂［M］．北京：人民军医出版社，2009：48.

🪷 祛湿理滞汤

黄芩10g　藿香梗10g　茯苓12g　厚朴花12g　枳壳2g　当归10g

甘松 4.5g　甘草 3g

【用法】水煎服，每日 2 次，每日 1 剂。

【功效】清热祛湿，理气止痛。

【适应证】**妊娠腹痛（湿热阻滞型）**。症见：小腹胀痛，或有闷热感，饮食乏味，大便稀黄，小便短黄，舌红、苔黄腻厚，脉滑数。

【来源】彭述宪. 新编中医妇科方剂［M］. 北京：人民军医出版社，2009：49.

❁ 保孕方

黄芩 9g　白芍 9g　白术 9g　川续断 15g　菟丝子 9g　熟地黄 9g
砂仁^{后下} 3g　苎麻根 15g

【用法】水煎服，每日 2 次，每日 1 剂。

【功效】补肾健脾，清热安胎。

【适应证】**妊娠腹痛**。症见：妊娠胎动下坠，阴道少量出血，腰酸腹痛，舌苔薄白或淡黄，脉滑无力。

【来源】刘大鹏. 名医临床效验小方［M］. 北京：人民军医出版社，2011：116.

❁ 民间验方

（1）莲叶蒂 2 个，南瓜蒂 2 个，糯米 50g。莲叶蒂、南瓜蒂烧成灰，拌入糯米煮成的粥内，一次服下。

（2）黄芪 30g，大枣 10 枚，水煎服，用于气血两虚所致的妊娠腹痛。

（3）枸杞子 30g，牛肉 200g，生姜 3 片，川椒 2 粒，按常规做成汤，加调味品，佐餐。用于阳虚内寒之妊娠腹痛。

（4）大枣 10 枚、宁夏枸杞子 15g，仔鸡 1 只（约 500g）。操作：将鸡去毛、洗净、去内脏。大枣去核，枸杞子用清水洗净，一同放在砂锅内炖 2 个小时，至鸡烂熟，加入少许姜、盐、味精调味，即可食鸡饮汤。功能：养血补虚，安胎止痛。适用于血虚证妊娠腹痛。

（5）陈皮 3g，木香 3g，瘦猪肉 200g。操作：先将陈皮、木香焙脆研末备用，在锅内放植物油少许烧热后，把瘦猪肉洗净、切薄片，放入锅内炒片刻，待肉熟时放入陈皮、木香末、食盐、味精并搅匀，即可佐餐用。功能：舒肝理气，安胎止痛。适用于气郁证妊娠腹痛。

（6）高良姜 9 片，草豆蔻 6g，生姜汁 30ml，羊肉 120g，面粉 120g，黄牛乳、鲜藕各适量。操作：把草豆蔻煨后捣碎，高良姜切末，羊肉洗净细切，炒作臛。三味与面粉、生姜汁、牛乳共同调成糊状，灌入鲜藕之空孔，逐孔填满，于上笼蒸熟。功能：温中散寒，安胎止痛。适用于虚寒证妊娠腹痛。

第二节　外　治　方

穴位贴敷

（1）灶心土 15g，研末，水润后敷肚脐下。

（2）吴茱萸研末，取适量，酒调后敷涌泉穴，痛止后即洗去。

（3）炒杜仲、炒补骨脂各 20g，共研细末，过筛，取药末适量，水调，纱布包裹，敷神阙穴。

针灸疗法

验方1

取穴：阴陵泉、足三里、脾俞、膈俞、气海穴。

刺灸法：针刺行补法，并用灸法；气海只灸不针。

适应证：适用于气血不足型妊娠腹痛。

验方2

取穴：太冲、肝俞、膈俞穴。

刺灸法：针刺行泻法，不宜灸。

适应证：用于肝郁型妊娠腹痛。

验方3

取穴：关元、气海、命门、肾俞穴。

刺灸法：各穴均为艾条悬灸。

适应证：用于虚寒型妊娠腹痛。

推拿疗法

验方1

手足穴按摩法：按揉手部反应区肾区－生殖区，擦掌心掌骨间隙，按揉小指。点按足部膀胱区、肾区、生殖器、膀胱及尿道，擦涌泉。

验方2

按揉双侧内关穴或劳宫穴，用于虚寒型妊娠腹痛。

验方3

患者正坐，医者用单手多指分别轻拿双下肢胫骨内缘 1~2 分钟，中指针对蠡沟穴，用于血虚型妊娠腹痛。

验方4

按摩胸胁部，用于气郁型妊娠腹痛。

验方5　肝俞穴按摩与封闭治疗

（1）肝俞穴按摩：双拇指分别按压在双侧肝俞穴上，做旋转运动，由轻到重至能承受为止，每次持续 10~30 分钟，每日 3~5 次。

（2）肝俞穴封闭：维生素 K_3 注射液 4~12mg/次，针刺入肝俞穴内，深 0.5~1.0cm，缓慢注入药物。山莨菪碱注射液 3~10mg/次，针刺入肝俞穴内，深 0.5~1.0cm，缓慢注入药物。

肝俞穴按摩与封闭可交替或单独应用。

适应证：适用于气血运行不畅、胞脉阻滞所致的妊娠腹痛。

❀ 耳穴疗法

【取穴】子宫、卵巢、内分泌、缘中、神门。

【配穴】皮质下、肝、盆腔。

【用法】常规针刺，中度刺激，留针 30~40 分钟，每日或隔日 1 次，或左右交替针刺，10 次为 1 个疗程。也可用耳压法。

【功效】活血化瘀，理气止痛，调理冲任。

【适应证】主治妊娠腹痛。

❀ 药浴疗法

益母草 20g　香附 20g　夏枯草 20g

【用法】将上药择净，放入药罐中，加入清水适量，浸泡 5~10 分钟后，水煎取汁，放入浴盆中，待温度适宜时洗浴并足浴。每日 2 次，每次 30 分钟，每日 1 剂，连续 2~3 天。

【功效】活血散寒，温经止痛。

【适应证】妊娠腹痛。

❀ 热敷疗法

食盐（细盐）300g　生姜（切碎）120g　葱头（洗净）1 个

【用法】将上药炒热，热熨腹部痛处。每日数次，每次 30 分钟。

【功效】散寒止痛。

【适应证】虚寒型腹痛。

第三节 内外同治方

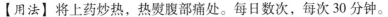 安胎方合穴位贴敷

桑寄生 15g 菟丝子 15g 覆盆子 15g 续断 15g 杜仲 15g 黄芪 15g 山药 15g 白芍 10g 当归 10g 阿胶 10g

【用法】①中药：以上中药为培力（南宁）药业有限公司提供的农本方中药浓缩免煎颗粒剂，每日 1 剂，热水冲化，分 2 次温服。②穴位贴敷：外用胶艾散贴敷神阙穴，每日 2 次，药物由广西中医药大学第三附属医院中药房提供。4 周为 1 个疗程，观察 2 个疗程。

【功效】滋肾补血，益气安胎。

【适应证】**妊娠腹痛（肾虚血亏型）**。症见：以腹部疼痛为主症，伴有阴道流血、腰酸背痛者。同时见小腹隐痛、喜按，神疲乏力，气短懒言，面色淡白或萎黄，头晕目眩，唇甲色淡，心悸失眠，舌淡、脉细弱等气血虚弱的症状。

【临证加减】若气滞加砂仁 6g、紫苏梗 12g；若血热加黄芩 12g、焦山栀子 10g；若阴道出血加仙鹤草、藕节、旱莲草各 30g，地榆 12g。

【疗效】共治疗本病 60 例，治愈 49 例，其中初孕者 31 例，既往 1 次人工流产史者 11 例，既往 2 次人工流产史者 7 例；好转者 9 例；保胎失败者 2 例。总有效率为 96.7%。

【来源】生淑亭，覃妍，陈艺方. 安胎方配合穴位贴敷治疗肾虚血亏型妊娠腹痛疗效观察［J］. 陕西中医，2013，33（12）：1636.

第七章 胎死不下

胎死胞中，历时过久，不能自行产出者，称为"胎死不下"，亦称"胎死腹中""子死腹中"。本病相当于西医学的过期流产及妊娠中晚期的死胎。胎死不下是临床常见病之一，确诊后应及时处理。死胎稽留宫腔过久，容易发生凝血机制障碍，导致弥散性血管内凝血，可危及孕妇生命。

胎死不下的常见原因有气血虚弱、瘀血阻滞、湿阻气机三个方面。一是气血虚弱，孕妇素体虚弱，气血不足，冲任空虚，胎失气载血养，遂致胎死胞中；又因气虚失运，血虚不润，故死胎难以产出，遂为胎死不下。二是瘀血阻滞，孕期跌仆外伤，或寒凝血滞，瘀阻冲任，损及胎元，致胎死胞中；复因瘀血内阻，产道不利，碍胎排出，故而胎死不下。三是湿阻气机，素体脾虚，化源不足，孕后胎失所养，以致胎死胞中；脾虚运化失职，湿浊内停，壅塞胞脉，气机阻滞，则死胎滞涩不下。

临床上，死胎一经确诊，急当下胎。下胎之法，必须根据母体的强弱，审慎用药，不宜概投猛攻峻伐之品，致伤孕妇正气。如孕妇本身气血已虚，则宜先固本元，补气养血益母，然后再行下胎。下死胎时，如伴有阴道大量出血，或死胎不能排尽者，则需中西医结合治疗，采取吸宫、钳刮等手术，尽快取出胎物，迅速止血，以免重伤气血，变生他证。

第一节 内 治 方

🪷 脱花煎

当归25g 川芎12g 芒硝^{冲服}12g 肉桂6g 红花6g 牛膝10g
车前子10g 黄酒（为引）

【用法】水煎服，每日2次，每日1剂。

【功效】活血逐瘀，滑利坠胎。

【适应证】胎死腹中或胎死不下（气滞血瘀型）。症见：孕妇自觉胎动停止，腹部不再继续增大，小腹疼痛，或阴道流血、紫暗有块，口气恶臭，面色青暗，口唇色青，舌质紫暗、苔薄白，脉沉或弦涩。

【临证加减】气虚者加党参、黄芪；少腹冷痛者加吴茱萸、艾叶；食少纳呆者合平胃散方，死胎日久；滞涩不下者加麝香。

【疗效】共治疗本病 80 例，服药坠胎成功者 65 例，配合钳刮者 15 例，成功率为 81.3%。

【来源】王琪，孙淑英，陈爱花. 脱花煎加减治疗死胎 80 例［J］. 陕西中医，1987，12：15.

❀ 救母丹

人参 10g　当归 15g　川芎 10g　益母草 30g　荆芥穗（炒黑）15g　赤石脂^{包煎}30g

【用法】水煎服，每日 2 次，每日 1 剂。

【功效】益气养血，活血下胎。

【适应证】**胎死不下（气血虚弱证）**。症见：妊娠胎死胞中不下，小腹隐痛或有冷感，或阴道流淡红色血水；头晕眼花，心悸气短，精神倦怠，面色苍白；舌淡、苔白，脉细弱。

【临证加减】气血虚甚者，加黄芪 30g、白术 10g、丹参 15g；小腹冷痛者，酌加吴茱萸 10g、乌药 12g、艾叶 12g。

【来源】张国楠，吴克明，熊庆. 中西医结合妇科手册［M］. 成都：四川科学技术出版社，2005：137.

❀ 活血通络方合西药

益母草 30g　酒当归　川芎　桃仁　牛膝各 15g　炮姜　红花　车前子各 9g　炙甘草 6g

【用法】①口服米非司酮 50mg，每天 2 次，服药前后 2 小时内禁食，共服 2 天；第三天空腹顿服米索前列醇 600μg，连用 3 天。②方剂每天 1 剂，水煎 2 次，分早晚 2 次服用，从服用米非司酮开始口服中药，疗程为 7 天。若疗程中胚胎完整排出则停用；若不全流产或流产失败，配合清宫术进行治疗。

【功效】益气活血祛瘀。

【适应证】**稽留流产或胎死不下**。症见：胎死腹中，兼见面色青暗，口唇色青，腹部胀痛不一，舌紫暗、边尖瘀血点斑不等，脉沉涩。

【临证加减】气虚者加党参、黄芪各 20g；情绪不畅者加香附 15g；合并感染者加蒲公英、紫花地丁各 15g，连翘 10g；血瘀征象明显者加青皮、鸡血藤各 15g；需急下胎者加大黄 9g。

【疗效】治疗 40 例，完全流产 31 例，不全流产 7 例，流产失败 2 例，总有效率 95%，清宫率 22.5%。

【来源】张黎. 活血通络方联合米非司酮、米索前列醇治疗稽留流产 40 例临床观察［J］. 新中医，2015，（3）：161–162.

🪷 活血祛瘀逐胎汤

桃红 10g　当归尾 12g　赤芍 15g　川牛膝 15g　鸡血藤 15g　生山楂 30g　三棱　莪术各 15g　车前子 20g　丹参 15g　益母草 15g（必要时加蜈蚣 1 条、水蛭 5g）

【用法】①中药：每日 1 剂或 2 剂，每剂水煎 2 遍，能饮酒者于药后饮适量酒以促药力。②5% 葡萄糖溶液 500ml 加入复方丹参注射液 10 支静脉滴注，每日 1 次。③胚胎组织物排除后予生化汤加生山楂 20g、丹参 15g、益母草 15g、金银花 15g，每日 1 剂。

【功效】活血祛瘀逐胎。

【适应证】**稽留流产或胎死不下**。症见：胎死腹中，面色青暗，口唇色青，腹部胀痛不一，舌紫暗、边尖瘀血点斑不等，脉沉涩。

【疗效】治疗 122 例，其中 98 例坚持服药，复方丹参注射液加入 5% 葡萄糖溶液静脉滴注，达到下胎治疗目的，占 80.32%；14 例出血量多，组织物堵塞宫颈口无力排出者而行钳夹和巡刮者占 10.15%；10 例胎死时间较长，剥离子宫较慢，患者无耐心而中途要求行刮宫术，占 8.11%。

【来源】叶文贞，蔡芝芬. 活血祛瘀逐胎汤治疗稽留流产［J］. 福建中医药，1996，（1）：23–24.

🪷 生化汤加味

川芎　当归　红花　香附各 10g　桃仁 12g　川牛膝　益母草　黄芪各 15～30g　水蛭 研末冲服2～4g　炮姜 6g　黄酒 30g

【用法】每日 1 剂，水煎分 2 次服。

【功效】活血祛瘀，益气养血。

【适应证】**胎死不下**。症见：确定胎死腹中，兼见面色青暗，口唇色青，腹部胀痛不一，舌紫暗、边尖瘀血点斑不等，脉沉涩。

【临证加减】腹痛甚者加制乳香、制没药各 10～15g、莪术 10g；腹胀者加乌药 10g、川厚朴 15g；腹冷痛者加肉桂 6g；出血多者加三七（研末冲服）6～10g、生蒲黄（包煎）10g、炒荆芥 6g；气虚乏力明显者加党参 30g、白术

10g，或人参（另煎）12g。

【疗效】治疗 20 例中，服药最少 1 剂，最多 4 剂，治愈 18 例，因呕吐不能坚持服药者 1 例，无效 1 例（妊娠 5 个月，用利凡诺羊膜腔内注射引产而致死胎，连续施术 3 次引产失败，又服上方 6 剂死胎未下，后经阴道碎颅取胎致大出血，行二次清宫术）。

【来源】赵自姣，张宝宪．生化汤加味治疗胎盘残留及不全流产、胎产不下 20 例 [J]．河南中医，2006，26（3）：65 – 66．

祛膜益母汤

丹参 15g　益母草 15g　当归 15g　川芎 10g　赤芍 15g　桃仁 10g　红花 10g　茜草 10g　败酱草 15g　炮姜 5g

【用法】①予中药每日 1 剂，早晚冲服，连服 3 天。②第一天始同时服用配伍米非司酮与米索前列醇，于早晨 9：00 空腹冷开水送服 50mg，共 2 天；第三天早晨 8：00 服用米索前列醇 600μg，3 小时后未见胚囊排出者加用米索前列醇 200μg，孕囊排出后送病理检查，并续服中药 1 周。

【功效】活血化瘀，祛瘀生新。

【适应证】**稽留流产或胎死不下（血瘀型）**。症见：胎死腹中，面色青暗，口唇色青，腹部胀痛不一，舌紫暗、边尖瘀血点斑不等，脉沉涩。

【临证加减】恶心呕吐者，加陈皮 6g、姜半夏 6g；胚囊排出后阴道出血多或腹痛剧烈者，加蒲黄炭 10g、五灵脂 10g。

【疗效】治疗 30 例，痊愈 13 例，显效 8 例，有效 5 例，无效 4 例，总有效率为 86.67%。

【来源】蔡晓燕．祛膜益母汤联合米非司酮及米索前列醇治疗血瘀型稽留流产的临床观察 [D]．福建中医药大学，2014．

平胃散合桃核承气汤加味

苍术　陈皮　桂枝　芒硝（冲服）各 9g　大黄　厚朴各 9～12g　牛膝　桃仁各 15g　泽兰 12g　金银花 15～30g　甘草 6g

【用法】水煎温服，每日 1～2 剂。

【功效】活血祛瘀。

【适应证】**胎死不下**。症见：胎死腹中，面色青暗、口唇色青，腹部胀痛不一，舌紫暗、边尖瘀血或瘀斑，脉沉涩。

【疗效】治疗 20 例，显效（胎物组织完全娩出）12 例，有效（胎物组织娩于阴道或嵌入宫颈口）5例，无效（血止，胚胎不下）3例。

【来源】杜道英. 中药下死胎20例证治体会［J］. 新中医，1993，（8）：17.

黑神散合疗儿散加减

党参12g　当归12g　川牛膝15g　黑大豆15g　肉桂后下3g　鬼白
12g　乳香9g　炒蒲黄包煎15g　川芎9g　红花9g　赤石脂先煎30g　炒荆
芥9g　焦车前子包煎12g　益母草15g

【用法】①水煎服，每天2次，每日1剂。②服药2剂后有少量阴道出
血，可配合针刺中极、关元、三阴交等穴，运用泻法伴间歇运针以活血化瘀
下胎。

【功效】养血益气，祛瘀下胎。

【适应证】胎死不下（瘀血内阻、气血虚弱型）。症见：孕妇自觉胎动停
止，腹部不再继续增大，小腹疼痛，或阴道流血、紫暗有块，口气恶臭，头
晕眼花，心悸气短，精神倦怠，面色晦暗，舌质紫暗、苔薄白，脉沉或弦涩。

【疗效】治疗8例，均获得较满意的疗效。

【来源】周俊，邢玲玲，刘震. 运用古方治疗胎死不下的体会［J］. 上海中医药杂
志，1997，3：23 - 24.

平胃散加味

苍术9g　陈皮12g　甘草6g　当归30g　益母草4.5g　芒硝9g
川牛膝18g　肉桂9g　人参4.5g

【用法】加水500ml，煎水至300ml，每隔4小时服用100ml。

【功效】补气养血，软坚下行。

【适应证】胎死不下。症见：妊娠胎死胞中不下，小腹隐痛或有冷感，或
阴道流淡红色血水；头晕眼花，心悸气短，精神倦怠，面色苍白；舌淡、苔
白，脉细弱。

【临证加减】如胎死腹中表现阴虚者，可加龟板30g；贫血较重者，加黄
芪30g；低热者，加金银花30g。

【来源】郑慧芳，叶青. 催生胎与下死胎的体会［J］. 山东中医杂志，1989，8
（3）：13 - 14.

何氏益母生化汤

当归30g　川芎15g　桃仁10g　红花10g　赤芍15g　炮姜5g　益

母草 50g　失笑散 15g　川牛膝 30g　莲房 15g　血竭 5g

【用法】水煎服，每天 2 次，每日 1 剂，共治疗 5 天。

【功效】活血化瘀，峻下益母。

【适应证】**稽留流产及胎死不下**。症见：孕妇自觉胎动停止，腹部不再继续增大，小腹疼痛，或阴道流血，紫暗有块，口气恶臭，面色青暗，口唇色青，舌质紫暗、苔薄白，脉沉或弦涩。

【疗效】治疗 60 例，完全流产 50 例，不全流产 10 例，失败 0 例，总有效率 100%。

【来源】方晓红，何嘉琳. 何氏益母生化汤治疗稽留流产患者 60 例疗效观察［J］. 中医杂志，2015，56（10）：868－869.

🪷 佛手散加味合西药

当归 20~30g　川芎 9~15g　龟板 15~30g　甘草 10g

【用法】①中药：水煎服，每天 2 次，每日 1 剂。②西药：给予乙烯雌酚 5mg、维生素 B_6 20mg，每日 3 次口服。血象正常者给予口服 3~5 天量的抗生素；血象偏高者，且尿中有脓球、蛋白者给予青霉素、红霉素等抗感染。对血小板减少、贫血者给予抗贫血药及止血药治疗。

【功效】活血化瘀下胎。

【适应证】**稽留流产或胎死不下**。症见：孕妇自觉胎动停止，腹部不再继续增大，小腹疼痛，或阴道流血，紫暗有块，面色青暗，口唇色青，舌质紫暗、苔薄白，脉沉或弦涩。

【临证加减】如见阴道不时下血，色淡如水，伴腰酸腹胀，神疲乏力，动辄少气，精神萎靡，舌质淡红、苔薄白，脉细弱或沉迟者属气血虚弱者加入党参 30g；如胎死较久，且见阴道下血紫黑或有瘀块、脉弦可加入龟板 30g、牛膝 15g、陈皮 6g；如胎死虽久，腹冷如冰，但体质尚健壮者，或伴胃纳不佳、腹胀便秘者，应急下死胎加大黄 6g、芒硝（早晚冲服）10~30g。

【疗效】治疗 30 例中，有效（包括轻微宫缩，有下坠感，宫口已松可行钳夹术者）23 例，无效（为用药后无任何感觉，宫口不开需采用其他方法引产者）7 例。引产出的死胎均呈灰土色具腐臭味，有 2 例仅为一胎盘而无胎儿。产后出血在 20~300ml 内，未有发生产后大出血者。

【来源】白力伟，陈秀媛. 中西医结合治疗稽留流产 30 例［J］. 河北中医，1996，18（2）：45.

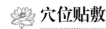

民间验方

1. 蓖麻子 60g，捣烂，用白酒调敷双侧涌泉穴。此法清热凉血止血。适用于死胎不下。

2. 益母草 30g 水煎取汁，冲朴硝 10g，捣烂敷脐。能够调经活血。适用于死胎不下。

3. 鲜益母草适量。捣烂取汁，每次服 1 盏。

4. 蛇王藤 30g，苏木 15g。水煎服。可调经活血。适用于死胎不下。

5. 益母草 30g，急性子 10g。水煎服，每日 1 剂。可调经活血。适用于死胎不下。

6. 蓖麻子 2 粒，麝香 0.3g。上药共研末敷脐中。功效：清热凉血止血。用于死胎不下。

7. 蛇王藤 30g，朴硝 10g。水煎取汁，朴硝冲服。功效：调经活血。适用于死胎不下。

8. 王不留行、芜蔚子、酢浆各等份。上药共研末，每次取 10g 药末，布包水煎，温服。

第二节　外　治　方

穴位贴敷

验方 1

生寒水石 60g　煅寒水石 60g　硼砂 15g

【用法】先取生、煅寒水石混合研为细末，次将硼砂研末，然后把寒水石末与硼砂末拌和调匀，瓶贮密封备用。临用时取药末 5g，用水调和成糊状，并以药糊贴于患者脐孔中，外以纱布覆盖，胶布固定之。嘱产妇闭目静卧，历时半天死胎即下。贴药后可令患妇吃热粥一碗，以助药力。

【功效主治】清热下胎。适用于热病致胎死腹中，经久不下。

验方 2

苍术 15g　厚朴 15g　陈皮 15g　甘草 15g　朴硝 2g　桂心 10g　麝香 0.3g

【用法】上药除麝香另研外，其余诸药混合共研细末，瓶贮密封备用。嘱患妇仰卧床上。先取麝香末 0.15g，填入产妇脐孔中央，次取上备药末 15g，填入脐中穴，外以纱布覆盖，胶布固定之。填药后令产妇喝热姜酒汤一碗，以助药力，并嘱产妇闭目静卧，约 1 小时死胎即可娩下。

【功效主治】芳香开窍，醒脾化湿，降下死胎。适用于脾虚湿困型死胎不下，也可用治难产。

验方 3

　　巴豆仁 3 粒　蓖麻仁 7 粒　麝香 0.5g

【用法】取前两药的药仁，共捣烂如泥，做成 1 个小药饼备用。另取麝香研为细末待用。先取麝香末，纳入患者脐孔中央，再把药饼贴于脐中麝香上，盖以纱布，胶布固定。贴药后嘱产妇闭目静卧约 1 小时，死胎即可产下。如无麝香者，可用阿魏 1g 代之。

【功效主治】催生下胎。适用于死胎滞留不下或妊娠热病致胎死腹中。

【注意事项】使用本药时，若死胎产下后，立即去掉药饼，以免引起皮肤起泡或感染。

润颈栓纳阴

　　当归 25g　川芎 15g　桃仁 18g　生蒲黄 5g　乳香 5g　血竭 3g

【用法】①将各药清洗干净晾干后打粉，与碳酸钠溶液混合做成花生粒大小丸状。每日 1 次，每次塞阴 1 粒，共 3 天。②结合抗生素静脉治疗共 3 天。③第四天直接行清宫术。

【疗效】活血化瘀。

【适应证】稽留流产。

【疗效】治疗 90 例，清宫 1 次例数 86 例，清宫 ≥2 次例数 4 例。观察术中术后情况比较：人流综合征 8 例，手术时间 6±2.6 小时，术中失血量 65±26.8ml，术后阴道出血 6±2.6ml。

【来源】翁翠萍，曲淑艳. 润颈栓治疗稽留流产 180 例疗效观察［J］. 中医药学报，2009，37（5）：92-93.

针灸疗法

验方 1　气血虚弱证

【取穴】关元、足三里、三阴交、独阴。

【操作】关元、足三里，针刺行补法；三阴交、独阴，针刺平补平泻法，并可加灸。

验方 2　血瘀证

【取穴】合谷、三阴交、独阴。

【操作】针刺合谷，行补法；三阴交行泻法；独阴只灸不针。

验方3

【处方】太冲、合谷、三阴交、肩井、中脘、气海。

【功效与操作】活血行气，祛瘀下胎。取手阳明、任脉、足太阴经穴为主。针刺泻法。

【方义】太冲、合谷用以行气调气；三阴交能活血行气；肩井、中脘、气海能通降三焦气机，诸穴配用，能行气活血下胎。

【古方举例】

1. 取胎衣不下及死胎不出，取中极、合谷、昆仑。（《杨敬斋针灸全书》）

2. 胎不出，子死腹中，宜刺子户。（《医宗金鉴》）

3. 文伯泻死胎于阴交，应针而陨。（《通玄指要赋》）

【注意事项】下胎之时，应注意观察阴道出血，腹痛情况及死胎（含胎盘、胎膜等）产下是否完整，一经发现异常，当及时处理或中西治疗施治。胎下之后，又当重视产后摄生慎为调护。

【来源】刘喆．古今妇科针灸妙法大成［M］．北京：中国中医药出版社，1993：205.

第三节　内外同治方

补中益气汤合针灸

内服药：炙黄芪15g　厚朴10g　白术10g　党参10g　当归10g
炙甘草6g　陈皮6g　升麻6g　柴胡6g　白芷6g　枳壳6g

取穴：足三里　太冲　合谷　三阴穴

【用法】①内服药：水煎服，每日1剂，早中晚各服1次，空腹温服，每次250～300ml。治疗时间：2～7天。②针灸：足三里、太冲直刺用补法；合谷、三阴交直刺强刺激用泻法。针灸次数根据宫缩强弱确定不等，一天1次或2次，每次留针15分钟。

【功效】补气升清，祛浊下胎。

【适应证】**胎死不下（气虚型）**。症见：胎死腹中，自觉胎动停止，精神疲倦，面色㿠白，少气懒言，食欲不振，舌淡、苔白，脉弱而涩。

【疗效】治疗5例，死胎全部顺利娩出，有效率为100%。

【来源】张雪茹．中医辨证治疗利凡诺引产致胎死不下13例［J］．陕西中医，

2005，（5）：408－409.

补中益气汤合失笑散加减合针灸

炙黄芪15g　蒲黄^{包煎}　五灵脂^{包煎}　白术　党参　当归　川芎各10g　枳壳12g　炙甘草　升麻　柴胡各6g

【用法】①内服方：水煎服，每日1剂，早中晚各服1次，空腹温服，每次250～300ml。治疗时间：2～7天。

②针灸：足三里、太冲直刺用补法；合谷、三阴交直刺强刺激用泻法。针灸次数根据宫缩强弱确定不等，一天1次或2次，每次留针15分钟。

【功效】补气活血，祛瘀下胎。

【适应证】**胎死不下（血瘀型）**。症见：妊娠自觉胎动停止，面色青暗，口唇色青，腹部胀痛不一，舌紫暗、边尖瘀血点斑不等，脉沉涩。

【疗效】治疗2例，死胎全部顺利娩出，有效率为100%。

【来源】张雪茹. 中医辨证治疗利凡诺引产致胎死不下13例［J］. 陕西中医，2005，（5）：408－409.

金匮肾气汤合脱花煎加减合针灸

熟地黄　杜仲　牛膝各15g　山药12g　肉桂　天花粉　厚朴　豆豉各10g

【用法】①内服方：水煎服，每日1剂，早中晚各服1次，空腹温服，每次250～300ml。治疗时间：2～7天。②针灸：足三里、太冲直刺用补法；合谷、三阴交直刺强刺激用泻法。针灸次数根据宫缩强弱确定不等，一天1次或2次，每次留针15分钟。

【功效】温补肾阳，开阖下胎。

【适应证】**胎死不下（肾阳虚型）**。症见：胎死腹中，面色晦暗，头晕眼花，腰膝酸软，胸腹或腰部有冷感，舌体胖大、色紫暗、苔白润或滑，脉沉，小便清长，大便溏。

【疗效】治疗6例，死胎全部顺利娩出，有效率100%。

【来源】张雪茹. 中医辨证治疗利凡诺引产致胎死不下13例［J］. 陕西中医，2005，（5）：408－409.

针灸加中药引产

方一：党参　龟板各30g　当归　冬葵子各20g　益母草　车前子

各 15g　川牛膝　红花各 10g　川芎 6g　肉桂 4g

方二：苍术　厚朴　陈皮各 12g　甘草 6g　芒硝^{后下}15g

【用法】①中药：每日煎服 1 剂，先服方一 5 天，第六天开始服方二，每日 4 次温服，每隔 6 小时 1 次。

②针灸取穴：一组：三阴交、石门；二组：阴陵泉、关元。服药期间，每日针刺一组穴位，留针 40 分钟左右，强刺激，次日更换另一组穴位，两组穴位交替使用。并嘱患者从接受治疗之日起，每日用艾条灸至阴穴半小时左右。

【功效】活血化瘀，软坚消癥，滑利通窍。

【适应证】胎死不下。

【临证加减】舌暗红、溲赤热、口出秽臭气者乃瘀热阻胞，方一去肉桂，加赤芍 12g、瞿麦 15g。

【来源】吴昌生.针灸加中药引产死胎体会［J］.中西医结合杂志，1986，（2）：113－114.

第八章　胎 萎 不 长

妊娠腹形小于相应妊娠月份，胎儿存活而生长迟缓者，称为"胎萎不长"，亦称"胎不长""妊娠胎萎"。本病相当于西医学的胎儿宫内生长迟缓。

本病病因主要包括肾气亏损、气血虚弱、阴虚血热三个方面：一是肾气亏损，素禀肾虚，或孕后房事不节，损伤肾气，胎气内系于肾，肾精不足，胎失所养而生长迟缓，遂致胎萎不长。二是气血虚弱，素体气血不足，或孕后恶阻较重，气血化源不足，或胎漏下血日久，耗伤气血，冲任气血不足，胎失所养，以致胎萎不长。三是阴虚血热，孕妇素体阴虚，或久病失血伤阴，或孕后过服辛辣食物及辛热暖宫药物，以致邪热灼伤阴血，胎为邪热所伤，又失阴血的濡养，因而发生胎萎不长。

本病的诊断主要包括：①病史：可伴有胎漏、胎动不安病史，或有妊娠高血压综合征、慢性肝炎、慢性高血压、心脏病、贫血、营养不良或其他慢性消耗性疾病，或有烟酒嗜好、偏食史。②临床表现：妊娠四五个月后，腹形与子宫明显小于正常妊娠月份。③检查：连续测量宫高、腹围及孕妇体重判断胎儿宫内发育状况。宫高明显小于相应孕周是胎儿生长受限（FGR）最明显、最容易识别的体征，宫高测定是筛选 FGR 的基本方法。B 超：胎儿存活，孕 36 周前每 2 周增长少于 2mm，则为宫内发育迟缓，如增长大于 4mm，则可排除宫内发育迟缓。

本病的治疗原则，当求因治本，去其所病，重在补脾肾、养气血，使精充血足，则胎有所养。在治疗过程中，动态观察胎儿长养情况，若发现畸胎、死胎，则应从速下胎益母，以防生他病。

第一节　内 治 方

胎元饮

人参　当归　杜仲　白芍各6g　熟地黄6～9g　白术4.5g　炙甘草3g　陈皮2.1g（无滞者不必用）

【用法】水煎服，每天 2 次，每日 1 剂。

【功效】补气益血养胎。

【适应证】**胎萎不长（气血虚弱型）**。症见：妊娠四五月后，腹形和宫体增大明显小于妊娠月份，胎儿存活，孕妇面色萎黄或㿠白，身体羸弱，头晕心悸，少气懒言，舌质淡嫩、苔少，脉稍滑细弱无力。

【临证加减】若血虚甚者，重用当归，酌加枸杞子、何首乌养血安胎；若气滞，加苏梗、砂仁理气行滞；若大便秘结，加玄参、肉苁蓉润肠通便。

【来源】《景岳全书》卷五十一

滋阴养胎饮加减

生地黄 15g　黄芩 10g　白术 10g　当归 12g　白芍 10g　甘草 6g　茯苓 10g　枳壳 10g　女贞子 12g　旱莲草 10g

【用法】水煎服，每天 2 次，每日 1 剂。

【功效】滋阴清热，养血育胎。

【适应证】**胎萎不长（阴虚血热型）**。症见：妊娠腹形明显小于正常妊娠月份，胎儿存活，孕妇身体羸瘦，颧赤唇红，五心烦热，咽干口燥，舌红而干，脉细数。

【临证加减】阴虚血热，加知母 10g、麦冬 12g；阳盛血热，加牡丹皮 10g、栀子 10g、黄柏 10g；食欲不振，加炒谷芽 20g、炒麦芽 20g；心悸失眠，加麦冬 10g、五味子 10g；头晕健忘，加何首乌 12g、女贞子 12g、阿胶（烊化）10g。

【来源】李祥云，庄燕鸿. 实用妇科中西医诊断治疗学［M］. 北京：中国中医药出版社，2005：313.

补肾活血汤

熟地黄 20g　桑寄生 30g　黄芪 20g　白术 15g　当归 15g　丹参 15g

【用法】①中药：水煎服，每天 2 次，每日 1 剂。②常规治疗：包括侧卧位休息、吸氧及补充微量元素等，并静脉滴注复方氨基酸溶液 250ml，每日 2 次，14 天为 1 个疗程。

【功效】补益肾气，养血活血。

【适应证】**胎萎不长**。症见：妊娠腹形明显小于妊娠月份，胎儿存活，孕妇腰膝酸软，纳少便溏，气短乏力，面色㿠白，舌质淡、苔白，脉沉迟。

【临证加减】血寒者加艾叶 15g、巴戟天 15g。

【疗效】有效率 24～28 周为 90%，28～32 周为 84.62%，32～36 周为 71.43%，总有效率为 83.33%。

【来源】刘春思，张春雷. 补肾养血汤治疗胎萎不长 30 例［J］. 河南中医，2011，(9)：1027 - 1028.

养胎汤

枸杞子 20g　党参 10g　杜仲 15g　黄芪 10g　白术 10g　阿胶^{烊化，兑服}20g　当归 10g　熟地黄 15g　益智仁 10g　炙甘草 10g　山药 15g　山茱萸 10g

【用法】上方加水 600ml，先浸泡 20 分钟，文火煎 20 分钟，取汁 200ml；复煎加水 350ml，文火煎 20 分钟，取汁 150ml，两煎混合，分 2 次温服，每日 1 剂，7 天为 1 个疗程。

【功效】益气健脾，补肾益精，养血滋阴。

【适应证】**胎萎不长（脾肾不足证）**。症见：妊娠腹形明显小于妊娠月份，胎儿存活，孕妇腰膝酸软，纳少便溏，或形寒畏冷，手足不温，舌质淡、苔白、脉沉迟。

【疗效】经本方治疗后，25 例患者均治愈。宫高腹围、胎儿双顶径值正常，新生儿出生后体重 2500g 以上，平均 3200g；身长 48cm 以上，平均 50cm。孕 26 周服药 1 个疗程 1 例；孕 26～29 周服药 2 个疗程 15 例；孕 28～33 周服药 3 个疗程 7 例；孕 28～36 周服药 4 个疗程 2 例。

【来源】卢艳. 自拟养胎汤治疗胎萎不长 25 例［J］. 广西中医药，1999，(1)：28.

保产无优散加减配合西药

当归 5g　川芎 5g　白芍 4g　炙黄芪 6g　菟丝子 6g　炒艾叶 3g　炒芥穗 3g　川贝母 2g　厚朴 2g　枳壳 2g　羌活 3g　甘草 1g

【用法】①中药：水煎服，每天 2 次，每日 1 剂。②西药：舒喘灵、维生素 E 常规应用，经治 1 个疗程。胎儿增长明显，停用西药，中药上方加减每周 2 剂以巩固疗效，治疗 1 个月后停药观察。

【功效】益气补肾活血。

【适应证】**胎萎不长**。症见：妊娠腹形明显小于妊娠月份，胎儿存活，孕妇腰膝酸软，纳少便溏，或形寒畏冷，手足不温，或面色㿠白，气短乏力，舌质淡、苔白、脉沉迟。

【临证加减】气少甚者加人参；血虚甚者加阿胶；胞冷血寒者加川椒；阴

虚内热者加女贞子、旱莲草。

【来源】周丽娥. 中西医结合治疗胎萎不长的体会 [J]. 河北医学, 1997, (3)：58.

益气和血补肾方

黄芪12g　太子参12g　白术12g　何首乌12g　当归9g　丹参10g
桃仁9g　桑寄生12g　巴戟天12g　菟丝子15g

【用法】水煎服, 每天2次, 每日1剂。药后随诊, 连服2~3周。

【功效】益气和血补肾。

【适应证】**胎萎不长**。症见：妊娠腹形明显小于妊娠月份, 胎儿存活, 孕妇腰膝酸软, 纳少便溏, 气短乏力, 面色㿠白, 舌质淡、苔白, 脉沉缓。

【疗效】12例中痊愈7例, 有效4例, 无效1例, 总有效率为91.7%。

【来源】熊正根. 益气和血补肾法治疗胎萎不长12例疗效分析 [J]. 中国社区医师 (医学专业), 2011, 36：195.

双参养胎汤

人参^{另炖,兑服}10g　黄芪30g　白术15g　砂仁6g　丹参15g　当归
10g　菟丝子10g　桑寄生10g　续断10g　黄芩10g　甘草6g

【用法】水煎服, 每天2次, 每日1剂。

【功效】益气养血, 活血化瘀, 长养胎元。

【适应证】**胎萎不长**。症见：妊娠腹形明显小于妊娠月份, 胎儿存活, 孕妇腰膝酸软, 气短乏力, 不思饮食, 舌质暗、苔白, 脉沉迟滑。

【疗效】治疗共30例, 症状明显减轻或消失, 多数患者药后感食欲好, 纳食增, 无一例出现不适感, 无过敏反应及胃肠道反应。

【来源】杨美春, 尤昭玲, 蒙祖凤. 益气化瘀法治疗胎萎不长的临床研究 [J]. 湖南中医学院学报, 1998, (3)：31-32.

益气活血养胎汤

人参6g　丹参5g　菟丝子12g　当归8g　黄芩12g　白术12g　陈皮12g　紫河车^{研末,冲服}3g　鸡血藤6g　桑寄生10g　香附10g

【用法】水煎服, 每天2次, 每日1剂。

【功效】益气化瘀, 养血安胎。

【适应证】**胎萎不长**。症见：妊娠四五月后，腹形和宫体增大明显小于妊娠月份，胎儿存活，孕妇面色萎黄或㿠白，身体羸弱，头晕心悸，少气懒言，舌质淡嫩、苔少，脉稍滑细弱无力。

【来源】石仁海，石赵雁.中医辨证治疗胎萎不长的思路与方法［J］.社区医学杂志，2006，4（12）：61－62.

当归汤加味

全当归 10g　白术 10g　白芍 10g　川芎 6g　黄芩 10g

【用法】水煎服，每天 2 次，每日 1 剂，连服 7 天为一疗程。

【功效】养血活血养胎。

【适应证】**胎萎不长**。症见：妊娠腹形和宫体增大明显小于妊娠月份，胎儿存活，孕妇面色萎黄或㿠白，头晕心悸，少气懒言，舌质淡嫩、苔少，脉稍滑细弱无力。

【临证加减】腰酸腿软而有流产史者，加桑寄生、续断；纳差、便溏伴有语音低、脉弱者，加党参、黄芪；面色㿠白、贫血面貌者，重用当归、白术；阴虚火旺者，加生地黄、地骨皮；阳虚者酌加肉桂。

【疗效】治疗 40 例，痊愈 39 例，占 97.5%；无效 1 例，占 2.5%。

【来源】朱文新，杨丽娟，金雪英.当归汤加味与能量合剂对照治疗胎儿宫内生长迟缓 94 例［J］.上海中医药杂志，1988，3：5－7.

益胎汤

补骨脂 10g　杜仲 12g　黄芪 20g　党参 12g　白术 10g　桑寄生 20g　续断 10g　丹参 8g　当归 8g　熟地黄 10g　川芎 6g　甘草 6g

【用法】水煎服，每天 2 次，每日 1 剂，连服 7 天为一疗程。共治疗 2 个疗程。

【功效】益气健脾，补气养血安胎。

【适应证】**胎萎不长**。症见：妊娠腹形和宫体增大明显小于妊娠月份，孕妇胎儿存活，面色萎黄或㿠白，头晕心悸，少气懒言，舌质淡嫩、苔少，脉稍滑细弱无力。

【来源】路红，万丽英，崔琳玲.益胎汤治疗胎儿宫内发育迟缓的超声观察［J］.中国超声医学杂志，2008，24（6）：87－88.

长胎丸

丹参 15g　川芎 10g　当归 10g　熟地黄 10g　赤芍 10g　茯苓 10g

白术 10g　醋柴胡 10g　砂仁 5g　菟丝子 20g

【用法】水煎服，每天 2 次，每日 1 剂，连服 7 天为一疗程。共治疗 2 个疗程。

【功效】行气活血，补血养胎。

【适应证】**胎萎不长**。症见：胎儿虽存活但生长明显小于妊娠月份，伴见情绪抑郁，胸胁胀满，头晕目眩，或素有癥瘕，舌质暗或有瘀点瘀斑，脉弦滑或涩。

【临证加减】若肝阳上亢而见头晕目眩、血压高者，加钩藤 15g、生龟板 15g，以滋阴平肝潜阳。

【来源】郭志强，张宗芳. 中医临床大系——中医妇科治疗大成［M］. 石家庄：河北科学技术出版社，1997：298.

凉胎饮合二至丸

黄芩 10g　生地黄 15g　当归 10g　白芍 15g　茯苓 10g　枳壳 10g
女贞子 15g　旱莲草 15g

【用法】水煎服，每天 2 次，每日 1 剂，连服 7 天为一疗程。共治疗 2 个疗程。

【功效】滋阴清热，凉血养胎。

【适应证】**胎萎不长**。症见：妊娠中晚期，胎儿存活但明显小于妊娠月份，伴见面赤唇红，口干喜饮，溲黄便干，舌红，脉滑数；或见五心烦热，潮热盗汗，腰膝酸软，舌尖红、少苔或无苔，脉细滑数。

【临证加减】若为阴虚内热甚，症见潮热盗汗、五心烦热者，加知母 10g、地骨皮 10g 以滋阴清虚热。若为阳盛血热甚者，加栀子 6g、黄柏 10g 以清热凉血。若因阴津亏虚而肠燥便秘者，加生何首乌 20g、玄参 15g 以滋阴润肠通便。

【来源】郭志强，张宗芳. 中医临床大系——中医妇科治疗大成［M］. 石家庄：河北科学技术出版社，1997：298.

艾附暖宫丸

艾叶 6g　肉桂 3g　吴茱萸 3g　黄芪 15g　当归 10g　川芎 6g　白芍 12g　熟地黄 12g　续断 10g　香附 10g

【用法】水煎服，每天 2 次，每日 1 剂，连服 7 天为一疗程。共治疗 2 个疗程。

【功效】温经散寒，补血养胎。

【适应证】**胎萎不长**。症见：妊娠中晚期，胎儿存活但明显小于妊娠月份，伴见腰腹冷痛，畏寒肢冷，舌质淡，脉沉迟。

【临证加减】若腰腹冷痛甚，夜尿频数者，加巴戟天 10g、菟丝子 30g 以温肾散寒安胎。若脾虚者，加党参 15g、白术 15g 以补脾益气。

【来源】郭志强，张宗芳. 中医临床大系——中医妇科治疗大成［M］. 石家庄：河北科学技术出版社，1997：298.

八珍汤加减配合静脉营养

党参 15g　白术 10g　茯苓 10g　当归 12g　川芎 6g　白芍 15g　熟地黄 8g　炙甘草 6g　续断 5g　砂仁 6g　柴胡 9g　生姜 3 片　大枣（肥者）3 枚

【用法】①中药：水煎服，每日 2 次，每日 1 剂。②配合静脉营养给予 5% 葡萄糖溶液 500ml，加维生素 C 2g，复方氨基酸注射液（18AA－）250ml、混合糖电解质注射液（新海能）500ml。

【功效】补气益血养胎。

【适应证】**胎萎不长（气血虚弱型）**。症见：妊娠四五月后，腹形和宫体增大明显小于妊娠月份，胎儿存活，孕妇面色萎黄或㿠白，身体羸弱，头晕心悸，少气懒言，舌质淡嫩、苔少，脉稍滑细弱无力。

【来源】孟兆慧，刘兆娟. 八珍汤配合静脉营养治疗胎萎不长［J］. 长春中医药大学学报，2013，(5)：867－868.

三才大补丸

人参 30g　黄芪 30g　白术　淮山药　白芍　阿胶各 30g　熟地黄　当归　杜仲各 50g　川芎　香附各 15g　艾叶　补骨脂各 30g

【用法】上药为小丸，每服 10g，每日 1～2 次，温水送服，亦可作汤剂，饭前温服。

【功效】补肾养血，益肾安胎。

【适应证】**胎萎不长**。症见：腹形和宫体增大明显小于妊娠月份，胎儿存活，孕妇面色萎黄或㿠白，身体羸弱，头晕心悸，少气懒言，舌质淡嫩、苔少，脉稍滑细弱无力。

【临证加减】若气损及阳，寒从内生见小腹冷痛、四肢不温，再加干姜、巴戟天、肉桂、吴茱萸以温阳补肾；若见情志抑郁，胸胁胀满，舌暗有瘀斑等气滞血瘀之象，去熟地黄、阿胶滋腻之品，加丹参、川芎、陈皮、香附以活血行气，改善胎盘、胎儿的血液循环；伴心悸怔忡、失眠，加酸枣仁、柏子仁养血宁心安神。

【来源】王惠珍，江素茵．妇科辨病专方治疗［M］．北京：人民卫生出版社，2000：87.

🪷 八珍汤加减

当归　白芍　熟地黄各10g　川芎　党参　白术各15g　茯苓　黄芪各10g　甘草6g　枸杞子　阿胶^{烊化，兑服}各10g

【用法】水煎服，每天2次，每日1剂。

【功效】益气养血，荣营胎儿。

【适应证】**胎萎不长（气血虚弱证）**。症见：妊娠四五个月后，腹形与宫体增大小于正常妊娠月份，胎儿存活，孕妇身体羸弱，面色不荣，头晕心悸，气短少言，神疲乏力，舌质淡红，脉细滑。

【临证加减】若夜寐甚差者，加入夜交藤15g、炒酸枣仁9g；腹胀，大便溏泄者，去当归、熟地黄，加入砂仁（后下）5g、煨木香6g、炒香谷芽15g；胎漏下血者，去川芎，加入苎麻根15g、陈棕炭10g、艾叶炭6g；若见腹胀者，可加入丹参10g、鸡血藤15g、艾叶6g。

【来源】夏桂成，赵可宁，谈勇，等．中医妇科理论与实践［M］．北京：人民卫生出版社，2003：332-333.

🪷 温土毓麟汤加减

巴戟天　覆盆子各10g　炒白术　党参各15g　山药　六曲　补骨脂　炒续断　杜仲各10g　艾叶9g

【用法】水煎服，每天2次，每日1剂。

【功效】健脾益肾，滋育胎儿。

【适应证】**胎萎不长（脾肾亏虚证）**。症见：妊娠四五个月后，腹形与宫体增大小于正常妊娠月份，胎儿存活，孕妇腰酸腿软，小腹冷痛，纳少便溏，神疲乏力，或形寒怕冷，舌淡、苔白，脉沉细弱。

【临证加减】若小腹冷痛颇著，大便泄泻次数增多者，加入制附片6g、炮姜5g；心烦失眠者，加入钩藤15g、炒酸枣仁6g；小便偏少者，加入茯苓10g、泽泻9g。

【来源】夏桂成，赵可宁，谈勇，等．中医妇科理论与实践［M］．北京：人民卫生出版社，2003：332 - 333.

🪷 民间验方

1. 鲤鱼煲红枣：鲤鱼 1 条（250~500g），红枣 20 枚。鲤鱼去鳞、内脏，加入红枣，加水煎汤，调味后饮汤食鱼、枣。每两日 1 次，宜常服。具有补气养血长胎的功效。用于气血虚弱型。

2. 枸杞炖牛腱：枸杞子 20g，牛腱 250g。上两味同时加水煮汤服用。隔日 1 剂。具有补血益精长胎的功效。用于气血虚弱型。

3. 阿胶红枣膏：阿胶 10g，红枣 20 枚。阿胶放入碗中上锅蒸至烊化，再将红枣洗净放入阿胶中再蒸 30 分钟，蒸至枣烂，即可食用。每周 2 次。具有滋阴养血的功效。用于气血虚弱型。

4. 当归生姜羊肉汤：当归 10g，生姜 10g，羊肉 250g。三味同时加入锅内，加水 1500ml，煮至肉烂，再加入适量调味品，食肉饮汤。每周 1 次，宜常服。具有温经散寒养血的功效。用于血寒型。

5. 艾叶羊肉生姜汤：羊肉 250g，艾叶 20g，生姜 10g。艾叶煎汤去渣，加入羊肉片、生姜同煮，至肉烂，加入适量调味品后食肉饮汤。每周 2~3 次。具有温经散寒、健脾养胎的功效。用于血寒型。

6. 苎麻煲鸡：雌鸡 1 只（重约 500g），干苎麻根 30g。将鸡去毛、头、爪、内脏后洗净，苎麻根洗净后填入鸡腹内，加水煲汤。调味后饮汤吃鸡。每周 2 次。具有滋阴清热养胎的功效。用于血热型。

7. 龙眼肉 30g，水煎，连渣同服，每日 1 剂。具有补血的功效。用于气血虚弱型。

8. 核桃芝麻大枣汤：核桃仁 20g，黑芝麻 15g，大枣 10 个。水煎，连渣同服，每日 1 剂。具有补肾养血长胎的功效。用于气血虚弱型。

9. 苎麻根汤：鲜苎麻根 100g。洗净切段，煎水内服。每日 1 剂，每剂分 3 次服。具有清热安胎的功效。用于血热型。

10. 当归补血汤：当归 10g，炙黄芪 20g。水煎服，每日 1 剂。具有补血长胎的功效。用于气血虚弱型。

11. 生地麦冬饮：大生地黄 50g，麦冬 50g。水煎常服。具有滋阴清热养胎的功效。适用于血热型。

12. 阿胶芝麻胡桃：芝麻 150g，胡桃肉 150g，炒熟而不焦；冰糖 100g，加适量水烊开；阿胶 250g，加水 250g 后浸泡一夜，隔水蒸烊，倒入冰糖和炒好的芝麻胡桃肉，置文火上搅匀浓缩，冷却后成膏。每天服 3 次，每次 1 匙。

第二节 外 治 方

针灸疗法

针刺双侧足三里，用补法。隔日 1 次，用于气血不足患者。也可以用艾灸法。

穴位贴敷

验方1

党参、白术、当归、枸杞子、白芍、黄芪各 30g，甘草 10g，共研细末，水调敷于肚脐上，每日换 1 次，直至病愈。适用于气血不足患者。

验方2

补骨脂、杜仲各 30g，菟丝子 15g，枸杞了 30g，共研细末，水调后涂敷于肚脐上，每日换 1 次，直至病愈。适用于肾虚患者。

第九章　羊水过多

妊娠五六月后出现腹大异常，胸膈满闷，甚则遍身俱肿，喘息不得卧者，称为"胎水肿满"，亦称"子满"。本病相当于西医学的羊水过多。如有胎儿畸形，应终止妊娠，本节不予讨论。

本病常见病因病机有脾气虚弱和气滞湿郁两个方面：一是脾气虚弱，素体脾虚，孕后贪食生冷，血气下聚冲任养胎，脾气益虚，水湿莫制，湿渗胞中，发为胎水肿满；二是气滞湿郁，素多抑郁，孕后胎儿渐大，阻塞气机，气机不畅，气滞湿郁，蓄积于胞，以致胎水肿满。

临床中，辨证时应注意肢体和腹皮肿胀特征，如皮薄光亮，按之有凹陷为脾虚；皮色不变，按之压痕不显为气滞。还应结合全身症状、舌象、脉象综合分析，才能正确诊断。治疗大法以利水除湿为主，佐以益气行气。

第一节　内　治　方

🪷 鲤鱼真武汤

鲤鱼 500g　茯苓 12g　白术 12g　白芍 9g　附子 6g　陈皮 9g　生姜 6g

【用法】取鲤鱼，去鳞取内脏，洗净火煮，取鱼汁与上述中药同煎内服。

【功效】健脾渗湿，温肾行水，养血安胎。

【适应证】**羊水过多（子满）**。症见：妊娠中期后，腹部增大异常，胸膈满闷，呼吸短促，神疲体倦，四肢不温，小便短少，甚则喘不得卧，舌淡胖、苔白，脉沉滑无力。

【临证加减】若阳虚者加桂枝；若腹胀者加砂仁；腰膝酸软者加补骨脂、枣皮；下肢肿甚者加防己；气血虚者加黄芪、熟地黄。

【疗效】经 2~3 个疗程治疗 33 例，痊愈 20 例，好转 11 例，无效 2 例，总有效率为 93.94%。

【来源】梁相民,廖华. 鲤鱼真武汤加减治疗子满 33 例[J]. 现代中医药,2010,30(5):53.

茯苓导水汤加减

茯苓 15g　槟榔 5g　猪苓 15g　砂仁 7.5g　木香 3.5g　陈皮 10g
泽泻 5g　白术 15g　腹皮 15g　苏叶 10g　当归 10g　白芍 7.5g

【用法】水煎服，每天 2 次，每日 1 剂。

【功效】理气行滞，利水除湿。

【适应证】**羊水过多**。症见：妊娠肿胀，喘而难卧，胀满难堪；产后浮肿，咳嗽，小便不利者。

【临证加减】胀甚者，加枳壳；腿脚肿者，加防己；湿喘者，加苦葶苈。

【来源】杨景凯，王亚俊．茯苓导水汤治子满症［J］．新中医杂志，1979.（3）：30.

十皮饮

陈皮 10g　茯苓 20g　厚朴 12g　豆蔻壳 10g　冬瓜皮 30g　大腹皮 20g　生姜皮 20g　杜仲 15g　砂仁壳 10g　阿胶^{烊化,兑服}12g

【用法】水煎，每日 1 剂，10 剂为 1 个疗程。

【功效】健脾渗湿，养血安胎。

【适应证】**羊水过多**。症见：妊娠五六月出现胎水过多，腹大异常，胸膈满闷，或喘不得卧者。

【疗效】B 超检查羊水量在正常范围内，腹大异常和胸膈满闷等压迫症状完全消失为痊愈，22 例；B 超检查羊水量较治疗前明显好转，腹大异常和胸膈满闷等压迫症状基本消失为好转，4 例；B 超检查羊水量和治疗前无明显变化，腹大异常和胸膈满闷等压迫症状较治疗前无变化为无效，2 例。总有效率为 92.9%。全部患者服药期间无明显副作用。

【来源】孙晋超．自拟十皮饮治疗子满 28 例［J］．上海中医药杂志，2002，（4）：18.

降水安胎方

川桂枝 6g　白术 15g　茯苓 15g　白芍 6g　大腹皮 10g　冬瓜皮 30g　川断 15g　甘草 3g

【用法】每日 2 次，7 天为 1 个疗程。

【功效】温阳化气，利水安胎。

【适应证】**羊水过多**。症见：妊娠中后期短时间内腹大异常，腹皮绷紧而发亮，胸膈胀满，甚者喘息不得卧，行动不利，小便短少或不通，舌淡胖、苔白润或腻，脉沉缓滑。

【疗效】治疗 101 例，治愈 75 例，显效 5 例，有效 17 例，无效 4 例，总有效率为 96.04%。

【来源】尤庆华，邱明娟. 中药温脾益肾法治疗羊水过多的临床研究［J］. 辽宁中医杂志，2007，34（4）：473-474.

五苓散合消炎痛

猪苓 20g　茯苓 20g　泽泻 20g　白术 20g　桑白皮 15g　杜仲 15g
桂枝 10g　薏苡仁 10g　黄芪 9g　党参 9g

【用法】①上述中药水煎服，服用 3 天，每 3 天 B 超复查 1 次。②结合西医治疗：消炎痛 25mg，每日 3 次口服，或消炎痛 100mg 塞肛，每 12 小时 1 次，共 3 天，（32 周前应用）；若羊水降至正常停药，如羊水下降不明显可再行 1 个疗程的治疗。

【功效】健脾益肾，化气行水。

【适应证】**羊水过多**。症见：妊娠中期后，腹部增大异常，胸膈满闷，呼吸短促，神疲体倦，四肢不温，小便短少，甚则喘不得卧，舌淡胖、苔白，脉沉滑无力。

【疗效】治疗 124 例，显效 102 例，有效 16 例，无效 6 例。

【来源】李励军，蔡雁萍，宋淑钦. 中西医结合治疗羊水过多 124 例分析［J］. 河南中医，2003，23（11）：50-51.

利水保产方

茯苓 15g　冬瓜皮 15g　大腹皮 15g　山药 15g　白扁豆 15g　石莲子 10g　车前子 10g　防己 6g　川芎 10g　天仙藤 10g　枳壳 5g　生姜皮 5g　桂枝 10g　冲天草（又名水葱）10g

【用法】水煎服，每天 2 次，每日 1 剂。

【功效】补肾益脾，利水渗湿，安胎。

【适应证】**羊水过多**。症见：妊娠中期后，腹部增大异常，胸膈满闷，呼吸短促，神疲体倦，四肢不温，小便短少，甚则喘不得卧，舌淡胖、苔白，脉沉滑无力。

【疗效】治疗 50 例，治愈 38 例，有效 10 例，无效 2 例。

【来源】徐宏仙. 利水保产方加减治疗羊水过多 50 例［J］. 湖南中医杂志，2001，

19（3）：44－45.

🪷 千金鲤鱼汤

白术 30g　茯苓 15g　白芍 15g　当归 10g　生姜 6g　大腹皮 9g
鲤鱼（重约 500g）1 尾

【用法】加水 1200ml，煎至 300ml，连汤带鱼顿服，1 周为 1 个疗程。

【功效】健脾渗湿，行气安胎。

【适应证】**羊水过多**。症见：妊娠五六月出现胎水过多，腹大异常，胸膈满闷，或喘不得卧者。

【疗效】46 例病人经过 1 个疗程的治疗后，42 例羊水明显减少，2 例未能坚持 1 个疗程而早产，2 例无效（其中 1 例先天食管闭锁畸形），总有效率为 91.3%。

【来源】王一波．千金鲤鱼汤治疗羊水过多 46 例［J］．国医论坛，2003，24（3）：22－23.

🪷 真武加桂汤

制附子 3g　白术 12g　桂枝 6g　茯苓 15g　陈皮 6g　冬瓜皮 10g
黄芪 10g　续断 10g　白芍 10g

【用法】上药加水 1000ml，浸泡 30 分钟，沸开后文火煎煮 30 分钟，取汁 200ml，分 2 袋密装，100ml/袋，每次 1 袋，2 次/天，7 天为 1 个疗程。

【功效】健脾温肾安胎。

【适应证】**羊水过多（脾肾阳虚型）**。症见：妊娠中期后，腹部增大异常，胸膈满闷，呼吸短促，神疲体倦，四肢不温，小便短少，甚则喘不得卧，舌淡胖、苔白，脉沉滑无力。

【疗效】治疗 21 例，治愈 10 例，显效 7 例，有效 3 例，无效 1 例，总有效率 95.2%。

【来源】曹毅君，夏亲华．健脾温肾法治疗脾肾阳虚型羊水过多的研究［J］．现代中西医结合杂志，2005，42（2）：143－145.

🪷 启肺利水安胎方

桔梗 12g　桑白皮 12g　生黄芪 12g　生白术 10g　续断 15g　茯苓皮 12g　苏梗 10g　大腹皮 10g　当归 5g

【用法】上方加水 1000ml，浸泡 30 分钟后浓煎取汁 300ml，早晚分服，每日 1 剂。10 天为 1 个疗程，共治疗 2 个疗程。

【功效】启宣肺气，利水安胎。

【适应证】**羊水过多**。症见：妊娠中后期，腹部异常增大，胸膈满闷，呼吸短促，甚则不得卧，神疲体倦，四肢不温，小便短少，舌淡胖、苔白润或腻，脉沉滑无力。

【疗效】治疗 46 例，治愈 11 例，显效 13 例，有效 14 例，无效 8 例，总有效率为 82.6%。

【来源】李蕾. 启肺利水法治疗特发性羊水过多 46 例临床观察［J］. 北京中医药，2012，31（9）：698－700.

补肾健脾利水方

杜仲 20g　桑寄生 20g　续断 15g　白术 15g　茯苓 15g　泽泻 20g　砂仁 15　陈皮 15g　益母草 20g　香附 15g

【用法】水煎服，每天 2 次，每日 1 剂。

【功效】补肾健脾，活血化瘀，行气利水。

【适应证】**羊水过多**。症见：妊娠中期后，腹部增大异常，胸膈满闷，呼吸短促，神疲体倦，四肢不温，小便短少，甚则喘不得卧，舌淡胖、苔白，脉沉滑无力。

【临证加减】偏于气虚者，加黄芪、党参；偏于血虚者，加当归、何首乌；偏于虚寒者加桂枝、生姜；偏于虚热者，加知母、黄柏；偏于阴虚者，加沙参、麦冬；气滞者加木香、苏梗。

【疗效】治疗 167 例，有效 133 例，较有效 16 例，无效 18 例，总有效率为 89.22%。

【来源】陈桂芳，孙敬芝，兰素华，等. 中药治疗羊水过多 167 例疗效观察［J］. 光明中医，2007，22（6）：42.

健脾补肾利水安胎方

生白术 30g　杜仲 15g　茯苓皮 15g　冬瓜皮 10g　大腹皮 10g　生姜皮 10g　陈皮 10g　白豆蔻 10g　砂仁壳 10g　阿胶[烊化,兑服]10g

【用法】水煎服，每天 2 次，每日 1 剂。

【功效】健脾益肾，利水安胎。

【适应证】**羊水过多**。症见：妊娠中后期出现胎水过多，腹大异常，胸膈满闷，或喘不得卧者。

【疗效】治疗179例，痊愈145例，好转16例，无效18例，总有效率为89.94%。

【来源】卢艳华，周连满，吕凤梅，等.中药治疗羊水过多179例临床观察［J］.江苏中医药，2010，42（4）：41.

🪷 当归芍药散

当归10g　广木香10g　砂仁10g　川芎9g　白芍12g　泽泻12g
白术12g　茯苓15g　猪苓15g　陈皮15g　大腹皮15g

【用法】水煎取汁500ml，分2次温服，每日1剂。

【功效】健脾利水，养血安胎。

【适应证】**羊水过多**。症见：妊娠中后期出现胎水过多，腹大异常，胸膈满闷，或喘不得卧者。

【临证加减】兼见体倦乏力属气虚者，加党参15g、黄芪20g；肾虚腰膝酸软者加菟丝子、杜仲各15g；胸闷气喘偏重者加桑白皮15g、苏子12g。

【疗效】治疗36例，治愈（临床症状消失，B超复查报告羊水量正常，随访足月分娩胎儿正常）23例，有效（临床症状基本消失，B超报告羊水量基本正常，妇检腹围明显缩小，可查清胎位，听清胎心）11例，无效（服药治疗10天以上症状及B超均无改变）2例。

【来源】胡晓华.当归芍药散治疗羊水过多36例［J］.湖北中医杂志，1994，16（5）：24.

🪷 白术十皮饮

生白术30g　杜仲　茯苓各15g　冬瓜皮　大腹皮　生姜皮　陈皮
白豆蔻　砂仁壳　阿胶^{烊化,兑服}各10g　厚朴6g

【用法】上药水煎2遍，合汁400ml，早晚分服，每日1剂，6剂为1个疗程。

【功效】补肾健脾，养血安胎。

【适应证】**羊水过多**。症见：妊娠中期后，腹部增大异常，胸膈满闷，呼吸短促，神疲体倦，四肢不温，小便短少，甚则喘不得卧，舌淡胖、苔白、脉沉滑无力。

【疗效】经1~2个疗程后，10例中痊愈7例，好转3例，总有效率为100%。

【来源】孙中朝，孙法泰．白术十皮饮治疗羊水过多［J］．山东中医杂志，2005，（4）：233.

苓桂术甘汤加味

桂枝 5g　茯苓 12g　白术 12g　当归 10g　白芍 10g　生姜皮 5g　大腹皮 10g　桑白皮 10g　甘草 5g　鲤鱼（500g 左右，去内脏）1 尾

【用法】先煮鲤鱼至熟，澄清取汤，纳药煎煮至 250g 药液，日分 2 次服。

【功效】温阳化水，养血安胎。

【适应证】**羊水过多**。症见：1 周内羊水急骤增长，腹大异常，胸膈满闷，呼吸迫促，喘逆不安，甚则不能平卧，舌淡胖、苔白腻，脉沉滑有力。

【临证加减】腹胀甚者加泽泻 10g、车前子（包煎）10g；神疲乏力，气虚者加黄芪 15g；肾虚甚者加菟丝子 12g、桑寄生 12g；面色㿠白血虚者加阿胶（烊化，兑服）10g、何首乌 10g；气急喘促甚者加杏仁 10g。

【疗效】32 例经 7 天治疗，临床症状消失，随访足月。正常分娩者为痊愈，共 22 例；经治疗 15 日临床症状基本消失，随访足月分娩者为有效，共 7 例；经治疗 15 日以上临床症状无改变为无效，共 3 例。

【来源】杨玉荣．急性羊水过多用苓桂术甘汤加味治疗［J］．中国现代药物应用，2008，（8）：42.

五皮饮加黄芪方

茯苓皮 20g　生姜皮 20g　大腹皮 15g　陈皮 10g　桑白皮 20g　黄芪 30g

【用法】水煎服，每天 2 次，每日 1 剂。

【功效】利水消肿，理气祛湿健脾。

【适应证】**慢性羊水过多**。症见：妊娠中期后，腹部增大异常，胸膈满闷，呼吸短促，神疲体倦，四肢不温，小便短少，甚则喘不得卧，舌淡胖、苔白，脉沉滑无力。

【疗效】治疗 30 例，治愈 16 例，显效 5 例，有效 4 例，无效 5 例，总有效率为 83.3%。

【来源】兰晓玲．五皮饮加黄芪方治疗慢性羊水过多临床研究［J］．湖北中医杂志，2011，33（2）：22.

健脾利水镇静方

黄芪 16g　白术 16g　车前子 12g　熟地黄 15g　泽泻 9g　白芍 9g

柏子仁 9g 茯苓 9g 当归 9g 夜交藤 12g

【用法】7 剂为 1 个疗程，每天 1 剂，分早晚 2 次服用。

【功效】补气升阳，健脾利水镇静。

【适应证】**羊水过多**。症见：妊娠中期后，腹部增大异常，胸膈满闷，呼吸短促，神疲体倦，四肢不温，小便短少，甚则喘不得卧，舌淡胖、苔白，脉沉滑无力。

【疗效】①治疗孕周 23～28 周患者共 4 例，1～5 个疗程，显效 2 例，有效 2 例。②治疗孕周 28～32 周患者共 51 例，1～4 个疗程，显效 25 例，有效 21 例。③治疗孕周 32～39 周患者共 42 例，显效 22 例，有效 20 例。

【来源】谢秋华. 中药治疗羊水过多 97 例临床观察 [J]. 中国中医药科技，1997，(3)：192－193.

🌸 鲤鱼汤加减

鲤鱼 250g 白术 10g 白芍 10g 茯苓 10g 生姜 3 片 黄芪 30g 桂枝 6g 当归 10g 冬瓜皮 10g 菟丝子 12g 车前子^{包煎}10g

【用法】水煎服，每天 2 次，每日 1 剂。

【功效】健脾补肾，利水安胎。

【适应证】**羊水过多**。症见：妊娠中期后，短时间内腹大异常，腹皮紧而光亮，下肢及阴部水肿，甚至全身浮肿，胸腹胀满，甚则喘满不得卧，行动艰难，小便少或不通，饮食减少，神疲乏力，面色㿠白，舌淡、苔白润或腻，脉沉缓无力。

【临证加减】神疲乏力，加淮山药 15g、党参 15g；气急而喘，加桑白皮 10g、苏子 10g；腹部胀甚，加厚朴 10g、大腹皮 10g；肢体浮肿，加冬葵子 10g、泽泻 10g、猪苓 12g；腰酸耳鸣，加巴戟天 10g、杜仲 12g；头目眩晕，加钩藤（后下）10g、菊花 10g；咽干口燥，加女贞子 15g、天冬 12g。

【来源】李祥云，庄燕鸿. 实用妇科中西医诊断治疗学 [M]. 北京：中国中医药出版社，2005：331.

🌸 天仙藤散

天仙藤 15g 香附 12g 陈皮 6g 甘草 6g 乌药 10g 木瓜 10g 苏叶 10g 生姜 3 片

【用法】水煎服，每天 2 次，每日 1 剂。

【功效】理气行滞，祛湿消胀。

【适应证】羊水过多（湿郁气滞证）。症见：妊娠中后期出现羊水过多，腹大异常，胸膈满闷，或喘不得卧者。兼见胁肋胀痛，烦躁易怒，舌质淡胖、边有齿痕、苔白腻，脉沉缓。

【临证加减】腹胀满甚，加大腹皮 10g、桑白皮 10g、莱菔子 10g 行气消肿；肿甚纳呆者，加赤小豆 10g、茯苓皮 10g 健脾渗湿。

【来源】王惠珍，江素茵. 妇科辨病专方治疗［M］. 北京：人民卫生出版社，2000：97.

🪷 羊水消解汤

黄芪 15～20g　白术 15～20g　茯苓　茯苓皮各 30g　山药 15g　续断 20g　猪苓 15g　大腹皮 12g　当归 10g

【用法】水煎服，每天 2 次，每日 1 剂。

【功效】健脾补气，益肾安胎。

【适应证】羊水过多。症见：妊娠中期后，腹部增大异常，胸膈满闷，呼吸短促，神疲体倦，四肢不温，小便短少，甚则喘不得卧，舌淡胖、苔白，脉沉滑无力。

【临证加减】肿胀甚者加车前子、泽泻利水渗湿；腹胀甚者加枳壳、厚朴花、木香行气消肿；脚肿甚者加防己、木瓜利水；喘甚加苏子、葶苈子、桑皮平喘、利水；恶心呕吐者加竹茹、半夏、砂仁降逆止呕；肾虚腰痛明显者加菟丝子、杜仲、桑寄生以补肾、强筋骨。

【来源】王惠珍，江素茵. 妇科辨病专方治疗［M］. 北京：人民卫生出版社，2000：97.

🪷 实脾饮

茯苓皮 30g　白术（土炒）　炮附子　生姜皮各 15g　木瓜　苏梗　木香各 12g　大腹皮^{包煎}25g　草豆蔻 9g　泽泻　猪苓各 20g　砂仁 5g　炮干姜　川厚朴各 10g　大枣 6 枚

【用法】水煎服，每天 2 次，每日 1 剂。

【功效】温阳健脾，行气利水。

【适应证】羊水过多。症见：全身水肿，腰以下肿甚，手足不温，口中不渴，胸腹胀满等。

【临证加减】腹胀甚者加炒枳壳、陈皮理气行滞；足肿甚者加防己利水；口唇紫绀加当归、赤芍、丹参活血祛瘀；喘甚者加葶苈子、桑白皮平喘。

【来源】王惠珍，江素茵. 妇科辨病专方治疗［M］. 北京：人民卫生出版社，2000：97.

健脾渗湿安胎汤

白茯苓 15g　薏苡仁 15g　白茅根 15g　潞党参 15g　白术 12g　淮山药 30g　桑寄生 15g　菟丝子 15g　陈皮 10g　甘草 6g

【用法】中药水煎，水煎服，每天 2 次，每日 1 剂。整个治疗过程，大约 3 诊，每一诊服 5 剂，二诊后复查彩超，彩超显示羊水正常，再巩固治疗 1 周。

【功效】健脾渗湿，益气安胎。

【适应证】**羊水过多**。症见：孕妇子宫过度膨胀，胸膈满闷，呼吸迫促，不能平卧，下肢及阴部浮肿，舌淡胖、苔白腻，脉沉滑无力。

【临证加减】若腹大异常，膨胀极甚，加苏梗、车前子；若舌尖红，口渴喜饮，加生地黄、黄芩，去潞党参；如阳虚者，可酌加桂枝通阳化气。

【疗效】临床治疗 20 例，治愈 14 例，显效 5 例，无效 1 例，总有效率为 95%。

【来源】徐玲. 自拟健脾渗湿安胎汤治疗羊水过多 20 例［J］. 实用中西医结合临床，2005，5（6）：49.

羊水汤

黄芩 6g　白术 6g　大腹皮 10g　茯苓 10g　白芍 3g　当归 3g　菟丝子 6g　冬瓜皮 10g　阿胶 10g　杜仲 8g

【用法】水煎服，每天 2 次，每日 1 剂。

【功效】健脾固肾，养血安胎利水。

【适应证】**羊水过多（脾肾失调证）**。症见：妊娠中期后，腹部增大异常，胸膈满闷，呼吸短促，神疲体倦，四肢不温，小便短少，甚则喘不得卧，舌淡胖、苔白，脉沉滑无力。

【疗效】治疗 16 例，服药 6 剂，腹胀、下肢浮肿明显减轻，小便量增多，腹围相应缩小，B 超检查羊水深度变浅或恢复正常为显效，8 例，显效率为 50%。服药 2 周，12 剂以内，临床症状减轻，B 超示羊水有不同程度减少为有效，8 例，有效率为 50%。总有效率为 100%。

【来源】丁聪伟，丁宁. 自拟羊水汤治疗羊水过多 16 例报告［J］. 甘肃中医，1997，10（1）：33.

🪷 利气泄火汤

白术 30g 党参 熟地黄 白芍各 15g 当归 芡实各 10g 黄芩 6g 甘草 3g

【用法】水煎服，每天 2 次，每日 1 剂。

【功效】补气健脾，养血安胎。

【适应证】**羊水过多**。症见：妊娠中期后，腹部增大异常，胸膈满闷，呼吸短促，神疲体倦，四肢不温，小便短少，甚则喘不得卧，舌淡胖、苔白，脉沉滑无力。

【临证加减】腰酸痛者加续断 6g、杜仲 10g。

【疗效】治疗羊水过多 9 例，全部获愈，一般服药 2 周症状体征消失，最长者服药 1 个月余，此后间隔服药，以资巩固。

【来源】史定妹. 利气泄火汤治疗羊水过多 9 例 [J]. 浙江中医杂志，1997，(7)：307.

🪷 四苓散加减

云茯苓 茯苓皮 15g 炒白术 9g 泽泻 淡猪苓 五加皮 赤小豆各 18g 清半夏 大刀豆（打）各 9g 广陈皮 6g 全紫苏 4.5g 天仙藤 12g

【用法】水煎服，每天 2 次，每日 1 剂。

【功效】健脾利湿，降逆和中。

【适应证】**急性羊水过多**。症见：妊娠中期后，短时间内腹大异常，腹皮紧而光亮，下肢及阴部水肿，甚至全身浮肿，胸腹胀满，甚则喘满不得卧，行动艰难，小便少或不通，饮食减少，神疲乏力，面色㿠白，舌淡、苔白润或腻，脉沉缓无力。

【来源】哈荔田. 哈荔田妇科医案医论选 [M]. 北京：中国医药科技出版社，2014：92.

🪷 民间验方

1. 鲤鱼羹：赤小豆 30g，陈皮 5g，花椒 2g，草果 5g，鲤鱼 1 条（约 250g）。先将鲤鱼去鳞、腮及内脏，洗净备用。将其余药物洗净塞入鱼腹，放入姜、葱、盐少许，上笼煮熟，食鱼饮汤。具有健脾行水的功效。用于脾虚型。

2. 补肾鲤鱼汤：杜仲 30g，枸杞子 30g，灵芝 30g，干姜 10g，鲤鱼 1 条

（约500g）。将鲤鱼去鳞甲及内脏，余药洗净用干净纱布包裹，与鲤鱼同煮1小时，去药包。饭前空腹吃鱼饮汤。具有温肾健脾利水的功效。用于脾肾阳虚型。

3. 冬瓜皮汤：冬瓜连皮不拘多少，洗净切块煮熟，少入盐，随意服。具有利淋消肿的效果，用于各种证型。

4. 赤豆葫芦煎：白扁豆30g，陈葫芦30g，赤小豆30g，大枣10枚，水煎服，代茶饮。

5. 鲤鱼冬瓜汤：鲤鱼1条（重约300g），冬瓜150g，照常法煮汤，放少许低钠盐调味。吃鱼喝汤。

6. 薏苡仁红枣汤：薏苡仁250g，红枣50g，加水文火煎煮，喝汤吃红枣，随意取服。

7. 鲤鱼1条（重约500g），猪苓50g，葫芦干100g，生姜12g。加水煮至鲤鱼熟，加食盐少许，随时吃鱼喝汤。

第二节 外 治 方

穴位贴敷

1. 取大田螺3枚，食盐6g，共捣烂，敷于气海穴。治疗羊水过多、小便不畅。

2. 取葱白2根，田螺（取肉）7～8个，共捣烂，分数次敷脐，敷热则更换。治疗羊水过多、小便不畅。

推拿拔罐疗法

（1）用手掌轻摩小腹部100次，然后轻揉肾俞、外关穴各50次。

（2）取肾俞、三焦俞、膀胱俞、气海、委中、三阴交等穴，进行拔罐。用于羊水过多、小便不畅。

毫针疗法

【取穴】足三里、阴陵泉、三阴交。

【配穴】肺气不宣加列缺；肾阳虚加肾俞（重灸）。

【操作】平补平泻手法，留针30分钟，每日针刺1次。

艾灸疗法

【取穴】脾俞、水分。肾阳虚加肾俞。

【操作】艾条重灸，每日1次。

第十章　妊娠肿胀

妊娠中晚期，孕妇出现不同程度的四肢面目肿胀者称为"子肿"，亦称为"妊娠肿胀"。

子肿的病因病机主要有三方面：①脾虚：孕妇脾气素弱，或过食生冷内伤脾阳，脾虚运化失职，不能制约水分，水湿停留，溢于四末则为水肿。②肾虚：禀赋肾虚，命火不足。孕后胎阻气机，有碍肾阳敷布，膀胱气化失职，不能化气行水。且肾为胃之关，肾阳不布，则关门不利，聚水而从其类，水遂泛溢而为肿。③气滞：素多忧郁，气机不畅，当妊娠四月以后，胎体渐大，更碍气机升降，遂致气滞肿胀。

本病的诊断要点主要包括：①病史：素体脾、肾虚弱，情志抑郁，或孕早期感染致畸病毒；严重贫血、原发性高血压、慢性肾炎、糖尿病等合并妊娠；多胎妊娠。②临床表现：主要特征为浮肿，多发生于妊娠20周以后，开始由踝部肿起，渐延至小腿、大腿、外阴部、腹部，甚则全身。要警惕隐性水肿，即体表浮肿并不明显而体重增加每周超过0.5kg或每月超过2.3kg。

第一节　内　治　方

🪷 真武汤

茯苓9g　白芍9g　生姜9g　白术6g　附子（炮，去皮，破八片）9g

【用法】每日1剂，水煎，分2次服。

【功效】温阳利水。

【适应证】**妊娠肿胀（脾肾阳虚）证**。症见：小便不利，面浮肢肿，下肢尤甚，舌淡、苔白润，脉沉。

【来源】《金匮要略》

苓桂术甘汤

茯苓 12g　桂枝 9g　白术 6g　炙甘草 6g

【用法】每日 1 剂，水煎，分 2 次服。

【功效】健脾利湿。

【适应证】**妊娠肿胀（中阳不足证）**。症见：妊娠头面遍身浮肿，目眩心悸，口中淡腻，短气而咳，舌质白滑，脉弦滑。

【来源】《金匮要略》

白术散加减

白术（蜜炙）20g　茯苓 15g　大腹皮 15g　生姜皮 6g　陈皮 10g
白扁豆 15g　砂仁 3g

【用法】水煎服，每天 2 次，每日 1 剂。

【功效】健脾利水和中。

【适应证】**妊娠肿胀（脾胃虚弱证）**。症见：面目虚浮，四肢有水气，脘腹胀满，食欲不振，舌苔白润或腻，脉缓滑。

【临证加减】下肢肿甚加桂枝、泽泻、附子；气虚较甚者加人参、黄芪、山药；全身肿势较重加通草、车前子；水肿发生 23 周以前或随按随起加天仙藤、香附。

【疗效】治疗 84 例患者，治愈者 62 例（73.8%），显效者 17 例（20.2%），有效者 5 例（6%），总有效率为 100%。

【来源】王桂生.白术散加减治疗水肿 84 例报告 [J].北京中医，1994，(6)：28.

加减补中益气汤

党参 10g　生黄芪 10g　柴胡 4g　酒当归 10g　白术 15g　茯苓 30g
陈皮 6g　丹参 20g

【用法】水煎服，每天 2 次，每日 1 剂。

【功效】健脾利湿，补气生血。

【适应证】**妊娠肿胀（脾虚血瘀证）**。症见：面目虚浮，四肢有水气，脘腹胀满，食欲不振，舌苔白润或腻，脉缓滑。

【疗效】患者 36 例，好转 22 例，治愈 13 例，无效 1 例，总有效率 97.2%。

【来源】刘珏，郭凌超.加减补中益气汤治疗妊娠高血压综合征疗效及全血比黏度、红细胞压积的影响［J］.中国微循环，2001，5（4）：263.

全生白术散

白术 15g　茯苓 15g　丹参 15g　益母草 15g　泽泻 12g　猪苓 12g
地龙 12g　大腹皮 12g　陈皮 12g　黄芪 20g

【用法】水煎服，每天 2 次，每日 1 剂。

【功效】健脾利湿，益气活血。

【适应证】**妊娠肿胀（气虚血瘀证）**。症见：面目虚浮，四肢有水气，脘腹胀满不适，舌质红或暗，脉涩滑。

【临证加减】脾虚明显者加党参 12g、山药 30g；肾虚明显者加续断、淫羊藿 15g；气滞者加紫苏叶、香附各 12g；眩晕者加钩藤、石决明各 30g。

【疗效】患者 30 例，其中痊愈 13 例，好转 12 例，无效 5 例，总有效率为 83.3%。

【来源】曹怀宁，李西云.全生白术散加减治疗"子肿"［J］.上海中医药杂志，2000，（9）：28.

茯苓导水汤

茯苓 15g　猪苓 15g　砂仁 6g　木香 6g　陈皮 12　泽泻 10g　白术 15g　木瓜 10g　桑白皮 12g　苏梗 6g　大腹皮 10g

【用法】头煎加水 500ml，煎 20 分钟，二煎加水 300ml，煎 10 分钟，两煎液混合，频服，每日 1 剂。

【功效】健脾理气，利水祛湿。

【适应证】**妊娠肿胀（脾虚水湿内停证）**。症见：脘腹胀满，面浮，或见双下肢水肿，小便不利，舌苔白润，脉缓滑。

【疗效】患者 27 例，治愈 10 例，好转 14 例，未愈 3 例，总有效率为 88.9%。

【来源】李文红.茯苓导水汤治疗子肿 27 例疗效观察［J］.河北中医，2001，23（8）：604.

当归芍药散

当归 20g　白芍 40g　川芎 10g　茯苓 15g　白术 30g　泽泻 15g

【用法】上药加水 800ml，煎取 300ml，每日早晚 2 次分服，7 天为 1 个疗程。

【功效】柔肝养血，健脾利湿。

【适应证】**妊娠肿胀（肝脾虚弱证）**。症见：面目或四肢水肿，伴头晕、头痛等。

【疗效】患者共 46 例，其中痊愈 26 例，有效 15 例，无效 5 例，总有效率为 89.1%。

【来源】赵凯．当归芍药散治妊娠高血压综合征［J］．国医论坛，1995，（5）：19.

🌸 健脾利湿散

党参 15g　白术 12g　茯苓皮 12g　泽泻 10g　车前子 12g　生姜皮 10g　冬瓜皮 12g　大腹皮 12g　生地黄 12g　当归 15g　白芍 15g

【用法】上药共研为末，制成散剂，每次 15～18g，每日 2 次，温开水冲服。

【功效】健脾利湿。

【适应证】**妊娠肿胀（脾虚证）**。症见：脘腹胀满，面浮，或见双下肢水肿，小便不利，舌苔白润，脉缓滑。

【临证加减】脾虚甚者加黄芪 20g；湿甚者酌加制半夏 9g。

【来源】陈丽虹．健脾利湿散预防妊娠高血压综合征临床观察［J］．河北中医，2008，30（7）：701.

🌸 加味五苓散

泽泻 15g　茯苓 10g　猪苓 10g　白术 10g　桂枝 6g　黄芪 15g　山药 20g　巴戟天 10g　菟丝子 10g　杜仲 10g　续断 10g　苏梗 10g　陈皮 10g　炙甘草 5g

【用法】头煎加水约 500ml，先泡 20 分钟，武火煮沸后，改文火再煮 30 分钟，取液约 200ml；二煎，加水约 400ml，武火煮沸后，改文火再煮 30 分钟，取液约 200ml，两煎药汁混合后，分成 2 份。温服，每天 2 次，每日 1 剂。

【功效】利水渗湿，健脾益肾。

【适应证】**妊娠肿胀（脾肾阳虚证）**。症见：妇女妊娠数月后，下肢或全身浮肿，皮肤光亮，按之凹陷，四肢不温，疲倦乏力，少气懒言，面色淡黄，食欲不振，口淡无味，小便短少，大便溏薄，头晕腰酸，肢冷畏寒，脚有麻木感，舌淡或边尖有齿痕、苔白而润，脉滑无力。

【疗效】60 例患者中，治愈 43 例（占 71.7%），好转 12 例（占 20%），未愈 5 例（占 8.3%），总有效率 91.7%。

【来源】钮江华. 加味五苓散治疗妊娠水肿 60 例疗效观察 [J]. 中国民族民间医药, 2013, (9): 86 – 87.

杏苏散加减

杏仁 10g　防风 10g　南沙参 10g　浙贝 10g　荆芥 10g　苏叶 8g
桔梗 8g　生姜片 5g　甘草 3g

【用法】头煎加水约 500ml, 先泡 20 分钟, 武火煮沸后, 改文火再煮 30 分钟, 取液约 200ml; 二煎, 加水约 400ml, 武火煮沸后, 改文火再煮 30 分钟, 取液约 200ml, 两煎药汁混合后, 分成 2 份。温服, 每天 2 次, 每日 1 剂。

【功效】祛风止咳行水。

【适应证】**妊娠肿胀（外感风寒轻证）**。症见: 四肢浮肿, 伴咳嗽, 畏寒, 脉浮等。

【来源】蓝天云. 妊娠水肿的验方与食疗 [J]. 健康人生, 2006, (1): 11.

二妙丸合白术散加减

苍术 15g　黄柏 15g　白术 15g　茯苓 15g　防己 15g　猪苓 15g
淡竹叶 10g　砂仁 10g　泽泻 10g　黄芪 10g　蒲公英 20g　连翘 20g

【用法】水煎服, 每天 2 次, 每日 1 剂。

【功效】分利湿热, 行水安胎。

【适应证】**妊娠肿胀（湿热内盛证）**。症见: 水肿, 按之凹陷不起, 汗出, 小便色黄、频数量少, 大便溏而不爽, 舌苔黄腻、根部尤甚, 脉濡数。

【来源】周刚. 湿热型子肿治验拾零 [J]. 黑龙江中医药, 1988, (1): 32.

益气祛瘀汤

黄芪 30g　丹参 30g　葛根 30g　生槐花 30g　山楂 30g　桃仁 10g
红花 10g　赤芍 10g　枳壳 10g　玄参 15g　柴胡 15g　甘草 6g

【用法】水煎服, 每天 2 次, 每日 1 剂。

【功效】益气祛瘀降压。

【适应证】**妊娠肿胀（气虚血瘀证）**。症见: 头晕头痛, 心悸健忘, 神疲乏力, 低热, 舌质淡、苔薄白、两边及舌尖有瘀点, 脉细涩。

【临证加减】食欲不振加焦三仙; 失眠加酸枣仁、五味子; 血压过高加石决明、珍珠母。

【来源】袁良章. 益气祛瘀法治疗妊娠高血压体会［J］. 安徽中医学院学报，1994，13（4）：34.

天麻钩藤饮加减

天麻 12g　钩藤^{后下}20g　石决明 20g　栀子 10g　杜仲 10g　黄芩 10g　桑寄生 30g　茯苓 20g　白术 10g　陈皮 10g　车前子^{包煎}10g　大腹皮 15g　泽泻 10g

【用法】水煎服，每天 2 次，每日 1 剂，连服 7～10 剂。

【功效】平肝潜阳，行气利水。

【适应证】**妊娠肿胀（脾虚肝阳上亢证）**。症见：双下肢及眼睑浮肿，时有头晕、失眠。

【疗效】患者 60 例中，显效 36 例（占 60%），有效 20 例（占 33.3%），无效 4 例（占 6.7%），总有效率 93.3%。

【来源】殷世美，薛洪喜. 天麻钩藤饮加减治疗早期妊娠高血压综合征 60 例［J］. 山东中医杂志，2007，26（5）：321.

补肾健脾方

赤小豆 30g　炒车前子 10g　茯苓皮 15g　冬瓜皮 15g　白术 15g　桂枝 10g　山茱萸 15g　菟丝子 15g

【用法】水煎服，每天 2 次，每日 1 剂。

【功效】补肾健脾除湿，行水消肿。

【适应证】**妊娠肿胀（脾肾阳虚证）**。症见：妊娠中晚期，头晕，神疲乏力，面色及四肢浮肿，按之凹陷，肤色淡黄，腰膝酸软，纳少腹胀，尿少便溏，舌淡胖嫩、苔薄白，脉缓滑无力。

【临证加减】气虚加黄芪 15g、党参 15g；纳差加陈皮 15g、焦山楂 15g；腰痛甚加杜仲 10g、续断 15g、桑寄生 15g；食少便溏加山药 10g、薏苡仁 30g、芡实 15g。

【来源】康幼雯. 辨证治疗妊娠高血压综合征 26 例［J］. 河南中医学院学报，2005，20（5）：75－76.

黄芪腹皮汤

黄芪 30g　大腹皮 15g　白术 20g　当归 15g　茯苓 20g　党参 15g

山药 30g　泽泻 10g　车前子 15g

【用法】水煎服，每天 2 次，每日 1 剂。

【功效】健脾益气，行气利湿。

【适应证】**妊娠肿胀（脾虚水泛证）**。症见：妊娠数月后，下肢浮肿，皮肤光亮，按之凹陷，四肢不温，疲倦乏力，气短懒言，面色淡黄，食欲不振，口淡无味，小便短少，大便稀溏，头晕，双足麻木感，舌淡、苔白而润，脉滑无力。

【临证加减】兼肾气虚，不能化气行水者，去党参、山药，加制附子 15g、白芍 15g、生姜 3 片；兼气滞者，去山药、党参，加香附 15g、乌药 10g；兼血虚者加熟地黄 30g、阿胶 20g；兼胎动不安者加杜仲 15g、桑寄生 20g；兼食欲不振者，加山楂 15g、神曲 15g。

【疗效】患者 58 例中，治愈 43 例，显效 14 例，无效 1 例，总有效率为 98.3%。

【来源】胡永良. 黄芪腹皮汤治疗妊娠水肿 58 例［J］. 河南中医，2004，（9）：39.

归脾汤加味

白术 15g　茯苓 30g　黄芪 30g　龙眼肉 15g　酸枣仁 10g　薏苡仁 30g　炙甘草 15g　大枣 15g　潞党参 30g　陈皮 10g　生姜皮 10g　大腹皮 15g

【用法】水煎服，每天 2 次，每日 1 剂。

【功效】补气养血，健脾利水。

【适应证】**妊娠肿胀（气血不足证）**。症见：面目四肢水肿，尤以下肢为甚，足难入鞋，胸闷心悸，气短懒言，神疲乏力，口淡纳少，舌淡、苔薄白，脉滑无力。

【来源】施玲. 归脾汤治疗妇科病举隅. 基层医学论坛，2008，（31）：1028.

第二节　外　治　方

针灸疗法

【组成 1】脾虚型：选穴水分、水泉、商丘、血海。

【用法】留针 40 分钟，每日针 1 次，10 次为 1 个疗程。

【组成 2】肾虚型：选穴涌泉、腰阳关、公孙、关元。

【用法】每穴悬灸 5 分钟，每日 1 次，10 次为 1 个疗程。

【组成 3】气滞型：选穴三阴交、肾俞、水泉、孔最。

【用法】留针 30 分钟，每日针 1 次，7 次为 1 个疗程。

【疗效】38 例中，痊愈 14 例，好转 20 例，无效 4 例。

【来源】乌香杨，冀秋萍．针灸治疗子肿 38 例［J］．针灸临床杂志，1997，13（12）：42.

第十一章 妊娠眩晕

子晕，妊娠期出现以头晕目眩、状若眩冒为主症，甚或眩晕欲厥，称"子晕"，亦称"妊娠眩晕"。子晕有轻重之分，若发生在妊娠中后期，多属重证，往往伴有视物模糊、恶心欲呕、头痛等，多为子痫先兆。因此及时正确地治疗妊娠眩晕是预防子痫发生的重要措施之一。

子肿的病机有以下三方面：①阴虚肝旺：素体阴虚，孕后血聚养胎，阴血愈不足，阴不潜阳，肝阳鸱张，上扰清窍，故发眩晕。②脾虚肝旺：素体脾虚，运化失职，水湿内停，精血输送受阻，复因孕后阴血养胎，肝失濡养，体不足而用偏亢，肝阳夹痰浊上扰清窍，发为眩晕。③气血虚弱：素体气血不足，孕后气以载胎，血以养胎，气血因孕更虚，气虚清阳不升，血虚脑失所养，故发眩晕。

❀ 加味五苓散

茯苓 15g 桑寄生 15g 大腹皮 15g 白术 12g 猪苓 9g 泽泻 9g
桂枝 6g 木瓜 30g 砂仁 6g

【用法】水煎服，每天 2 次，每日 1 剂。血压稳定正常范围后，改为两日 1 剂或三日 1 剂，10 日为 1 个疗程，直至分娩。

【功效】化气行水，健脾消肿。

【适应证】**妊娠眩晕（脾虚不运证）**。症见：水肿，小便不利，恶心脘闷，视物不清，头晕目眩，舌苔腻，脉弦滑。

【临证加减】血压高，头晕目眩加夏枯草、钩藤、石决明各 15g；头痛，视物不清、恶心呕吐加半夏 10g、珍珠母 30g、羚羊角粉（冲服）1g。

【疗效】治疗 209 例患者，治愈者 156 例（75%），总有效率 98%。

【来源】李智芬，王芝敏. 加减五苓散治疗妊娠高血压综合征 209 例［J］. 陕西中医，1993，(12)：534 – 534.

❀ 消黏逐瘀汤

川牛膝 10g 菊花 15g 茯苓 50g 女贞子 30g 当归 15g 川芎 9g

丹参15g

【用法】水煎服，每天2次，每日1剂。连用7天。

【功效】活血逐瘀，健脾利水。

【适应证】**妊娠眩晕（水湿夹瘀证）**。症见：头晕头重目眩，面浮肢肿，小便不利，舌质暗红，脉弦滑涩。

【疗效】治疗100例患者，治愈64例，显效22例，有效12例，无效2例，总有效率98%。

【来源】魏赛红，胡淑瑞，田娜.消黏逐瘀汤治疗妊娠高血压综合征临床观察［J］.中国中医药信息杂志，2002，9（7）：56.

曹氏七仙花天茶方

仙鹤草20g　旱莲草20g　三七10g　菊花20g　天麻20g

【用法】水煎服，每天2次，每日1剂。

【功效】平肝息风，和营止血，通脉行瘀。

【适应证】**妊娠眩晕（肝火夹瘀证）**。症见：妊娠中晚期，头晕目眩，视物模糊，重则头痛恶心。

【疗效】治疗56例患者，有效50例，总有效率89.29%。

【来源】王随英.曹氏七仙花天茶治疗妊娠高血压眩晕疗效观察［J］.中外医疗，2009，（29）：100.

紫草决明汤

紫草3g　石决明3g　钩藤15g　生地黄15g　丹参15g　牡丹皮15g　菊花10g　枸杞子10g　山萸肉10g

【用法】水煎服，每天2次，每日1剂。

【功效】育阴潜阳，凉血活血。

【适应证】**妊娠眩晕（阴虚血热证）**。症见：头晕目眩，视物模糊，或见头面四肢水肿，口干口苦，舌红苔黄，脉滑数。

【临证加减】痰热盛者加陈胆南星、天竺黄；浮肿甚者加车前子；有动风征兆者羚羊角粉，重用钩藤。

【疗效】患者60例，显效39例，好转16例，无效5例，总有效率91.7%。

【来源】汪绿英.紫草决明汤治疗妊娠高血压综合征60例［J］.浙江中医药杂志，1998，（7）：303.

🪷 麻黄附子细辛汤加味

麻黄12g　附子9g　细辛6g　当归10g　葛根12g

【用法】每日1剂，水煎2次，取汁200ml，早晚2次分服。服用3日为1个疗程。

【功效】散寒解表，温通血脉，缓急止痛。

【适应证】**妊娠眩晕**。症见：头痛，眩晕，心悸，耳鸣，失眠，烦躁，腰酸腿软。

【疗效】患者56例，显效36例，有效16例，无效4例，总有效率92.9%。

【来源】王随英，潘亚敏.麻黄附子细辛汤加味治疗妊娠高血压头痛56例［J］.基层医学论坛，2008，（31）：1027－1028.

🪷 寄仲汤

桑寄生15g　炒酸枣仁15g　杜仲20g　丹参20g　天麻10g　苍术10g　陈皮10g　大腹皮12g　茯苓12g　桂枝6g　砂仁6g　甘草6g

【用法】水煎服，每天3次，每日1剂。

【功效】温补脾肾，活血祛瘀，利水消肿。

【适应证】**妊娠眩晕（脾肾两虚证）**。症见：双下肢水肿，甚者全身水肿，头目眩晕，恶心欲吐，腰膝酸冷，舌淡暗，脉滑。

【疗效】患者112例，其中治愈83例，好转26例，无效3例，总有效率97.3%。

【来源】马锡金，马金泽，庞守舜.寄仲汤治疗妊娠高血压综合征112例［J］.实用中医药杂志，2000，16（10）：10－11.

🪷 平肝安胎汤

当归9g　茯苓9g　白芍9g　桑寄生15g　钩藤9g　菊花15g　泽泻9g　煅石决明30g

【用法】水煎服，每天2次，每日1剂。连服7次为1个疗程，可配合甜豆汁饮用。

【功效】平肝潜阳，健脾利水安胎。

【适应证】**妊娠眩晕（脾虚肝旺证）**。症见：妊娠中后期，出现头晕目眩，下肢或全身水肿，经休息后水肿不能消退，伴神疲乏力，纳差，乏力，舌质胖嫩、边有齿痕、苔白厚腻，脉弦滑无力。

【疗效】患者 52 例，40 例用药 1 个疗程，11 例用药 2 个疗程，1 例用药 3 个疗程，治愈率 100%。

【来源】张雪芹. 自拟平肝安胎汤治疗妊娠高血压综合征 52 例 [J]. 安徽中医临床杂志，2001，12（1）：18.

天麻钩藤饮加减

天麻 12g　钩藤[后下]12g　石决明[先煎]15g　龙胆草 5g　牡丹皮 9g　黄芩 6g　杜仲 6g　桑寄生 9g　夜交藤 18g　茯苓 20g　白芍 12g　生地黄 6g

【用法】由中药制剂室制成药液 800ml（日剂量）。每次 200ml，每 6 小时服 1 次，7 天为 1 个疗程。

【功效】平肝潜阳，泻火养阴。

【适应证】**妊娠眩晕（精血不足、肝阳偏旺证）**。症见：妊娠中后期，头晕目眩，视物模糊，耳鸣失眠，口燥咽干，舌红少苔，脉弦细。

【临证加减】面浮肢肿，腹胀纳差加白术 15g、橘皮 6g、砂仁 6g，去生地、黄芩；头晕目眩、夜寐易惊加龟板 15g、何首乌 12g。

【疗效】患者 36 例，服 5 剂治愈 9 例，服 7 剂治愈 10 例，服 10 剂治愈 7 例，服 12 剂治愈 5 例，服 15 剂治愈 5 例。治愈率 100%。

【来源】田晓红，宋朝功. 天麻钩藤饮加减治疗妊娠高血压综合征 36 例 [J]. 中国民政医学杂志，2001，13（4）：203.

一贯煎加味

沙参 12g　川楝子 12g　丹参 12g　枸杞子 12g　麦冬 15g　生地黄 30g　白芍 15g　石决明 30g　生龙骨 30g　生牡蛎 30g　炒白术 20g　茯苓 15g　泽泻 15g　陈皮 15g

【用法】每日 1 剂，水煎服，每次取药液 200ml，早晚 2 次服用，直至分娩。

【功效】滋阴养血，健脾平肝。

【适应证】**妊娠眩晕（脾虚肝旺证）**。症见：妊娠中晚期，头晕头重如眩晕状，面肢浮肿，纳少便溏，胸胁胀痛，血压升高，舌苔白腻，脉弦滑。

【疗效】患者 26 例中，显效 11 例，有效 13 例，无效 2 例，总有效率 92.31%。

【来源】王超,刘照娟.一贯煎加减治疗脾虚肝旺型妊娠高血压 26 例 [J].山东中医杂志,2014,33(1):34-35.

杞菊地黄汤加减

熟地黄 20g 山药 15g 山萸肉 10g 菊花 15g 枸杞子 15g 石决明先煎30g 钩藤后下30g 茯苓 20g 泽泻 15g 白术 12g 丹参 20g

【用法】冷水浸泡 30 分钟,文火煎至 30 分钟,每日 1 剂,分 2 次服。

【功效】滋肾养肝。

【适应证】**妊娠眩晕(肝肾亏虚型)**。症见:头晕目眩,视物模糊,全身浮肿。

【临证加减】心中烦闷,舌红少苔,脉弦细者加龟板、牡蛎、天麻;头晕目眩,呕逆冷恶,面浮肢肿,苔白腻,脉弦滑者加半夏、天麻、大腹皮、冬瓜片、竹茹。

【疗效】32 例患者,无子痫发生,总有效率 100%。

【来源】范丽丽.杞菊地黄丸汤加减治疗妊娠高血压临床观察 [J].医药论坛杂志,2010,31(2):95-96.

复方当归芍药散

当归 9g 茯苓 9g 白芍 9g 桑寄生 15g 钩藤后下9g 菊花 15g 白术 9g 泽泻 9g 煅石决明 30g

【用法】水煎服,每天 2 次,每日 1 剂。

【功效】养阴平肝,健脾行水。

【适应证】**妊娠眩晕**。症见:头晕头痛,心悸,小便量少,浮肿等。

【疗效】患者 52 例,无滞产及产后出血病例,总有效率 100%。

【来源】朱梨馨,朱丽媛.复方当归芍药散治疗中度妊娠高血压综合征 52 例临床观察 [J].中级医刊,1985,(7):50-51.

芪菊四物汤

黄芪 20g 菊花 20g 夏枯草 20g 焦生地黄 12g 当归 12g 白芍 12g 黄芩炭 12g 车前子 30g 鲜白茅根 40g 大枣 5 枚

【用法】水煎服,每天 2 次,每日 1 剂。

【功效】养血平肝。

【适应证】**妊娠眩晕（血虚阳亢证）**。症见：下肢浮肿，伴头晕，眼胀，五心烦热，头痛欲裂，视物不清，甚者双目失明，舌质红绛少津，脉弦数有力。

【来源】王连池，金松臣，张书艺. 芪菊四物汤治疗妊娠高血压综合征并皮质盲2例［J］. 中医杂志，1994，（12）：742.

益气聪明汤加减

黄芪30g　党参30g　黄柏5g　白芍15g　升麻5g　葛根30g　蔓荆子10g　炙甘草5g　法半夏15g　陈皮10g　茯苓15g

【用法】水煎服，每天2次，每日1剂。疗程为2周。

【功效】益气健脾，燥湿化痰。

【适应证】**妊娠眩晕（气虚痰浊证）**。症见：眩晕，头脑昏沉不清晰，头重如裹，头重脚轻，头胀闷，反应迟钝，食少，倦怠乏力，吐痰，心悸失眠，胸闷，恶心呕吐，舌胖嫩、边齿印、苔白厚或浊腻，脉弦滑或虚大而滑。

【疗效】患者30例中，显效9例，有效20例，无效1例，总有效率96.7%。

【来源】楼豪英. 益气聪明汤加减治疗早期妊娠高血压综合征60例［J］. 现代医学，2011，11（5）：44-45.

白术散加味

白术12g　人参10g　大腹皮10g　陈皮10g　茯苓12g　紫贝齿15g　生石决明60g　白芍12g　生姜6g　甘草10g

【用法】水煎服，每天2次，每日1剂。疗程为2周。

【功效】健脾利湿，平肝潜阳。

【适应证】**妊娠眩晕（脾虚肝旺证）**。症见：面色虚浮，下肢水肿，头晕头痛，恶心干呕，四肢困重乏力，心悸失眠，视物恍惚，舌淡胖边有齿印、苔白稍腻，脉弦滑。

【来源】祝远之. 子晕治验1例［J］. 山西中医，1999，15（3）：29.

平肝潜阳方

菊花30g　石决明10g　生龙骨10g　牡蛎10g　白芍10g　茯苓15g　泽泻10g　龙胆草10g　黄芩15g　炙甘草10g

【用法】水煎服，每天2次，每日1剂。

【功效】平肝潜阳，息风清热解痉。

【适应证】**妊娠眩晕（肝阳上亢证）**。症见：头痛，心中烦闷，视物模糊不清，急躁易怒，胃脘胀痛，口苦咽干，舌尖红、苔黄或花剥，脉弦滑。

【临证加减】头痛加蔓荆子10g；眼花加白蒺藜10g、草决明15g；尿中有蛋白加白茅根30g。

【来源】康幼雯. 辨证治疗妊娠高血压综合征26例［J］. 河南中医学院学报，2005，20（5）：75-76.

养阴平肝方

枸杞子15g　菊花30g　生龙骨10g　牡蛎10g　石决明10g　生地黄15g　山药15g　茯苓20g　泽泻10g

【用法】水煎服，每天2次，每日1剂。

【功效】养阴补肾，平肝清热。

【适应证】**妊娠眩晕（肝阳上亢证）**。症见：头晕，视物模糊，心烦口干咽燥，手足心热，尿少便干，舌红、苔少，脉弦细数。

【临证加减】口干加竹茹20g、黄芩10g、知母10g、黄柏10g；头痛加钩藤15g、葛根15g、玄参20g。

【来源】康幼雯. 辨证治疗妊娠高血压综合征26例［J］. 河南中医学院学报，2005，20（5）：75-76.

治子晕方

夏枯草25g　菊花15g　钩藤15g　枸杞子25g　杜仲15g　大腹皮30g　菟丝子30g　茯苓皮25g　黄芩15g　何首乌30g　天麻15g　酸枣仁30g

【用法】水煎服，每天2次，每日1剂。

【功效】育阴潜阳。

【适应证】**妊娠眩晕（肝阳上亢证）**。症见：妊娠期间头面眩晕，双下肢微肿，血压高，尿蛋白阳性，脉弦滑。

【来源】门成福. 门成福妇科经验精选［M］. 北京：军事医学科学出版社，2005：158.

第十二章 子 痫

子痫，是指妊娠晚期或临产前及新产后，孕妇或产妇突然发生眩晕倒仆，昏不知人，两目上视，牙关紧闭，四肢抽搐，全身强直，须臾醒，醒复发，甚至昏迷不醒者。

子痫的病因病机主要有以下两方面：①素体阴虚，孕后阴血养胎，肾精愈亏，心肝失养，肝阳上亢，生风化火，风火相煽，遂为子痫。②素体阴虚，阴虚内热，灼津为痰，痰热交炽，或素体脾虚或肝郁克脾，脾虚湿聚，郁久化热，痰热壅盛，上蒙清窍，发为子痫。

对子痫应防重于治，因其病程进展有明显的阶段性，所以中医治疗重点在子痫前期，即先兆子痫。先兆子痫，应以滋阴养血、平肝潜阳为法，防止子痫的发生。子痫一旦发生，要充分注意昏迷与抽搐的发作程度与频率，治疗以清肝息风、安神定痉为主。

🪷 黄芪益母汤

黄芪 15g　益母草 20g　山药 15g　山萸肉 10g　熟地黄 10g　茯苓 10g　泽泻 10g　当归 10g　鸡内金 10g　红花 10g　生牡蛎 20g　陈皮 10g

【用法】水煎服，每天 3 次，每日 1 剂。用药 1 个疗程后，可以上方按一定比例配成丸剂，9g/次，3 次/天。

【功效】益气养血，滋阴活血。

【适应证】子痫（肝肾不足、脾虚不运证）。症见：怀孕数月，面浮肢肿，气促尿短，心累神倦，发病时骤然昏昧，不知人事，牙关紧闭，有时抽搐，舌淡苔白或微有紫色，脉滑重按无力。

【临证加减】头痛头晕重者加夏枯草；大便干燥者加桃仁；纳呆者加砂仁、焦三仙。

【疗效】患者 100 例，治愈 96 例，治愈率为 96%。

【来源】韩旭日.自拟黄芪益母汤治疗妊娠高血压综合征产后蛋白尿 100 例［J］.中国煤炭工业医学杂志，2000，3（4）：420－421.

🪷 加味五苓散

白术 15g　茯苓皮 15g　猪苓 10g　泽泻 7.5g　肉桂 5g　生姜皮 5g
五加皮 10g　炒远志 7.5g

【用法】水煎，温服。

【功效】温化行水。

【适应证】**妊娠子痫**。症见：怀孕数月，面浮肢肿，气促尿短，心累神倦，发病时骤然昏昧，不知人事，牙关紧闭，有时抽搐，舌淡苔白或微有紫色，脉滑重按无力。

【来源】卓雨农. 中医妇科治疗学［M］. 成都：四川科学技术出版社，1980：11.

🪷 牡蛎龙齿汤

牡蛎 30g　龙齿 18g　杜仲 15g　石决明[先煎]30g　制女贞子 12g　生
白芍 12g　夏枯草 15g　桑寄生 15g　茯苓 12g　泽泻 12g

【用法】每天 1 剂，水煎取汁，一天 2 次，口服。

【功效】镇肝息风，养血健脾利水。

【适应证】**子痫**。症见：浮肿，头痛，头晕，视觉障碍，胸闷及恶心，脉象弦滑或细滑，舌质多红绛。

【临证加减】水肿加车前草、赤小豆、猪苓；蛋白尿加米仁根、淮山药、益母草；夹痰加竹沥、半夏、制胆南星、石菖蒲、旋覆花。

【来源】胡康洁. 牡蛎龙齿汤防治子痫［J］. 浙江中西医结合杂志，2007，17（6）：385.

🪷 少腹逐瘀汤加减

川芎 12g　赤芍 12g　延胡索 10g　当归 10g　小茴香 12g　生蒲
黄[包煎]12g　五灵脂 12g　酒炒大黄 10g　桃仁 12g　枳实 10g　香附 10g
没药 10g　甘草 5g

【用法】浓煎，频频少量灌服。

【功效】攻逐瘀血，泄腑通便。

【适应证】**子痫（瘀血内停证）**。症见：发热，昏迷不省人事，频频抽搐，蒸蒸汗出，腹大胀硬，小便自遗，大便未解，产后恶露未下。舌质紫绛少津、苔微黄，脉洪数有力。

【来源】张厚坤. 少腹逐瘀汤治愈产后子痫［J］. 四川中医，1985，(5)：21.

加味钩藤汤

金银花60g　柴胡60g　钩藤^{后下}15g　白芍15g　石菖蒲12g　夏枯草30g　黄芩12g　僵蚕12g　桑寄生15g　滑石12g　石膏60g　生甘草10g　淡竹叶15g

【用法】急用紫雪散3g温开水化后鼻饲，继用上药水煎鼻饲。

【功效】镇肝息风，豁痰开窍，清热解毒。

【适应证】**子痫（阴虚风动、痰热交炽、蒙蔽心窍证）**。症见：双下肢浮肿，头痛呕吐，抽搐昏迷，面色青紫，痰声滚滚，尿少，舌红、苔黄、中根部黑而糙，脉弦滑。

【来源】李格. 重症子痫1例治验［J］. 国医论坛，1995，(3)：25.

羚羊角汤

当归3g　钩藤^{后下}3g　川芎3g　茯苓4g　白术4g　柴胡2g　羚羊角2g　甘草1.5g

【用法】水煎服，每日1剂。本病在发作稍微停止时，服用熊胆粉0.2～0.5g效果佳。

【功效】息风止痉。

【适应证】**子痫**。症见：分娩后常反复发作呕吐、头痛、烦躁、手足凉。

【来源】林天东，余昭秀. 妇产科疾病的中医治疗（上）［J］. 国医论坛，1987，(1)：53-54.

三甲复脉汤加味

熟地黄30g　生白芍30g　麦冬15g　炙甘草10g　阿胶^{烊化,兑服}12g　生牡蛎15g　龟板15g　鳖甲10g　火麻仁12g　僵蚕10g　钩藤^{后下}10g

【用法】以水浓煎，日服1剂，连服10剂。

【功效】滋阴息风。

【适应证】**子痫（血虚动风证）**。症见：头晕，耳鸣，双目胀痛，视物不清，巅顶胀痛，后颈项强直不舒伴有胀痛感，面唇四肢麻木，四肢肌肉时作痉挛抽搐，并伴口燥咽干，心烦心悸，夜寐不安，手足心热，入夜尤甚，以及多饮少食，大便干燥，舌质淡红、无苔，脉细而略数。

【来源】徐梦斌，余国俊. 名师垂教［M］. 长春：吉林科学技术出版社，2000：353-356.

第十三章　妊娠大便不通

妊娠期间出现大便秘结，或排便时间延长，或大便时感艰涩不畅者，称之为"妊娠大便不通"。

妊娠大便不通，西医学认为主要有以下因素：①与孕期特殊的生理变化有关。②运动量减少。③胀大的子宫压迫排便肌肉。④饮食因素。⑤痔疮、肛裂等直肠疾患未能及时治疗，到了孕期就很容易使病情加重，这些都会增加孕妇便秘的危险。⑥与精神压力、睡眠质量问题、体质差异等因素有关。

中医学认为本病的病因病机主要为：女子孕后血聚养脏、气聚载胎以维系正常生理，若素体气血虚衰或过食辛温，此时便致阴血更为不足，中气更显虚微，津亏肠燥而成大便不通之症。此时，若用攻下则伤胎元，甚则引起坠胎或小产；若用润下，可暂图一时之效，经日需依赖药物润之，于事无补。治疗时必须注意祛病而不碍胎，以益气养血、润肠通便为法。

❀ 五苓散加味

猪苓15g　泽泻20g　白术30g　茯苓15g　桂枝6g　黄芪30g　厚朴12g　甘草3g

【用法】水煎取汁400ml，分早晚温服。

【功效】补肾化气行水。

【适应证】**妊娠大便不通（肾气虚证）**。症见：体倦乏力，面色淡黄，腹胀不排气，大便秘结，夜尿频，舌质淡红、苔薄白少津，脉沉弦细。

【来源】许兰兰.五苓散治疗内科杂病验案4则[J].国医论坛，2015，30（4）：9-10.

❀ 甘麦大枣汤

甘草8g　小麦30g　大枣12g

【用法】煎汤内服，每日1剂。

【功效】益气补血，润燥通便。

【适应证】**妊娠大便不通（气血虚弱证）**。症见：妊娠妇女纳差，神疲气弱，大便数日一行，艰涩难下。

【疗效】治疗妊娠大便不通 20 多例，效果满意。

【来源】梁均文. 甘麦大枣汤治疗妊娠大便不通［J］. 中医药研究，1994，(6)：57.

逍遥散合黄芪汤

柴胡 7g　法半夏 7g　当归 12g　白芍 12g　麦芽 12g　黄芪 15g
白术 15g　苏梗 9g　陈皮 9g　青皮 6g　升麻 4g

【用法】水煎服，每天 2 次，每日 1 剂。

【功效】疏肝健脾，益气润肠。

【适应证】**妊娠大便不通（肝郁脾虚证）**。症见：平素忧郁，大便数日不解，少腹坠胀，胸胁痞满，呕逆吐酸，纳食不佳，便后乏力，大便不硬或黏腻，舌质淡、苔薄白，脉沉细弦滑。

【来源】黎志远. 妊娠便秘治验二则［J］. 贵阳中医学院学报，1990,(3):49 – 50.

温胆汤加减

姜半夏 10g　橘皮 10g　茯苓 10g　白术 12g　砂仁 7g　黄芩 3g
炒麦芽 15　炒薏苡仁 15g　莱菔子 9g　枳壳 9g　柴胡 4g　防风 4g　乌梅 6g　党参 5g　龙眼肉 18g

【用法】水煎服，每天 2 次，每日 1 剂。

【功效】燥湿化痰，行气通腑，清淡和胃。

【适应证】**妊娠大便不通（痰浊蕴阻肠中型）**。症见：大便秘而不爽，心下痰涎，口中淡腻，舌质淡胖、苔薄微滑腻，脉滑。

【来源】黎志远. 妊娠便秘治验二则［J］. 贵阳中医学院学报，1990,(3):49 – 50.

清热润肠方

栀子 5g　黄芩 5g　胖大海（焗）2 枚　枳实 5g　厚朴 5g　柏子仁 15g　郁李仁 10g　杏仁 10g　柴胡 15g　甘草 3g

【用法】水煎服，每天 2 次，每日 1 剂。

【功效】清热润肠通便。

【适应证】**妊娠大便不通（热秘证）**。症见：妊娠期大便干燥，口苦口臭，纳差，腹胀，烦躁，寐差，口干多饮，舌苔黄腻，脉弦滑。

【来源】蔡洁. 特殊人群便秘的辨证论治浅谈［J］. 中医药报道，2006，12（1）：42 – 44.

第十四章　妊娠贫血

妊娠期间出现倦怠、乏力、气短、面色苍白、浮肿、食欲不振等，检查呈现血红蛋白或血细胞总数降低，红细胞比例下降，称妊娠贫血。相当于西医的妊娠合并贫血。

妊娠贫血的病机有以下三方面：①先天禀赋不足，精血亏虚。②后天脾胃虚弱，生化乏源。③大病失血，精血暗耗，加之妊娠后阴血下聚养胎，或孕后劳倦思虑过度，或饮食失节，或久病大病失养，均可损伤脾胃导致气血不足。

妊娠贫血多为虚证，总与心、脾、肝、肾有关，故治疗以调理脏腑、补养气血以培补孕期耗损之不足。此外，可以适当补充铁剂、叶酸等。

❀ 归脾汤

黄芪 20g　党参 15g　龙眼肉 12g　白术 12g　当归 15g　熟地黄 15g　茯苓 15g　远志 12g　酸枣仁 12g　甘草 9g

【用法】水煎服，每天 2 次，每日 1 剂。

【功效】补脾养心，益气生血。

【适应证】**妊娠贫血（心脾两虚证）**。症见：面色苍白，体倦乏力，头晕目眩，心悸气短，耳鸣，腹胀纳差，下肢浮肿。

【临证加减】气虚明显者，重用黄芪、党参；血虚明显者，重用当归、熟地黄，加阿胶；纳差腹胀，大便溏薄者去当归、熟地黄，加苍术、陈皮、焦山楂以调脾助运；心悸加柏子仁、夜交藤以养心安神；出血明显者，加大蓟、小蓟、地榆炭、艾叶炭、茜草。

【疗效】患者 30 例，显效 26 例，有效 3 例，无效 1 例。显效率 86.7%，有效率 96.7%。

【来源】皮精英，陈超霞. 归脾汤联合铁剂治疗妊娠期缺铁性贫血 60 例临床观察 [J]. 中医临床研究，2011，3（16）：35－36.

❀ 鸡血藤拯阳汤

鸡血藤 10g　生黄芪 60g　当归 12g　生地黄 60g　党参 30g　制黄

精 30g　仙茅 12g　仙灵脾 15g　巴戟天 15g　菟丝子 15g　补骨脂 15g
胡芦巴 5g　白茅根 50g　大枣 50g　侧柏叶 15g　陈阿胶 9g

【用法】水煎服，每天 2 次，每日 1 剂。

【功效】壮肾阳，补气养血。

【适应证】**妊娠贫血（肾阳虚证）**。症见：孕后常头晕目眩，腰膝酸软，畏寒肢冷，小便清长，夜尿频多，大便溏薄，舌淡、苔薄而润，脉沉迟或沉弱。

【来源】苏尔云，江克英，林美珍．鸡血藤复方为主治疗慢性再生障碍性贫血合并妊娠 8 例报告［J］．浙江中西医结合杂志，1993，3（2）：29－30.

🪷 鸡血藤益精汤

生地黄 90g　生黄芪 60g　当归 12g　女贞子 100g　墨旱莲 100g
制何首乌 50g　陈阿胶 9g　菟丝子 15g　补骨脂 15g　鸡血藤 15g　枸杞子 15g　骨碎补 60g　白茅根 50g　大枣 50g　侧柏叶 15g

【用法】水煎服，每天 2 次，每日 1 剂。

【功效】滋肾阴，生精填髓。

【适应证】**妊娠贫血（肾阴虚证）**。症见：孕后常头晕耳鸣，腰膝酸软，手足心热，两颧潮红，大便秘结，舌红、少苔，脉细数。

【来源】苏尔云，江克英，林美珍．鸡血藤复方为主治疗慢性再生障碍性贫血合并妊娠 8 例报告［J］．浙江中西医结合杂志，1993，3（2）：29－30.

🪷 香砂六君子汤加减

党参 30g　白术 9g　茯苓 9g　半夏 9g　当归 9g　陈皮 6g　木香 6g　砂仁 6g　炙甘草 6g　山药 15g　桑寄生 15g　菟丝子 15g

【用法】水煎服，每天 2 次，每日 1 剂。

【功效】健脾益气，和胃安胎法。

【适应证】**妊娠贫血（脾胃虚弱证）**。症见：腹胀纳少，大便溏薄，四肢倦怠，神疲乏力，或见水肿，或有腰酸，舌质淡、苔薄白，脉缓无力。

【临证加减】伴水肿者，加白扁豆、大腹皮；便溏者，去当归。

【来源】哈孝贤．漫谈妊娠合并贫血及中医的治疗［J］．开卷有益（求医问药），2003，（12）：36－37.

归脾汤加减

党参20g　桑寄生20g　黄芪15g　炒酸枣仁15g　白术9g　当归9g　阿胶珠9g　陈皮6g　木香6g　龙眼肉6g

【用法】水煎服，每天2次，每日1剂。

【功效】健脾养心，补血安胎。

【适应证】**妊娠贫血（心脾两虚证）**。症见：面色萎黄或苍白，心悸气短，失眠多梦，神疲乏力，纳少便溏，舌淡红、苔薄白，脉细弱等症。

【临证加减】心悸、眠差者，加柏子仁、夜交藤、远志等；纳少便溏者，加神曲、山药、扁豆、砂仁。

【来源】哈孝贤.漫谈妊娠合并贫血及中医的治疗［J］.开卷有益（求医问药），2003，(12)：36－37.

苁蓉菟丝子丸加减

肉苁蓉15g　菟丝子15g　桑寄生15g　枸杞子15g　熟地黄15g　何首乌15g　当归9g　砂仁6g

【用法】水煎服，每天2次，每日1剂。

【功效】滋补肝肾，养血安胎。

【适应证】**妊娠贫血（肝肾不足证）**。症见：头晕眼花，耳鸣心悸，腰膝酸软，或肢体麻木等，舌红、少苔，脉弦细滑。

【临证加减】腰酸耳鸣者，加沙苑子、炒杜仲、黄柏；头晕心悸者，酌加柏子仁、远志、山茱萸。

【来源】哈孝贤.漫谈妊娠合并贫血及中医的治疗［J］.开卷有益（求医问药），2003，(12)：36－37.

八珍汤加味

党参15g　茯苓10g　白术10g　当归12g　炒白芍10g　熟地黄10g　炙甘草6g　陈皮6g　龙眼肉10g

【用法】水煎服，每天2次，每日1剂。

【功效】气血双补。

【适应证】**妊娠贫血（气血虚弱证）**。症见：倦怠乏力，心悸气短，口淡无味，食少纳呆，头晕眼花，失眠多梦，唇甲色淡，面色淡白或萎黄，腹胀便溏，或腹痛，浮肿，舌质淡、苔薄，脉细弱或缓弱。

【来源】赵祖昌，陆岩，占永红，等. 中医药对妊娠合并贫血临床治疗效果观察 [J]. 中医临床研究，2011，3（12）：83.

归肾丸加味

当归 15g　熟地黄 15g　生山药 15g　菟丝子 10g　山萸肉 10g　杜仲 10g　枸杞子 10g　女贞子 10g　旱莲草 10g　茯苓 6g

【用法】水煎服，每天 2 次，每日 1 剂。连续服用 2 周为 1 个疗程。

【功效】补肾益气，固冲止血。

【适应证】**妊娠贫血（肝肾两虚证）**。症见：头晕耳鸣，腰膝酸软，手足心热，肢体麻木，爪甲不荣，经脉挛急，心烦胁痛，或腹痛绵绵，舌质淡红、苔少，脉弦细或细数。

【来源】赵祖昌，陆岩，占永红，等. 中医药对妊娠合并贫血临床治疗效果观察 [J]. 中医临床研究，2011，3（12）：83.

泰山磐石散加减

人参 20g　白术 15g　当归 50g　白芍 15g　熟地黄 35g　川芎 10g　黄芪 40g　川断 15g　黄芩 10g　砂仁 15g　甘草 10g　竹茹 15g　阿胶[烊化,冲服]25g　鹿角胶[烊化,冲服]20g　何首乌 20g　龙眼肉 15g

【用法】水煎服，每天 2 次，每日 1 剂。

【功效】补血益气，固脱安胎。

【适应证】**妊娠贫血（气血虚弱证）**。症见：面色㿠白，心悸气短，头晕，神疲乏力，伴有恶心、呕吐，食欲减退，夜寐不宁，颜面四肢轻度浮肿，腰酸、小腹欲坠感，唇舌淡白不荣，脉细无力。

【来源】梁和. 妊娠重度贫血验案 [J]. 黑龙江中医药，1994，(5)：30-31.

滋血汤

人参 15g　山药 15　炙黄芪 20g　白茯苓 12g　川芎 6g　当归 12g　白芍 12g

【用法】水煎服，每日 2 次，每日 1 剂。10 日/疗程，服药期间停用其他治法。

【功效】气血双补。

【适应证】**妊娠贫血（气血两虚证）**。症见：倦怠乏力，心悸气短，面色㿠白，舌质淡、苔薄白，脉细无力。

【临证加减】重度贫血可重用黄芪 30~50g。

【疗效】患者 32 例中，27 例（84.38%）显效，3 例（9.37%）重度贫血转为中度贫血，2 例（6.25%）无效。总有效率 93.75%。

【来源】刘晨曦. 滋血汤治疗妊娠合并贫血 32 例［J］. 实用中西医结合杂志，1997，10（7）：690.

❀ 补肾养血安胎方

黄芪 30g　仙茅 6g　仙灵脾 6g　菟丝子 20g　党参 15g　熟地黄 15g　枸杞子 15g　黄精 15g　白术 12g　当归 10g　甘草 10g

【用法】水煎服，每天 2 次，每日 1 剂。10 日/疗程，服药期间停用其他治法。

【功效】补肾养血安胎。

【适应证】**妊娠贫血（肾精亏虚证）**。症见：面色无华，心悸，气短，头晕，心律不齐，舌质淡，脉细无力。

【临证加减】有出血症状者加仙鹤草、紫珠草各 15g；恶心呕吐者加竹茹、半夏各 10g；妊娠后期去仙茅、仙灵脾，加阿胶（烊化）、白茅根各 15g。

【来源】王忠芬，周霭详，邓成珊，等. 补肾养血安胎方治疗再生障碍性贫血合并妊娠 5 例［J］. 中国实验方剂学杂志，1998，4（2）：48-49.

❀ 养血灵

黄芪 25g　当归 25g　阿胶 25g　皂矾 25g　山楂 25g　大枣 25g　党参 25g　白术 25g　陈皮 25g　苏叶 25g

【用法】制成冲剂，1 袋/次（每袋 10g，相当于生药 25g），2 次/日，1 个月为 1 个疗程。

【功效】补气养血，健脾和胃。

【适应证】**妊娠贫血（脾胃虚弱证）**。症见：头晕，体倦乏力，面色苍白，嗜睡，恶心、呕吐，食欲不振。

【疗效】患者 100 例中，头晕、体倦乏力、面色苍白体征减轻率为 100%。

【来源】邵翠华，安丰蔚，郑萍. 养血灵治疗妊娠贫血 100 例［J］. 中国中西医结合杂志，1999，19（3）：151.

第十五章 妊娠身痒

妊娠期间，孕妇出现与妊娠有关的皮肤瘙痒症状，称"妊娠身痒"。妊娠身痒的病因病机如下：①血虚：素体阴血虚，孕后阴血聚而养胎，阴血愈亏不能濡养肌肤，化燥生风，风胜则痒。②营卫不和：素体肝肾不足，冲任亏虚，孕后冲任养胎，因孕重虚，冲为血海，任主胞胎，冲任不调，营卫不和，肌肤失养发为身痒。③风热：素体阳盛，血分蕴热，孕后阴血养胎，阴分必亏，风热之邪乘虚侵入肌肤与血热相和，生风化燥发为身痒。

治疗上，血虚者，治以养血为主，佐以滋肾养阴；风热者，治以疏风清热，佐以养血安胎；营卫不调者，治宜调和营卫。

护肝利胆汤

制大黄 8~15g　车前子^{包煎}15g　垂盆草 25~50g　金钱草 30g　茵陈 20g　川芎 10g　赤白芍各 10g　续断 10g　菟丝子 12g　炒苍术 10g　生黄芪 20~30g　地肤子 12g　白鲜皮 15g　茯苓 15g　炒神曲 12g　生甘草 3g

【用法】水煎每日 1 剂，分早、中、晚 3 次饭后半小时服，2 周为 1 个疗程，忌食辛辣油腻之品。

【功效】凉血解毒，疏肝利胆，化湿止痒，益肾安胎。

【适应证】**妊娠身痒（湿毒瘀滞证）**。症见：妊娠期皮肤瘙痒，黄疸等。

【临证加减】舌苔厚腻去白芍，加川厚朴、制半夏；舌红苔少加生熟地黄、知母。

【疗效】治疗组 29 例中，显效 7 例，有效 20 例，无效 2 例，总有效率为 93.1%。

【来源】黄健. 护肝利胆汤为主治疗妊娠期肝内胆汁淤积症 29 例 [J]. 江苏中医药，2002, 23 (11): 37.

消风散

荆芥 12g　防风 10g　蝉蜕 5g　胡麻仁 10g　苦参 5g　苍术 12g

石膏^{先煎}20g　知母10g　牛蒡子10g　通草6g　当归10g　生地黄10g
炙甘草6g

【用法】每日1剂，水煎至200ml，分早晚2次温服。

【功效】疏风清热，养血透疹。

【适应证】**妊娠身痒（风热型）**。症见：妊娠期全身皮肤瘙痒，出现大小不等的风团，疹块剧痒，可伴咽喉肿痛、头痛，舌红、苔黄，脉浮滑数。

【临证加减】血虚甚者加川芎6g、何首乌10g；风热甚者加桑叶10g、金银花12g、连翘12g。

【疗效】患者41例中，痊愈26例，显效12例，有效2例，无效1例，总有效率为97.56%。

【来源】黎燕玲，覃钰芹，黄翎. 消风散加减治疗风热型妊娠身痒41例临床观察［J］. 江苏中医药，2014，46（4）：41－42.

保肝解毒汤

杜仲10g　黄芩10g　枸杞子10g　白术10g　蒲公英15g　一枝黄花10g　马鞭草10g　鱼腥草10g　土茯苓10g　生大黄^{后下}10g　茵陈30g　豨莶草10g　徐长卿15g　白鲜皮10g　甘草5g

【用法】水煎服，每天2次，每日1剂。

【功效】清热解毒，保肝安胎。

【适应证】**妊娠身痒**。症见：妊娠期皮肤瘙痒、皮肤黄染等。

【临证加减】舌苔黄腻者加藿香、佩兰各10g；舌苔白腻者加生姜3g。

【疗效】对89例患者，显效79例，有效8例，总有效率97.75%。

【来源】施惠英. 保肝解毒汤治疗妊娠期肝内胆汁淤积症［J］. 上海中医药杂志，2003，37（10）：23.

胆淤清解方加减

柴胡10g　郁金10g　茵陈20g　栀子10g　虎杖15g　茯苓15g
泽泻10g　牡丹皮10g　赤芍20g　甘草10g

【适应证】**妊娠身痒（胆淤轻证）**。症见：妊娠中晚期皮肤轻度瘙痒，巩膜及皮肤无明显黄染，饮食如常，尿黄深，大便干结或正常，舌质红、苔白或稍腻，脉滑数。

柴胡10g　郁金10g　茵陈30g　栀子10g　虎杖15g　茯苓15g
泽泻10g　牡丹皮10g　赤芍20g　甘草10g　丹参20g　黄芩10g　猪

苓 10g 熟大黄 6g 琥珀^{冲服}1.5g

【适应证】妊娠身痒（胆淤重证）。症见：妊娠中、晚期皮肤瘙痒难忍，入夜尤甚；巩膜或肌肤黄染，或脘腹胀满，饮食欠佳，甚则泛恶，尿色深黄，舌质红、苔白腻或黄腻，脉滑数。

【功效】清胆利湿，疏肝行气，凉血化瘀。

【用法】水煎服，每天 2 次，每日 1 剂。7 天为 1 个疗程。

【疗效】轻证 25 例中，显效 22 例（占 88%），有效 3 例（占 12%），总有效率为 100%。重证 7 例中，显效 4 例（占 57%），有效 3 例（占 43%），总有效率为 100%。

【来源】高荫楠，王春梅，周翔.胆淤清解方为主治疗妊娠肝内胆汁淤积症［J］.四川中医，2006，24（10）：75 – 76.

🪷 当归饮子加减

黄芪 15g 熟地黄 15g 续断 15g 桑寄生 15g 当归 6g 砂仁 6g 白芍 10g 制何首乌 10g 白蒺藜 10g 荆芥 5g 蝉蜕 5g 防风 5g 黄芩 8g 生甘草 8g

【用法】水煎服，每天 2 次，每日 1 剂，至荨麻疹消失后再服药 5 剂以巩固疗效。

【功效】养血润肤，疏风止痒。

【适应证】妊娠身痒（血虚风蕴证）。症见：突然发作，皮损为大小不等、形态不一的水肿性风团，界限清楚。皮损时起时消，剧烈瘙痒，发无定处，消后无痕；或伴有腹痛腹泻，或有发热关节痛等症，或有皮肤划痕征阳性，舌质淡、苔薄黄，脉滑稍数。

【疗效】患者 27 例中，治愈 21 例，好转 6 例，未愈 0 例，总有效率为 100%。服药疗程最短 1 周，最长 5 周，平均治疗 12 ~ 16 天。

【来源】庞卫阳.当归饮子治疗妊娠合并急性荨麻疹 27 例［J］.浙江中医杂志，2011，46（2）：121.

🪷 加味四逆散

柴胡 6g 枳壳 6g 生甘草 6g 白芍 10g 茯苓 10g 郁金 10g 白术 10g 厚朴 10g 丹参 20g

【用法】水煎服，每天 2 次，每日 1 剂，连续 14 天。

【功效】疏肝利胆，活血化瘀。

【适应证】**妊娠身痒（气滞血瘀证）**。症见：妊娠中、晚期皮肤瘙痒难忍，入夜尤甚；巩膜或肌肤黄染，或脘腹胀满，饮食欠佳，甚则泛恶，尿色深黄，舌质暗、苔白，脉沉迟。

【来源】李云君，谢靳，李云翠．加味四逆散治疗妊娠期肝内胆汁淤积症 32 例 [J]．中西医结合肝病杂志，2002，12（6）：367.

凉肝解毒汤

熟地黄 15g　山萸肉 15g　山药 15g　女贞子 20g　旱莲草 20g　黄芩 15g　白术 15g　菟丝子 30g　板蓝根 30g　茵陈 30g　虎杖 30g　泽泻 30g　鸡骨草 30g

【用法】水煎服，每天 2 次，每日 1 剂。

【功效】滋肝凉肝，清热解毒。

【适应证】**妊娠身痒（湿热蕴结证）**。症见：妊娠期全身皮肤瘙痒，或者黄疸等；舌红、苔黄腻，脉弦滑。

【疗效】治疗本病 40 例，痊愈 22 例（55%），显效 10 例（25%），有效 6 例（15%），无效 2 例（5%），总有效率 95%。

【来源】王凤．凉肝解毒汤治疗妊娠期肝内胆汁淤积症 40 例临床分析 [J]．社区医学杂志，2008，6（18）：48－49.

清肝化瘀汤

茵陈 20g　虎杖 10g　郁金 10g　制大黄 6g　赤芍 10g　益母草 10g　牡丹皮 10g　徐长卿 10g　白鲜皮 10g　甘草 10g

【用法】水煎服，每天 2 次，每日 1 剂。10 天为一疗程。

【功效】清肝化瘀。

【适应证】**妊娠身痒（湿热毒瘀证）**。症见：妊娠期全身皮肤瘙痒，黄疸等。

【疗效】治疗 45 例中，痊愈 6 例，显效 12 例，有效 24 例，无效 3 例，总有效率为 93.3%。

【来源】黄美华．清肝化瘀汤治疗妊娠期肝内胆汁淤积症 45 例报道 [J]．黑龙江中医药，2008，（5）：19－20.

清肝健脾方

茵陈 30g　黑山栀 12g　生甘草 9g　丹参 20g　黄芩 12g　制大黄

6g　当归身9g　茯苓12g　炒白术9g　党参12g　炙升麻9g　苦参30g

【用法】水煎服，每天2次，每日1剂。7天为一疗程。

【功效】清肝健脾，化湿祛浊，凉血息风。

【适应证】**妊娠身痒（湿浊内蕴、血热生风证）**。症见：妊娠期全身皮肤瘙痒，或者黄疸等，舌红、苔黄腻，脉弦滑。

【疗效】26例患者中，临床痊愈2例，显效13例，有效9例，无效2例，总有效率92.3%。

【来源】顾雪芳.清肝健脾方治疗妊娠期肝内胆汁淤积症26例［J］.中国医疗前沿，2007，2（14）：87.

养血退黄汤

茵陈15g　丹参15g　生地黄15g　何首乌15g　黄芩15g　茯苓15g　生薏苡仁15g　山栀10g

【用法】水煎服，每天2次，每日1剂。

【功效】养血清热，利湿退黄。

【适应证】**妊娠身痒（血虚湿蕴证）**。症见：腹部及四肢瘙痒，严重者可见目黄。

【临证加减】胎儿宫内发育迟缓者加黄芪15g；皮肤瘙痒重者加白鲜皮15g、地肤子15g；黄疸加半枝莲15g、垂盆草15g；大便溏薄加炒白扁豆15g、灶心土20g。

【疗效】患者56例，有效52例，无效4例，总有效率92.9%。

【来源】张蕾.妊娠肝内胆汁淤积症56例［J］.中国民间疗法，2007，15（3）：26-27.

茵陈蒿汤

茵陈15g　栀子10g　制大黄4g

【用法】由医院制剂室将茵陈蒿汤经水煎成，分2袋装，每袋100ml。于确诊日开始口服，每次1袋，饭后服，每天2次，7天为1个疗程。

【功效】清热燥湿，利胆化瘀。

【适应证】**妊娠身痒（肝胆湿热证）**。症见：皮肤瘙痒，肌肤、面目出现黄疸等。

【来源】杨艳芳，刁晓娣，赵蕴芝，等.茵陈蒿汤治疗妊娠期肝内胆汁淤积症30例临床分析［J］.新中医，2013，45（2）：71-74.

退黄止痒汤

茵陈 15g　党参 15g　牡丹皮 15g　黄芩 10g　栀子 10g　泽泻 10g　猪苓 10g　白术 10g　柴胡 10g　白鲜皮 10g　荆芥 10g　茯苓 12g

【用法】水煎服，每天 2 次，每日 1 剂。

【功效】清热利湿，退黄止痒。

【适应证】**妊娠身痒（湿热蕴结证）**。症见：妊娠期间巩膜，皮肤黄染，皮肤瘙痒，食纳不佳，脘腹胀满，时欲吐，小便赤黄如茶，舌苔黄腻，脉弦滑数。

【疗效】共治疗本病 13 例，治愈 2 例，显效 4 例，有效 5 例，无效 2 例，治愈率 15.4%，有效率 84.6%。

【来源】郑春宜. 中药辨证治疗妊娠肝内胆汁淤积症 21 例［J］. 中西医结合肝病杂志，1999，9（6）：54 - 55.

消风散加减合外洗

内服药：荆芥 10g　防风 10g　当归 10g　生地黄 10g　白芍 10g　地肤子 10g　牛蒡子 10g　甘草 6g

外洗方：黄柏 10g　苦参 15g　艾叶 10g　地肤子 15g　白鲜皮 15g　防风 15g　茵陈蒿 20g

【用法】内服药：水煎服，每天 2 次，每日 1 剂，1 周为 1 个疗程。外洗方：将中药加水浸泡 30 分钟，煮沸至 30 分钟，将药汁倒入干净盆中，取适量擦洗皮肤，每天 2~3 次。

【功效】养血祛风，胜湿止痒。

【适应证】**妊娠身痒（阴血亏虚证）**。症见：以皮肤瘙痒为主，伴局部红疹或隆起风团，皮肤干燥。

【临证加减】夜间痒甚，烦躁失眠者加山萸肉、桑椹、夜交藤；遇热加剧，咽喉肿痛者加金银花、连翘；腰酸者加桑寄生、菟丝子。

【疗效】共治疗本病 10 例，显效 6 例（占 60%），有效 3 例（占 30%），无效 1 例（占 10%），总有效率为 90%。

【来源】张滔，杨静. 中药内服兼外洗治疗单纯妊娠瘙痒 10 例［J］. 湖南中医杂志，2012，28（5）：56 - 57.

调和方

黄芪 20g　防风 12g　当归 15g　白芍 12g　桑寄生 15g　何首乌

12g　菟丝子 15g　杜仲 15g　丹参 30g　制大黄 10g　黄芩 10g　茯苓 10g　牡丹皮 9g

【用法】水煎服，每天 2 次，每日 1 剂。

【功效】益气养血，活血化瘀。

【适应证】**妊娠身痒**。症见：皮肤瘙痒，黄疸，伴乏力、恶心，尿黄，纳差。

【临证加减】气虚者重用黄芪 35g、炙白术 15g；湿热者加茵陈 15g、泽泻 10g。

【疗效】患者 60 例中，痊愈 41 例，显效 10 例，有效 8 例，无效 1 例，总有效率 98.3%。

【来源】王秀萍．自拟调和方治疗妊娠晚期肝内胆汁淤积症疗效观察［J］．社区中医药，2011，(22)：177.

🪷 养血祛风方

当归 15g　白芍 15g　白蒺藜 10g　黄芪 10g　丹参 10g　生地黄 8g　防风 8g　荆芥 8g　川芎 5g　甘草 5g

【用法】水煎服，每天 2 次，每日 1 剂。7 天为 1 个疗程，共治疗 2 个疗程。

【功效】祛风解表，益气补血，活血化瘀，益阴安胎。

【适应证】**妊娠身痒（血虚证）**。症见：妊娠期出现皮肤瘙痒、夜间尤甚，伴坐卧不安，舌淡或淡红、苔白或呈微黄，面色白，失眠烦躁，脉细。

【临证加减】瘙痒明显者加地肤子、白鲜皮；伴黄疸明显者可加制大黄、茵陈、栀子；烦躁不安且夜间尤为明显者可加用龙齿、桑椹。

【来源】毛利云．自拟养血祛风方为主治疗妊娠期肝内胆汁淤积临床观察［J］．浙江中医杂志，2014，4 (12)：882 – 883.

🪷 桂枝汤加减

川桂枝 5g　炒白芍 15g　大生地黄 10g　炒当归 10g　川芎 3g　地肤子 10g　桑寄生 15g　制何首乌 10g　炙甘草 5g　大枣 3 枚

【用法】水煎服，每天 2 次，每日 1 剂。

【功效】调和营卫，补益冲任。

【适应证】**妊娠身痒（营卫不和证）**。症见：身痒以腹部及大腿内侧瘙痒为主，夜间尤甚，皮肤较干燥，有抓痕，腰酸膝软，舌质暗、苔薄白，脉细滑。

【来源】周惠芳.《伤寒论》方妇科临床应用举隅 [J].江苏中医药,2005,26
(11):47-48.

保阴煎加味

生地黄10g　熟地黄10g　白芍15g　山药15g　续断20g　黄芩
10g　盐黄柏10g　炒荆芥10g　桑椹20g　酸枣仁15g　制何首乌20g
白术15g　丹参10g　炙甘草6g

【用法】水煎服,2天服1剂。

【功效】滋阴清热,养血祛风。

【适应证】**妊娠身痒(阴虚血热、血燥生风证)**。症见:皮肤瘙痒干燥,
坐卧不安,手足心热,纳可,烦躁失眠,大便干结,小便黄,舌质红、苔薄
黄,脉细滑。

【来源】赵正滢,曾倩,蒲丽萍,等.曾倩治疗妊娠身痒验案举隅 [J].湖南中医
杂志,2015,31(2):89-90.

ICP中药颗粒剂

炒黄芩10g　续断10g　炒白术10g　垂盆草15g　徐长卿10g　生
地黄10g　白鲜皮10g　金钱草15g　茵陈15g

【用法】水煎服,每天2次,每日1剂。7天为1个疗程,连续服用2~3
个疗程。

【功效】消炎利胆,清热解毒。

【适应证】**妊娠身痒**。症见:妊娠期以瘙痒及黄疸并见。

【疗效】120例妊娠期肝内胆汁淤积症患者,治愈113例,好转5例,无
效2例,总有效率98.3%。疗程最短7天,最长21天。

【来源】刘小莉.治疗肝内胆汁淤积症120例临床观察.黑龙江中医药,2011,
(5):7-8.

疏肝利胆方

柴胡12g　茵陈20g　制大黄10g　金钱草15g　栀子10g　赤芍
10g　地肤子15g　郁金10g　当归10g

【用法】水煎服,每天2次,每日1剂。

【功效】疏肝利胆。

【适应证】**妊娠身痒**。症见：皮肤瘙痒有抓痕，黄疸等。

【来源】孙丽珍．疏肝利胆中药治疗妊娠肝内胆汁淤积症临床观察［J］．中国中医急症，2008，17（1）：43－45.

养阴清热止痒方加味

　　　北沙参30g　生地黄15g　玄参15g　金银花20g　连翘15g　当归10g　黄连12g　黄芩12g　地榆15g　槐花炭15g　酸枣仁15g　玉竹15g　柏子仁12g　淡竹叶10g　仙鹤草15g　甘草6g

【用法】水煎内服，每日1剂，每日3次，每次150~200ml。

【功效】养阴清热，凉血止痒。

【适应证】**妊娠身痒（阴虚血热证）**。症见：皮肤瘙痒，夜间尤甚，搔抓处皮肤发红，口干多饮，夜寐不安，大便不畅，小便黄少，舌红、苔薄白，脉细滑数。

【来源】丁丽仙．丁启后妇科经验［M］．北京：中国中医药出版社，2014：167－168.

妊娠身痒方

　　　生地黄15g　玄参15g　阿胶珠15g　金银花20g　连翘15g　当归10g　黄芩12g　地榆15g　白鲜皮15g　酸枣仁15g　玉竹15g　柏子仁12g　淡竹叶12g　甘草6g

【用法】水煎服，每天2次，每日1剂。

【功效】养阴凉血，清热解毒，祛风止痒，宁心安神。

【适应证】**妊娠身痒（血虚生风证）**。症见：皮肤瘙痒，口干咽干，心烦不宁，夜寐难眠，疲乏无力，或轻度巩膜黄染及皮肤色黄，小便黄少，大便难解，舌红、苔薄白，脉细滑数。

【来源】丁丽仙．丁启后妇科经验［M］．北京：中国中医药出版社，2014：204－205.

祛风益气固表方

　　　荆芥12g　防风12g　地肤子9g　紫草[后下]6g　北沙参9g　孩儿参9g　玉竹12g　桑寄生15g　桑白皮9g　知母9g　白鲜皮9g

【用法】水煎服，每天 2 次，每日 1 剂。

【功效】清肺祛风，益气固表。

【适应证】**妊娠身痒（肺虚不固证）**。症见：气短，乏力，皮肤瘙痒，脉象弦滑，舌质绛。

【来源】裘笑梅．裘笑梅妇科临床经验选［M］．杭州：浙江科学技术出版社，1982：82.

益肝化瘀汤

枸杞子 15g　菊花 15g　熟地黄 15g　山茱萸 15g　桑寄生 15g　续断 15g　菟丝子 15g　杜仲 15g　当归 15g　丹参 30g　制大黄 10g　黄芩 10g　茯苓 10g　牡丹皮 9g

【用法】水煎服，每天 2 次，每日 1 剂。以 10 天为 1 个疗程，间歇 2～3 日后开始第两个疗程。

【功效】益气养血，活血化瘀。

【适应证】**妊娠身痒（肝肾阴虚、血瘀证）**。症见：皮肤瘙痒，口干咽干，心烦不宁，夜寐难眠，疲乏无力，或轻度巩膜黄染及皮肤色黄，小便黄少，大便难解，舌红、苔少，脉细数。

【临证加减】气虚者，加黄芪 30g、炙甘草 30g；血虚者加白芍 15g、何首乌 15g；湿热者加茵陈 15g、泽泻 10g。

【疗效】治疗妊娠期肝内胆汁淤积症 83 例，治疗 2 个疗程后，痊愈 57 例，显效 17 例，有效 8 例，无效 1 例（未达到有效标准或加重），总有效率 98.8%。

【来源】时学芳，魏玉华，王春香．益肝化瘀法治疗妊娠期肝内胆汁淤积症 83 例［J］．中国中西医结合杂志，2003，(7)：552.

第十六章　妊娠小便不通

妊娠期间出现小便不通，甚至小腹胀急疼痛，心烦不得卧，痛苦不堪者，称"妊娠小便不通"。即西医学之妊娠尿潴留，由膀胱内有尿液不能排出而致，常见于妊娠中晚期，古称"转胞"或"胞转"。

妊娠小便不通的病因病机主要有两方面：①气虚：素体虚弱中气不足，或饮食失节损伤脾气，孕后胎体渐大而中气不足，无力举胎，以致胎体下坠压迫膀胱，故病妊娠小便不通。②肾虚：素体肾虚不足，或房事不节，孕产频数，屡伤肾气，肾虚则系胞无力，以致胎元下坠压迫膀胱，而令小便不通。

本病的诊断要点包括：①病史：气虚之人常有禀赋不足，或后天疾病、饮食失节、过劳伤脾等病史，或孕后恶阻严重影响气血生化，或胎体过大，难承胎重以致膀胱受压，水道被阻而令转胞；肾虚者除有先天不足之外，更与后天损耗有关，如有婚育不节、屡孕屡堕、久病伤肾等病史，对孕后肾气无力系胎致令膀胱气化失司、水道失利有着重要的影响。②临床表现：妊娠三四个月或妊娠晚期出现若干时日有尿意而未排尿，以妊娠小便不通、小腹胀急不得卧为主症。

临床上，本病以虚证为主，是由脾肾两脏之虚，致使小便蓄积膀胱，闭而不通，孕期患之则症势更为严重，所以治疗必须把握病因病机，并应掌握"急则治其标，缓则治其本"的具体法则。当转胞症急痛甚之时，应尽快解其急痛之苦，运用针灸、外敷等法；症轻痛缓者可在补虚之中少佐通利，并应辨清病位，采用相应治法，如气虚者补气，载胎固本，肾虚者温阳，化气行水。使膀胱气化恢复正常，而水道自利。

第一节　内　治　方

❀ 补中益气汤加减

黄芪 30g　炒白术 15g　陈皮 15g　升麻（炙）15g　柴胡 10g　甘草 10g　党参 20g

【用法】水煎服，每天2次，每日1剂。

【功效】益气升提。

【适应证】**妊娠小便不通（中气虚弱证）**。症见：面色㿠白，神疲体倦，心悸气短，大便不爽，小腹胀急不得卧。舌质淡、苔白润，脉细滑。

【临证加减】气虚兼血虚加当归15g；气虚又偏阴虚加生地黄、枸杞子各10g；自汗、盗汗加浮小麦10g、大枣3枚。

【疗效】治疗本病32例，最少服药1剂，最多服药2剂，平均服药2剂，患者均痊愈，治愈率100%。

【来源】张慧，张世英，汪洋．补气法治疗转胞32例［J］．中医药学报，1991，(5)：42-43.

五苓散加减

猪苓20g　茯苓20g　泽泻20g　白术20g　黄芪20g　桂枝10g　桑白皮15g　车前子15g

【用法】水煎服，每天2次，每日1剂。

【功效】健脾益肺，温阳化气。

【适应证】**妊娠小便不通（肺脾气虚、气化不利证）**。症见：小便频数，欲解而点滴难出，伴小腹胀急疼痛，坐卧不宁，神疲乏力，气短懒言，面色㿠白，大便溏而不爽，舌淡、苔白，脉虚滑。

【来源】王忠全．五苓散在妇科临床的运用［J］．云南中医学院学报，1992，15(1)：8-9.

金匮肾气丸合寿胎丸加减

桑寄生20g　菟丝子15g　续断15g　阿胶15g　白术15g　熟地黄15g　山药15g　山萸肉12g　泽泻12g　茯苓12g　牡丹皮12g　肉桂6g　牛膝6g　车前子^{包煎}适量为引

【用法】水煎服，每天2次，每日1剂。

【功效】温肾补阳，化气行水，安胎。

【适应证】**妊娠小便不通（肾虚证）**。症见：小便频数不畅，甚或闭而不通，溺蓄胞中，小腹胀急疼痛，坐卧不宁，畏寒肢冷，腰膝酸软。

【来源】李春艳，闫平．闫平老师治疗妊娠小便不通经验［J］．云南中医中药杂志，2015，36(4)：6-7.

补中益气汤加味

炙黄芪24g　当归9g　白术9g　车前子9g　陈皮4.5g　柴胡4.5g
生姜4.5g　升麻3g　甘草3g　党参15g

【用法】清水500ml，煎取250ml温服，每日1剂。

【功效】补中益气，升阳举陷。

【适应证】**妊娠小便不通（脾胃气虚证）**。症见：少气懒言，体倦肢软，面色白，语言低微，形体消瘦，欲小便而点滴不通，小腹胀满，舌淡红、苔薄白，脉沉滑。

【疗效】23例患者经用此法治疗后，均能自行排尿，疗程最短为12小时，最长为7天，有效率为100%。

【来源】徐桂莲．补中益气汤加味治疗妊娠小便不通23例［J］．新中医，1998，30（9）：43－44.

阳和汤加减

鹿角霜10g　桂枝10g　干姜3g　麻黄3g　白芥子5g　炒续断10g
茯苓10g　泽泻10g　杜仲10g　炙黄芪10g

【用法】水煎服，每天2次，每日1剂。

【功效】扶阳化气，散寒涤饮。

【适应证】**妊娠小便不通（命门火衰证）**。症见：小便不畅，小腹胀满而痛，坐卧不安，畏寒肢冷，大便溏泻，腰腿酸软，下肢浮肿，舌苔薄白，脉沉滑。

【来源】高月平．阳和汤在妇科临床上的运用体会［J］．江苏中医，1990，（9）：27－28.

第二节　外　治　方

灸神阙穴

【取穴】神阙穴

【功效】温阳益气，升阳举陷。

【适应证】**妊娠小便不通（气虚证）**。症见：小腹胀满，神疲乏力，面色㿠白，短气懒言，舌淡、苔薄白，脉虚滑。

【操作】取葱白2根（洗净捣泥制成约0.3cm厚的葱饼）、食盐20g（炒黄待冷至不烫）、艾绒适量（做成蚕豆大小艾炷）。先用食盐将神阙穴填平，后将葱饼置其上，再将艾炷放于葱饼上点燃，待有灼热感时另换一壮续灸。如此反复，直至有尿排出。

【来源】朱红影．灸神阙穴治愈妊娠小便不通1例［J］．上海针灸杂志，1996，15（3）：293.

综合疗法

（1）针灸推拿：针刺足三里、中极、三阴交、阴陵泉等穴。反复捻转提插，强刺激，体虚者可灸关元、气海，并可采用少腹膀胱区按摩法。

（2）外敷法：独头蒜头1个，栀子3枚，盐少许，捣烂摊纸贴脐部，良久可通；或用食盐250g，炒热，布包熨脐部，冷后再炒热敷之。

（3）取嚏或探吐法：打喷嚏或呕吐能开肺气，而通下焦之气，是一种简单而有效的通利小便之法，其方法可用消毒棉签向鼻中取嚏或喉中探吐，也可用皂角末0.3~0.6g，吹鼻取嚏。

（4）属妊娠合并肾盂积水，可嘱孕妇左侧卧位，减轻子宫右旋转，从而减少肾盂、输尿管受压。

【来源】杨文喆．《金匮要略》转胞析［J］．上海中医药杂志，2004，38（5）：46-48.

第十七章　妊娠小便淋痛

妊娠期间出现尿频、尿急、淋沥涩痛等症状称为小便淋痛，又称"子淋"（以下以子淋表示本病），类似于西医的妊娠合并泌尿系感染。

子淋是妊娠期常见疾病之一。子淋为病，多因孕期不注意卫生、湿热之邪侵袭膀胱，或过食辛辣、蕴生内热、热移膀胱，或素体阴虚火旺、热移下焦而致。

子淋的诊断要点为：①妊娠期兼小便淋沥涩痛为特征。②本病应与妊娠小便不通（转胞）相鉴别，妊娠小便不通系妊娠后期，胎儿压迫膀胱所引起，亦称"妊娠尿闭"。临床上以小便不通，甚则小腹胀急疼痛为特点。

子淋的治疗以清热利尿为主。应根据小便频急、涩痛的程度，小便颜色并结合兼症、舌苔、脉象辨证论治。常见证型有实热子淋、湿热子淋、阴虚子淋。治疗上，实热子淋治宜清热泻火、利尿通淋；湿热子淋治宜清热利湿、通淋止痛；阴虚子淋治宜滋阴润燥、通淋止痛。子淋应尽量做到早期诊断，早期治疗，预后良好。如治疗不彻底或愈后反复发作，则会因正气损伤，病情愈加复杂而缠绵难愈。

第一节　内　治　方

❀ 六味地黄汤加减

生地黄 15g　牡丹皮 10g　茯苓 15g　泽泻 10g　麦冬 15g　车前子 10g

【用法】水煎服，每天 2 次，每日 1 剂。

【功效】滋阴润燥通淋。

【适应证】**妊娠小便淋痛（阴虚证）**。症见：小便频数涩痛，量少色黄，大便干燥，两颧潮红。

【来源】梁栋. 辨证选方治子淋［N］. 中国中医药报，2002 – 03 – 13.

🪷 导赤散

　　　生地黄20g　木通10g　甘草梢10g　淡竹叶15g

【用法】水煎服，每天2次，每日1剂。

【功效】泻火润燥通淋。

【适应证】**妊娠小便淋痛（实热证）**。症见：小便频数而短，尿色黄赤，心烦不安，口苦且渴，或口舌生疮。

【来源】梁栋. 辨证选方治子淋［N］. 中国中医药报，2002 – 03 – 13.

🪷 益气止淋汤加味

　　　党参20g　黄芪20g　白术10g　茯苓15g　益智仁10g　升麻10g

【用法】水煎服，每天2次，每日1剂。

【功效】益气止淋。

【适应证】**妊娠小便淋痛（气虚证）**。症见：小便淋沥频数，尿后疼痛，色白而清，气短乏力。

【来源】梁栋. 辨证选方治子淋［N］. 中国中医药报，2002 – 03 – 13.

🪷 固胎清淋汤

　　　黄芩15g　白术15g　白花蛇舌草20g　旱莲草20g　女贞子15g

砂仁^{后下}6g　竹茹10g　甘草梢3g

【用法】每日1剂，水煎分2次服。

【功效】解毒利尿，止血安胎。

【适应证】**妊娠小便淋痛（肾虚实热证）**。症见：妊娠期间，突感尿频尿急尿痛，尿意不尽，欲解不能，小便短赤，小腹坠胀，胸闷纳少，带下黄稠量多，舌红、苔黄腻，脉弦滑数。

【临证加减】上呼吸道感染加苏叶10g；恶心呕吐、厌食加苏梗15g、神曲15g；小腹垂痛、腰痛加菟丝子、太子参、黄芪各15g。

【疗效】治疗本病35例中，服药6～10剂痊愈22例，服药10～15剂痊愈10例，服药15～20剂痊愈3例，总有效率为100%。

【来源】修显红. 固胎清淋汤治疗早孕急性泌尿系感染35例［J］. 中国中医药科技，1999，6（6）：391.

琥珀通淋汤

琥珀^{吞服}5g　黄芩 15g　生黄芪 15g　蒲公英 15g　生地黄 15g　白花蛇舌草 15g　生白术 10g　黄柏 10g　车前草 10g　泽泻 10g　炒山栀 10g　生甘草 5g

【用法】水煎服，每天 2 次，每日 1 剂。

【功效】清热益气，利水通淋。

【适应证】**妊娠小便淋痛（气虚湿热证）。**症见：妊娠后小便频数，短涩而痛，小腹微痛，精神疲惫。

【临证加减】尿血明显者加白茅根；阴虚症状明显者，加沙参、麦冬；白带质黏，如豆腐渣状者，加土茯苓；白带质黏如泡沫状者，加苦参。

【疗效】40 例自觉症状消失，理化检查正常；1 例自觉症状好转；1 例因厌恶中药，服之作呕，停用而无效。一般 3 剂即效，最多 7 剂。

【来源】梅明友. 琥珀通淋汤治疗"子淋"[J]. 上海中医药杂志,2000,(9):28－29.

加味子淋汤

黑栀子 10g　白芍 10g　黄芩 12g　泽泻 12g　车前草 12g　甘草梢 15g　生地黄 15g　木通 6g　桑寄生 20g　白花蛇舌草 30g

【用法】水煎服，每天 2 次，每日 1 剂，早晚空腹服。

【功效】清热泻火通淋，补肾益气安胎。

【适应证】**妊娠小便淋痛（肾虚湿热下注证）。**症见：妊娠期间，尿频、尿急、尿痛，或伴有寒战、发热、口干、腰痛、腹痛，舌红、苔黄腻，脉滑数。

【临证加减】心火偏亢加麦冬、淡竹叶、黛灯芯；湿热下注加苦参、瞿麦、扁蓄；气虚乏力加黄芪、党参、太子参；肝肾阴虚加知母、黄柏、山茱萸；血尿加茅草根、茜草根、地榆炭；尿频尿痛加萹蓄、土茯苓、白茅根。

【疗效】患者 36 例中，其中痊愈 33 例，显效 2 例，好转 1 例，无效 0 例，总有效率 100%，痊愈率 91.7%。

【来源】舒珊. 加味子淋汤治疗子淋 36 例临床观察 [J]. 河南中医,2003,23(3)：24－25.

龙凤八正汤

九龙根 15g　凤尾草 15g　地肤子 10g　瞿麦穗 10g　萹蓄草 10g

土茯苓 15g　黄芩 10g　白术 10g　生甘草 5g

【用法】水煎服，每天 2 次，每日 1 剂。连服 10 天为 1 个疗程。

【功效】清热利湿通淋。

【适应证】**妊娠小便淋痛（湿热下注证）**。症见：妊娠妇女尿频、尿急、尿痛，下腹部有酸胀感，大便干结，舌红、苔薄黄腻，脉滑数。

【临证加减】伴发热加柴胡 6g；恶心呕吐加竹茹 10g、陈皮 10g；腰痛加续断 15g、桑寄生 15g；血尿加生地黄 15g、牡丹皮炭 10g、白茅根 30g。

【疗效】患者 66 例中，治愈 50 例，显效 12 例，无效 4 例，总有效率为 93.9%。

【来源】王澧兰. 龙凤八正汤治疗子淋 66 例［J］. 江苏中医，1996，17（5）：20.

🪷 清热滋肾汤

金银花 9g　栀子 6g　蒲公英 10g　黄芩 10g　生地黄 10g　天冬 10g　墨旱莲 10g

【用法】水煎 600ml，每日 2 次，每次 300ml，早晚餐后 1 小时服，7 天为 1 个疗程。

【功效】滋阴泻火安胎。

【适应证】**妊娠小便淋痛（肾虚湿热下注证）**。症见：尿频、尿急，小便涩痛。

【疗效】共治疗本病 48 例，治愈 40 例（占 83%），好转 7 例（占 15%），未愈 1 例（占 2%），总有效率 98%。

【来源】陈书明. 清热滋肾汤治疗子淋 48 例［J］. 福建中医药，2005，（5）：38.

🪷 通淋安胎汤

生地黄 6g　知母 6g　黄柏 6g　当归 10g　桑寄生 10g　砂仁^{后下} 10g　黄芪 12g　茯苓 12g　车前子^{包煎} 12g　淡竹叶 12g　通草 12g

【用法】水煎服，每日 1 剂，早晚饭后各服 1 次，一般服 3～6 剂即可。

【功效】泻火通淋，养阴润躁。

【适应证】**妊娠小便淋痛（心火偏亢证）**。症见：小便频急，淋沥涩痛，点滴而下，小腹拘急，尿少色红赤，面赤心烦，甚者口舌生疮，舌苔黄而干，脉细滑而数。

【临证加减】小便热盛加栀子、金钱草；热盛津伤而口渴引饮加麦冬、玉竹；口舌生疮加牡丹皮；热伤出尿路，尿中带血者加茅根、大小蓟；若湿热因外感引起则加金银花、连翘，去生地；食欲不振伴有恶心加竹茹、焦三仙，去知母。

【疗效】共治疗本病 44 例，痊愈 30 例（68.2%），有效 11 例（25%），无效 3 例（6.8%），总有效率为 93.2%。

【来源】张宽智.中药治疗妊娠期尿路感染 44 例［J］.实用中医药杂志，1997，(6)：10-11.

知柏地黄丸加减

知母 10g　黄柏 10g　生地黄 20g　枣皮 10g　山药 15g　泽泻 15g　牡丹皮 10g　茯苓 15g　蒲公英 30g　金银花 20g　怀牛膝 10g

【用法】每日 1 剂，煎服 2~3 次。

【功效】清热通淋，滋肾养胎。

【适应证】**妊娠小便淋痛（肾虚膀胱湿热型）**。症见：尿频尿短灼痛，伴腰部不适，尿后余沥，口干夜甚，舌红、苔黄，脉弦数或滑数。

【临证加减】若发热加黄芩、青蒿；口渴加石斛、麦冬；尿血加大小蓟、白茅根；尿痛加生草梢、车前草；腰痛加杜仲、续断、桑寄生；蛋白尿加生黄芪，重用山药；脓尿加萆薢、土茯苓；小腹坠胀加生黄芪、台乌药；下肢水肿加冬瓜皮、地骨皮。

【疗效】患者 42 例中，痊愈 30 例，显效 10 例，无效 2 例，总有效率 95.2%。

【来源】祁守鑫.中医药治疗妊娠泌尿系感染 42 例［J］.辽宁中医杂志，1996，23(7)：312.

子淋散

麦冬 12g　赤茯苓 10g　大腹皮 10g　木通 6g　甘草 6g　淡竹叶 6g

【用法】水煎服，每天 2 次，每日 1 剂。

【功效】清热泻火，利水通淋。

【适应证】**妊娠小便淋痛（热淋证）**。症见：尿急、尿频、尿痛，腰酸腹痛，口渴喜饮，五心烦热，舌质红、苔黄，脉滑数。

【临证加减】妊娠期间尿急、尿频、尿痛、尿黄涩少，舌红苔黄，脉象滑数者，加生地黄 12g、赤芍 10g、白茅根 15g；伴恶寒发热、口干口渴、肾区压痛、叩击痛者，加金银花、连翘各 15g，知母 10g；若小便短少、灼热刺痛、溲黄混浊、胸闷头晕、纳呆食少者，加山栀子 10g、黄芩 10g、滑石 15g、陈皮 9g；妊娠小便短少、尿痛，伴口干咽燥、面颊潮红、五心烦热、不寐、舌红少苔、脉象细数者，加山萸肉、生山药、牡丹皮、泽泻各 10g；若尿频而短、外阴部下坠感、神疲乏力、面色少华、舌淡苔薄者，加黄芪 15g，党参、白术、云茯苓各 10g；伴腰腹坠痛者，加川续断、菟丝子、阿胶（烊化）、桑寄生各 10g。

【疗效】患者 92 例中，治愈 72 例（占 78.26%），好转 14 例（占15.22%），无效 6 例（占 6.52%），总有效率为 93.48%。

【来源】弭阳. 子淋散治疗子淋 92 例［J］. 福建中医药，1995，26（1）：29.

子淋汤

金钱草 30g　葛根 30g　柴胡 30g　金银花 30g　连翘 30g　茵陈12g　土茯苓 15g　芦根 15g　车前草 15g　白花蛇舌草 25g

【用法】1 剂/日，加水 500ml，浸泡 20 分钟，煎取 150ml，次煎加水400ml，煎取 150ml，两煎混匀，分 2 次服用。

【功效】清热通淋。

【适应证】**妊娠小便淋痛（膀胱湿热证）**。症见：妊娠期间，小便频数而急，淋沥涩痛，小腹拘急，典型患者可见尿频、尿急、尿痛等，部分患者伴有寒战、发热、口干、腰痛、腹痛等症状。

【临证加减】心火偏亢加麦冬、淡竹叶；湿热下注加瞿麦、萹蓄；气虚乏力加黄芪、党参、太子参；肝肾阴虚加知母、黄柏；血尿加白茅根、茜草根；尿频尿痛加萹蓄、土茯苓、白茅根。

【疗效】患者 32 例中，痊愈 18 例，显效 11 例，有效 1 例，无效 2 例，总有效率 93.75%。

【来源】王淑敏，郭焱. 自拟子淋汤治疗子淋 32 例临床观察［J］. 国医论坛，2013，28（4）：41.

六草地黄汤

白花蛇舌草 30g　金钱草 30g　鱼腥草 30g　车前子 15g　茜草 15g甘草梢 10g　熟地黄 15g　山药 15g　山茱萸 12g　茯苓 9g　泽泻 9g牡丹皮 9g

【用法】水煎服，每天 2 次，每日 1 剂。

【功效】清热利湿，滋阴补肾。

【适应证】**妊娠小便淋痛（肾阴虚兼湿热下注证）**。症见：小便频急，尿道热涩疼痛，伴腰痛，尿中夹血丝，口干渴欲饮。

【临证加减】发热者加柴胡、黄芩；腰痛者加续断、桑寄生；血尿者加大小蓟、白茅根；尿蛋白多者加金樱子、芡实。尿培养细菌阳性者加白头翁、马齿苋。

【疗效】患者 102 例中，痊愈 79 例，好转 18 例，无效 5 例，总有效率 95%。

【来源】杨际平，李久荣．六草地黄汤治疗妊娠合并泌尿系感染 102 例［J］．河南中医，1998，18（4）：233－234.

益元清淋汤

生地黄　玄参　白芍各 20g　金钱草 30g　黄芩　海金沙各 12g　当归　石韦各 15g　黑栀子　淡竹叶　甘草梢各 10g

【用法】水煎服，每天 2 次，每日 1 剂，连用 7 剂。

【功效】益元滋肾，清热通淋。

【适应证】**妊娠小便淋痛（肾虚夹热证）**。症见：小便频急，尿道热涩疼痛，伴腰痛，尿中夹血丝，口干渴欲饮。

【疗效】治疗患者 45 例，总有效率 97.8%。

【来源】张泽生，王智博，王军，等．益元清淋汤治疗妊娠并发肾盂肾炎 45 例［J］．四川中医，2001，19（10）：49－50.

通淋寿胎方

黄芩 10g　生地黄 10g　阿胶[烊化,兑服] 10g　续断 10g　桑寄生 10g　萹蓄 12g　瞿麦 12g　生甘草 3g

【用法】水煎服，每天 2 次，每日 1 剂。10 天为 1 个疗程。

【功效】清热利湿，益肾安胎。

【适应证】**妊娠小便淋痛（湿热证）**。症见：妊娠期间，突感尿频、尿急、尿痛，尿意不尽，欲解不能，小便短赤，小腹坠胀，胸闷纳少，带下黄稠量多，舌红、苔黄腻，脉弦滑数。

【临证加减】湿热较甚者加黄柏、蒲公英；肝郁气滞者加柴胡、乌药；血尿明显者加苎麻根；尿涩痛明显、浮肿或蛋白尿加苏叶、桔梗。

【疗效】患者 46 例，经治疗 1～2 个疗程后，30 例痊愈，11 例好转，5 例无效。

【来源】杨金荣．通淋寿胎饮治疗妊娠期尿路感染 46 例［J］．浙江中医杂志，

1998，33（11）：517.

🪷 分消汤

　　白术5g　茯苓2.5g　陈皮2g　厚朴2g　香附2g　猪苓2g　泽泻2g　枳实1g　大腹皮1g　砂仁1g　木香1g　生姜3g　灯芯草2g

【用法】水煎服，每天2次，每日1剂。

【功效】健脾行水。

【适应证】**妊娠小便淋痛（脾虚水停实证）**。症见：妊娠期间，小便频数，尿意不尽，欲解不能，或伴双下肢水肿。

【疗效】本方是实证的常用肯效方，但必须是体质壮实者用之，体虚弱者忌用。

【来源】林天东，余昭秀. 妇产科疾病的中医治疗（上）［J］. 国医论坛，1987，（1）：53－54.

第二节　外　治　方

🪷 按摩疗法

【选穴】太溪、三阴交、委中穴。

【操作】由拇指或食指指腹分别按摩上述穴位，每次3～5分钟，3～4次/日。共治疗7天。

【疗效】共治疗本病30例，显效11例，有效18例，无效1例，总有效率为96.67%。

【来源】李淑娟，杨丽芸，曹丽娜，等. 穴位按摩疗法治疗妊娠期泌尿系感染30例疗效观察［J］. 山东医药，2014，54（38）：108.

第十八章　妊娠咳嗽

妊娠咳嗽是指妊娠期间咳嗽或久咳不已，又称为"子嗽"。本病乃妊娠后出现咳嗽症状，而无外感表证者，方可诊断为子嗽。

子嗽的病因主要有两方面：一是多因素体阴虚，肺阴不足，虚热内生，孕后阴血下聚养胎，阴血愈亏，阴虚火旺，灼伤肺津，肺失濡养，肃降失职，而成咳嗽。二是脾胃虚弱，痰湿内生，孕后饮食不节，或劳倦过度，更伤脾阳，脾失健运，水湿内停，聚湿生痰，上犯于肺，发为咳嗽。辨证为阴虚肺燥、脾虚痰饮。治疗上以清热润肺、化痰止咳为主，重在治肺，兼顾及脾。因其久咳伤气，气虚不能载胎，有碍胎气之嫌，故在用药上，必须遵循治病与安胎并举的原则，一是治咳照顾胎气，若有胎动之兆，应加入安胎药；二是有些治疗咳嗽的药如降气、豁痰、滑利等类可能碍胎者要慎用。此外，子嗽其本乃肺系受病，故治疗时不可见咳止咳，妄施温补，免致伤胎，酿成不良后果。对兼证也应做适当的治疗，或两者同治，或按病情主次分先后缓急治之。要审慎用药，不得孟浪从事，注意妊娠禁忌，用药宜中病即止，不可太过。

第一节　内　治　方

❀ 百合固金汤加味

百合 15g　生地黄 15g　玄参 15g　麦冬 10g　白芍 10g　川贝 10g　桔梗 10g　阿胶^(烊化,兑服)10g　桑叶 15g　炙百部 10g　炙甘草 5g

【用法】每日 1 剂，水煎 2 次，取汁 300ml，早晚 2 次分服（饭后温服），5 天为 1 个疗程，未见效者停用。

【功效】养阴润肺，止咳安胎。

【适应证】**妊娠咳嗽（阴虚肺燥证）**。症见：妊娠期间，咳嗽不已，干咳少痰或咳痰不爽，口干咽燥，失眠盗汗，手足心热，舌红、少苔，脉细滑数。

【临证加减】痰火犯肺者，加黄芩、瓜蒌皮、炙枇杷叶；腰痛、下腹坠胀者加续断、桑寄生、菟丝子；若咳嗽日久不愈者，加党参或太子参、五味子。

【疗效】患者 66 例，治愈 50 例，好转 12 例，无效 4 例，总有效率 93.9%。在治愈的 50 例孕妇中已分娩 6 例，婴儿均发育正常。

【来源】唐厚秀，蔡秀莲. 百合固金汤加味治疗子嗽 66 例［J］. 广西中医学院学报，2011，14（3）：13-14.

🌸 止咳化痰汤

黄芩 10g　山栀子 10g　灯台叶 8g　桔梗 10g　麦冬 10g　桑白皮 12g　川贝 10g　知母 6g　前胡 10g　陈皮 10g　茯苓 15g　甘草 6g

【用法】每日 1 剂，水煎服，每日 3 次，6 天为 1 个疗程。

【功效】宣肺止咳，安胎化痰，滋阴润肺。

【适应证】**妊娠咳嗽（阴虚肺燥、痰火犯肺证）**。症见：咳嗽，干咳，咽痒、咽痛，痰稠或少痰，咯痰不爽，舌红、苔黄腻，脉弦数。

【临证加减】若心烦呕吐加砂仁；兼有风寒加苏叶、桑叶；咳甚津伤加百合、玄参。

【疗效】患者共 68 例，其中治愈 42 例，显效 14 例，有效 10 例，无效 2 例，有效率为 97.06%。

【来源】喻洪. 自拟止咳化痰汤治疗妊娠咳嗽 68 例［J］. 云南中医中药杂志，2015，36（2）：22.

🌸 千金麦门冬汤

麦冬 15g　桑白皮 15g　桔梗 10g　生地黄 15g　半夏 6g　紫菀 15g　竹茹 10g　麻绒 10g　五味子 5g　生姜 10g　甘草 5g

【用法】水煎服，每天 2 次，每日 1 剂。5 天为 1 个疗程。

【功效】润燥祛痰止咳，宣肺散寒。

【适应证】**妊娠咳嗽（寒热并见、阴虚痰结证）**。症见：咳嗽气满，吐痰稠黏色白，伴有咽干口燥，大便秘结，舌尖红、苔黄白而干，脉细数。

【临证加减】表寒重者去生地黄；有汗者麻绒宜蜜炙；痰多者加瓜蒌、贝母；心烦者加淡竹叶；气虚者加白参；便秘者加白蜜；声嘶者加诃子、枇杷叶；妊娠初期及燥热之证去半夏。

【疗效】共治疗本病 60 例，治愈 45 例，显效 12 例，好转 3 例，全部有效。

【来源】肖建峰. 千金麦门冬汤治疗子嗽 60 例［J］. 湖南中医杂志，1999，15（4）：29.

止嗽汤合苏子贝母冰糖饮

沙参 20g　陈皮 10g　黄芩 10g　白芍 10g　紫苏叶 10g　桑叶 15g　菊花 10g　玄参 15g　桔梗 10g　前胡 10g　炙枇杷叶 20g　款冬花 15g　瓜蒌仁 12g　百合 15g　杏仁 10g　甘草 4g

【用法】取水 500ml，水煎 2 次，煎取 300ml，1 剂/天，100ml/次，分 3 次服用，连用 4 剂未见效者停用。另外，每个患者皆以苏子贝母冰糖饮（川贝 15g、紫苏子 15g 研细，用粳米汤加冰糖烊化），5g/次，2～3 次/天，服妊娠止嗽汤 30 分钟后服用。

【功效】滋阴润肺清痰。

【适应证】**妊娠咳嗽（阴虚肺燥证）**。症见：干咳无痰或咯痰不爽，甚或痰中带血，口干咽燥，手足心热，面红，舌红、苔黄，脉弦数，咳嗽时小便自遗。

【临证加减】阴虚肺燥者去陈皮，加麦门冬、玉竹；痰火犯肺者去紫苏叶、白芍，加竹茹、茯苓。

【疗效】患者 82 例中，痊愈 68 例，好转 8 例，无效 6 例，总有效率 92.7%。

【来源】尚发全. 妊娠止嗽汤治疗子嗽 82 例临床观察［J］. 甘肃中医，2007，20（12）：40.

清金化痰汤

炒黄芩 12g　栀子 12g　贝母 10g　生甘草 6g　麦门冬 12g　桔梗 6g　桑白皮 10g　知母 12g　瓜蒌 12g　化橘红 12g　茯苓 12g

【用法】水煎服，每天 2 次，每日 1 剂。7 天为 1 个疗程。

【功效】清热化痰，润肺止咳。

【适应证】**妊娠咳嗽（痰热壅肺证）**。症见：咳嗽，咳吐黄色黏痰，咽痛，舌红、苔薄黄，脉滑数。

【临证加减】表寒重者加紫苏梗 9g；痰多者加鱼腥草 12g；便秘者加炒草决明 15g；声嘶者加炙枇杷叶 12g；咽疼甚者加金银花 20g、牛蒡子 10g、连翘 15g；发热者加黄芩 15g、柴胡 10g、生石膏 12g；鼻塞者加辛夷花 10g、苍耳子 10g；咳吐白痰者加紫菀 10g、生姜 6g；咽痛者加牛蒡子 10g；气喘者加杏仁 10g；阴虚内热者加北沙参 15g、五味子 10g；恶心呕吐者加砂仁 6g。

【疗效】患者 20 例中，治愈 17 例，好转 2 例，未愈 1 例，有效率为 95%。

【来源】李焱，翟凤霞．翟凤霞运用清金化痰汤治疗子嗽 20 例 ［J］．河南中医，2011，31（11）：1285.

止嗽散加味

川贝 15g　紫菀 15g　百部 12g　桔梗 10g　荆芥 10g　白前 10g　木蝴蝶 10g　陈皮 6g　生甘草 5g

【用法】每日 1 剂，文火水煎 2 次，取汁 400ml，分早晚 2 次饭后温服，5 天为 1 个疗程。

【功效】疏风宣肺，止咳化痰。

【适应证】**妊娠咳嗽（风邪犯肺、痰湿内生证）**。症见：咽痒，并且咳嗽加剧，痰稠难咯，咳嗽严重时伴遗尿，胃纳欠佳，二便调，舌淡红、苔白，脉浮滑。

【临证加减】伴干咳无痰，潮热盗汗者，加生地黄、地骨皮各 15g，麦冬 20g，玄参 12g；伴久咳不止致小便自遗者，加五味子 9g、山萸肉 10g、淮山药 15g；伴外感之头痛、鼻塞、流涕、咽痛者，加白芷 10g、辛夷花 6g、连翘 12g；伴咳嗽痰多，色白黏稠，神疲纳呆者，加茯苓 15g、法半夏 6g、化橘红 10g。

【疗效】患者 78 例中，痊愈 60 例，显效 13 例，好转 5 例，有效率 100%。

【来源】郑泳霞．止嗽散加味治疗妊娠咳嗽 78 例 ［J］．陕西中医，2006，27（4）：396.

滋肾润肺汤

熟地黄 30g　黄芩 10g　麦冬 10g　阿胶^{烊化，兑服}10g　川贝 10g　杏仁 10g　生地黄 10g　山茱萸 15g　五味子 6g　益母草 3g　砂仁^{后下}2g

【用法】水煎服，每天 2 次，每日 1 剂。

【功效】滋肾润肺。

【适应证】**妊娠咳嗽（阴虚津亏、虚火内生证）**。症见：干咳，咳甚则腹痛，咳止则缓解，伴头晕、口干苦，舌质偏红、苔薄白，脉滑数。

【临证加减】咽痛舌燥者，加沙参、旱莲草；咳嗽频作，伴呕吐者，加炙枇杷叶、黄连等；咳甚腹痛、腰酸、胎动不安者，加白芍、炙甘草等。若咳嗽兼有表证，先去其表，表证已除，咳嗽仍不止者，再效上方治疗；痰火犯肺致咳嗽、痰黄质稠者，禁用此方。

【来源】赵燕宁．滋肾润肺汤治疗子嗽［J］．四川中医，1991，6：41.

小柴胡汤加减

柴胡18g　白芍12g　桔梗12g　杏仁12g　半夏9g　生姜9g　甘草9g　泡参20g　鲜芦根30g

【用法】水煎服，当天服药2次，晚上安卧。2剂后，再拟养阴益胃之剂调理收功。

【功效】和解少阳，疏利气机，肃降肺气。

【适应证】**妊娠咳嗽（少阳郁热证）**。症见：咳嗽顿作，咳声不爽，连咳数声后吐出少量白黏痰涎，随之面红发热，自觉胸部憋闭闷不舒，咳时胁肋掣痛，咽干口渴，晨起口微苦，舌边尖红、苔薄白、中部微黄、少津，脉弦滑数。

【来源】王孝康．小柴胡汤治疗子嗽［J］．四川中医，1987，（12）：19.

马兜铃散加减

炙马兜铃10g　青蛤壳^{先煎}10g　板蓝根10g　白芍10g　炒子芩10g
北沙参10g　桑寄生10g　桔梗9g　炒牛蒡子9g　甘草6g　大贝母6g
杏仁6g

【用法】水煎服，每天2次，每日1剂。

【功效】清肺降火，止咳安胎。

【适应证】**妊娠咳嗽（胎火上炎证）**。症见：咳嗽，咽痒则咳，少痰，入夜为著，舌红、苔薄腻，脉细滑。

【来源】潘捷．夏桂成诊治子嗽的经验［J］．江苏中医，1992，（1）：13.

清燥救肺汤加减

炙桑白皮10g　生石膏^{先煎}30g　甜杏仁10g　炙枇杷叶10g　地骨皮10g　炒黄芩10g　川贝10g　瓜蒌皮10g　白前10g　牛蒡子10g
竹茹10g　当归10g　生甘草5g

【用法】水煎服，每天2次，每日1剂。

【功效】清肺化痰，养阴止咳安胎。

【适应证】**妊娠咳嗽（痰火伏肺证）**。症见：身热头痛，咳嗽痰稠难咯，心烦口渴，舌红、苔黄腻，脉滑数。

【临证加减】对于阴虚肺燥者，加麦冬养阴清肺，白芍养血敛阴；痰火犯肺者，加入竹茹、黄芩清热化痰；久嗽不愈者，加入太子参、白术补益肺脾；为固护胎元，可酌加菟丝子、黄芩以安胎。

【来源】李磊，朱际平，祁永健. 韩树人教授治疗子嗽经验［J］. 长春中医药大学学报，2014，30（1）：41－42.

清热化痰止咳汤

鱼腥草20g　黄芩15g　炙款冬花15g　炙枇杷叶15g　浙贝15g
牛蒡子15g　桔梗12g　杏仁12g　甘草6g

【用法】1剂/日，水煎2次，混合取汁400ml，分2次口服。

【功效】清热化痰，止咳安胎。

【适应证】**妊娠咳嗽（痰热阻滞证）**。症见：咳嗽不止，咽痒、干咳或咯少量黏痰或咯黄痰。

【临证加减】干咳无痰加麦冬20g、南沙参15g；痰中带血加白及9g；咽痒不适加射干9g、山豆根9g。

【疗效】患者100例中，治愈79例，好转17例，未愈4例，有效率96%。

【来源】崔翠林，张雪. 妊娠外感久咳的中医治疗［J］. 中医临床研究，2015，（15）：14.

桑杏汤加味

沙参30g　桑叶12g　杏仁15g　川贝粉^{吞服}10g　豆豉12g　栀子12g　梨皮30g　炙款冬花15g　百部15g　炙枇杷叶15g　鱼腥草15g　甘草6g

【用法】水煎服，每日1剂，每日2次，每次200ml。

【功效】清宣燥热，润肺止咳。

【适应证】**妊娠咳嗽（燥邪犯肺证）**。症见：鼻塞、流脓涕、咳嗽痰黄、黏稠量少、口干口渴，咽部痒痛，小便黄少，舌红、苔薄黄而干，脉细滑。

【来源】丁丽仙. 丁启后妇科经验［M］. 北京：中国中医药出版社，2014：169.

何氏养阴清肺方

生地黄10g　麦冬12g　玄参9g　黄芩10g　桔梗6g　百合10g

百部 10g　枇杷叶 15g　桑寄生 15g　菟丝子 15g　甘草 5g

【用法】水煎服，每天 2 次，每日 1 剂。

【功效】养阴清肺。

【适应证】**妊娠咳嗽（阴虚肺燥证）**。症见：咳嗽，干咳无痰，手足心热，口干咽燥，大便干结，舌红、少苔，脉细滑。

【来源】章勤．何少山医论医案经验集［M］．上海：上海科学技术出版社，2007：121－122.

何氏宣肺止咳方

桑白皮 10g　黄芩 6g　前胡 10g　桔梗 5g　炙百部 9g　炙紫菀 6g　炙款冬花 9g　川贝粉 ^{吞服}3g　金银花 12g　连翘 12g　鱼腥草 30g　沙氏鹿茸草 30g　淡竹沥 1 支

【用法】水煎服，每天 2 次，每日 1 剂。

【功效】宣肺疏散，止咳化痰安胎。

【适应证】**妊娠咳嗽（痰湿壅肺证）**。症见：咽痒咳嗽，咳痰不爽，恶寒潮热，泛泛欲吐，舌苔薄白，脉滑数。

【来源】章勤．何少山医论医案经验集［M］．上海：上海科学技术出版社，2007：121－122.

第二节　外　治　方

针灸拔罐疗法

【取位】大椎穴、风门穴、肺俞穴。

【功效】宣肺化痰、止咳平喘（针灸）；祛风除湿，清热解毒，行气解闭（拔罐）。

【适应证】以咳嗽为主，伴有咽痒、吐白色或黄色痰，或白色泡沫，或干咳无痰，遇冷风、晨起或夜间发作为甚，严重者可影响睡眠，食欲欠佳，疲乏无力，胎动不安等。

【治疗方法】患者取侧卧位，充分暴露大椎穴、风门穴、肺俞穴。取 1.5cm×0.25cm 长针，直刺大椎穴入 0.8～1.2 寸；1.0cm×0.25cm 短针直刺风门穴、肺俞穴入 0.5～0.8 寸。得气后，根据中医辨证施以针刺补泻方法，每10分钟提插捻转行针一次，留针30分钟后起针。起针后即选用3个3号的玻璃火罐，分别拔在大椎穴、风门穴、肺俞穴，留罐10分钟，每日治疗1次，3次为一疗程。首次施治前做好告知工作，以免患者心理紧张。

【疗效】63例患者经治疗，痊愈57例（占90.5%），好转3例（占4.8%），无效3例（占4.8%），总有效率为95.2%。

【来源】王家娟，黄海燕. 一三五穴针配合拔罐治疗妊娠咳嗽的疗效及护理［J］. 求医问药，2013，11（7）：139－140.

🌸 热敷疗法

1. 背部热敷具有使上呼吸道、气管、肺等部位的血管扩张、血液循环加速，增强新陈代谢和白细胞的吞噬能力等作用。

具体方法：根据个体差异选用不同型号的热水袋，装盛60℃～70℃的热水，放置于患者背部，白天和晚上均可进行，持续时间视病情而定，一般2～5天，平均为3.5天。

注意事项：①热水袋不可直接放在患者背部，应隔1～2件内衣，或将热水袋外包一块毛巾；②如有发热者忌用。

2. 中药热敷法：取鲜荆芥250g，鲜曼陀罗花20g，马兜铃、干地龙各20g。将后两味研细末，与前两味药共捣烂为泥膏。将药膏平摊于第1～7胸椎上，再以热水袋热熨30分钟，每天敷熨2～3次。

🌸 蒸汽吸入法

妊娠咳嗽发作期间，自感有咳嗽不爽、胸闷气阻、烦躁不安时，可以用直径为10～15cm的深桶杯，盛半杯热水，将口鼻放在杯口，用力吸蒸汽。待水稍冷再换热水，反复2～3次，有祛痰止咳作用。

第十九章 妊娠泄泻

　　妊娠期间大便次数增多，粪便稀溏，甚或泻下如水样，称为"妊娠泄泻"。妊娠泄泻多因孕妇脾胃虚弱，孕后血聚养胎，奉养脾胃之阴血亦感不足，功能受累，以致升降失职，清浊难分；或外感风寒暑湿之邪，寒湿困脾，运化失司，湿注肠间，又有孕后过于强调营养，恣食肥甘厚腻，贪食饮冷，碍脾伤胃及肠；或肾阳不足，不能温煦脾土，脾失健运；或木横侮土，肝气乘脾而致腹痛泄泻。伤于风寒者，泄泻如水样，兼肠鸣腹痛，治宜散寒化浊；伤暑湿者，腹痛泻下黏滞不爽，烦渴不喜饮，小便赤涩，治宜清热利湿；停食不化者，泻下秽臭，腹痛肠鸣，吞酸胀饱，治宜消食导滞，佐以健脾助运；脾肾阳虚者，不思饮食，五更作泻，畏寒肢凉，治宜温补脾肾之阳；肝气乘脾者，胸胁痞闷，纳谷不馨，治宜抑肝扶脾。

葛根芩连汤加味

　　葛根 10g　黄芩 10g　黄连 10g　菟丝子 10g　桑寄生 10g　艾叶 5g
木香 5g　甘草 3g

【用法】水煎服，每天 2 次，每日 1 剂。

【功效】清热燥湿，固肾安胎。

【适应证】**妊娠泄泻（湿热证）**。症见：程度不一的腹痛，泻下急迫，粪便黄褐色、呈水样，日泻最少者 4 次，甚者 10 余次，其气臭秽，或肛门灼热，或烦热口渴，或小便短赤，舌苔黄腻，脉滑数。

【临证加减】胎动甚者，加白芍 20g；纳呆者，加神曲 15g。

【疗效】痊愈（临床症状消失，大便成形，每日 1 次，舌脉正常）25 例（其中服药 1 剂泄泻停止的 10 例，2 剂的 8 例，3 剂的 7 例），显效（临床症状明显改善，大便近似成形或每日便溏仅 1 次，舌脉基本正常）4 例，无效（临床症状和泄泻均无改善）1 例。

【来源】陈受美. 葛根芩连汤加味治疗妊娠泄泻 30 例［J］. 湖北中医杂志，1995，17（5）：33.

补中益气养血安神汤

黄芪 35g　白术 15g　党参 15g　升麻 10g　柴胡 10g　炙甘草 15g　茯苓 25g　山药 20g　香附 15g　当归 15g　何首乌 20g　远志 15g

【用法】水煎服，每天 2 次，每日 1 剂。

【功效】补中益气，佐以养血安神。

【适应证】**妊娠泄泻（脾虚湿盛证）**。症见：泄泻水便，每日四五行，带少许黏液，无脓血及里急后重，腹隐痛，口不渴，夜寐不实，机体消瘦，舌红、苔薄白，脉沉滑。

【来源】李长和. 妊娠泄泻一例治验 [J]. 北京中医杂志，1985，(1)：44.

半夏泻心汤

半夏 9g　黄芩 10g　黄连 3g　干姜 6g　白术 10g　杭白芍 12g　葛根 10g　生甘草 5g

【用法】水煎服，每天 2 次，每日 1 剂。

【功效】消痞扶脾，除寒热，调肠胃。

【适应证】**妊娠泄泻（脾气虚弱、寒热交错证）**。症见：大便稀溏，每日四五次，伴呕吐，少气乏力，自汗，纳少，头晕及四肢倦怠沉重，贪睡，不思饮食等。

【来源】韩娟. 半夏泻心汤治妊娠泻痢举例 [J]. 内蒙古中医药，2012，(12)：26.

理中汤加味

党参 20g　炒白术 12g　炒干姜 3g　炙甘草 5g　藿香 10g　砂仁 5g　厚朴 6g　陈皮 12g　阿胶^{烊化,兑服}15g

【用法】水煎服，每天 2 次，每日 1 剂。

【功效】温中祛寒，健脾化湿，佐以安胎。

【适应证】**妊娠泄泻（脾阳受损型）**。症见：大便稀溏，日行五六次，腹部胀痛，食少泛酸，舌淡红、苔薄白而滑，脉滑缓而弱。

【来源】李清义. 妊娠泄泻治验 [J]. 河北中医，1985，(2)：33.

产后病

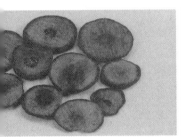
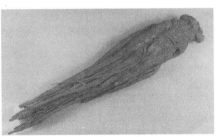
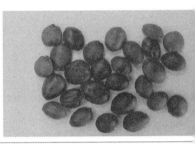

第二十章 产后发热

产后发热，亦称"产褥热"，是指产褥期内，出现发热持续不退，或突然高热寒战，并伴有其他症状者，类似于西医学的产褥感染。产后发热的常见临床表现主要是产褥期内，出现发热持续不退，或突然高热寒战，或发热恶寒，或乍寒乍热，并伴有其他症状者，如疼痛、恶露异常、恶心、呕吐等。如产后1~2日内，由于阴血骤虚，阳气外浮，而见轻微发热，无其他症状，此乃营卫暂时失于调和，一般可自行消退，属正常生理现象。本病属感染邪毒型发热，是产褥期最常见的严重并发症，至今仍为产妇死亡的重要原因之一，应予高度重视。

中医学认为产褥热的病因主要有四方面：一是感染邪毒，产后血室正开，若接生不慎或护理不洁，邪毒趁虚侵犯胞宫，正邪交争可致发热；二是外感，产后气血骤虚，元气受损，腠理不密，外邪趁虚而入，营卫不和，可致发热；三是血瘀，产后恶露不畅，瘀血停滞，阻碍气机，营卫不通，郁而发热；四是血虚，产时、产后失血过多，阴血骤虚，以致阳浮于外而发热。

临床上，产褥发热的治疗方法主要为中药内服法。

❀ 产后发热验方

党参30g　当归20g　白芍20g　川芎12g　茯苓12g　枳壳12g　厚朴12g　麻黄10g　桂枝10g　白芷10g　生姜10g　苍术10g　陈皮10g　大黄8g　半夏8g　甘草6g　食醋50ml

【用法】先将上药加入食醋50ml，共炒至药物微黄，用冷水浸泡30分钟，文火煎煮25分钟，每剂煎3次。每日服1剂，将三次煎制的药液混合，一日3次温服。

【功效】和脾胃，益气血，补正除邪。

【适应证】**产后发热（感受外邪）。**症见：发热，头身疼痛，胸闷呕逆，腹胀不适，大便结滞，烦热倦怠，舌红、苔腻，脉浮沉细数无力。

【来源】刘启良．产后发热验方［J］．四川中医杂志，1989，（2）：46.

加味生化汤

黄芪 30g　当归 16g　白芍 15g　川芎 12g　桃仁 12g　炙甘草 16g
益母草 30g　干姜（炮）6g

【用法】水煎服，每天 2 次，每日 1 剂，连服 6 天。

【功效】益气养血，活血化瘀。

【适应证】**产后发热（血瘀证）**。症见：产后寒热时作，恶露不下或下亦
甚少，色紫暗有块，小腹疼痛拒按，舌质紫暗或有瘀点，脉弦细。

【临证加减】兼外感者加桑叶 10g、柴胡 10g、葛根 13g；血瘀者加败酱草
15g；阴虚者加地骨皮 12g、生地黄 15g。

【疗效】共治疗 90 例，痊愈 76 例，显效 7 例，有效 5 例，无效 2 例，总
有效率达 97.78%。

【来源】田冰．加味生化汤治疗产后发热的临床疗效观察［J］．中国社区医师（医
学专业），2011，13（33）：33．

加味小柴胡汤

柴胡 10g　黄芩 10g　党参 20g　半夏 10g　当归 10g　桃仁 10g
川芎 10g　益母草 20g　生甘草 6g

【用法】水煎服，每天 2 次，每日 1 剂。

【功效】补气和胃，和解清热。

【适应证】**产后发热（邪入少阳证）**。症见：寒热往来，口苦咽干，目
眩，默默不欲饮食，脉弦者。

【疗效】中药内服治疗 52 例，其平均退热时间（1.28±1.12）天，3 天
内体温正常率为 98.08%。

【来源】肖群，方燕飞．加味小柴胡汤治疗产后发热的临床疗效观察［J］．中国妇
幼保健，2010，25（31）：4641－4642．

银翘散合生化汤加减

金银花 15g　连翘 15g　荆芥穗 10g　防风 10g　薄荷 6g　桔梗^后下
10g　淡竹叶 10g　芦根 10g　当归 10g　川芎 10g　桃仁 10g　炮姜 6g
炙甘草 6g

【用法】水煎服，每天 2 次，每日 1 剂。

【功效】疏风解表，化瘀清热。

【适应证】**产后发热（外感夹瘀证）**。症见：恶风，头痛，全身肌肉酸痛，咳嗽，咽痛，痰黄难咳，无汗，伴恶露量中，颜色紫暗，有血块，舌红有瘀点、苔薄黄，脉弦数。

【来源】朱月，朱颖. 朱颖教授运用银翘散合生化汤加减治疗外感夹瘀型产后发热经验［J］. 现代中医药，2014，（1）：9 – 10.

桂枝茯苓丸加味

桂枝 20g　茯苓 20g　桃仁 12g　牡丹皮 18g　白芍 18g　当归 15g　川芎 15g　熟地黄 12g　栀子 15g　地骨皮 15g　甘草 3g

【用法】水煎服，每天 2 次，每日 1 剂。

【功效】活血化瘀，滋阴清热。

【适应证】**产后发热（瘀热结于胞中）**。症见：寒热时作，恶露不下或下亦甚少，色紫暗有块，小腹疼痛拒按，口干欲饮，舌质暗红、苔黄，脉弦。

【临证加减】外感发热去熟地黄加荆芥、防风、白芷各 18g；血瘀发热加酒大黄 5g；兼便秘加火麻仁、枳实各 12g；血虚发热加阿胶（烊化）10g，黄芪 30g。

【疗效】服 2 剂痊愈 6 例；服 4 剂痊愈 10 例；服 5 剂痊愈 14 例；服 6 剂痊愈 15 例；无效 3 例。平均服 4.79 剂，治愈率 93.75%。

【来源】周俊文. 桂枝茯苓丸加味治疗产后发热 48 例疗效观察［J］. 四川中医杂志，2008，（2）：79.

三仁汤加味

杏仁 15g　白蔻仁 10g　生薏苡仁 18g　滑石 18g　白通草 6g　竹叶 6g　厚朴 6g　半夏 15g

【用法】水煎服，每天 2 次，每日 1 剂。

【功效】宣畅气机，利湿清热。

【适应证】**产后发热**。症见：产后气血暂时不足，气化能力减低，体内湿热郁而发热。

【临证加减】气虚甚加党参 15g、白术 9g；阴血虚加麦冬 12g、五味子 9g；兼外感者加荆芥 6g、防风 6g；乳汁分泌不足加生麦芽 12g、王不留行 9g；大便黏腻不爽加莱菔子 9g。

【疗效】共治疗 36 例，痊愈 23 例，好转 11 例，未愈 2 例，总有效率达 94.4%。

【来源】吴礼兰．三仁汤加味治疗产后发热 36 例［J］．中国中医药现代远程教育，2010，13：117 – 118.

当归补血汤加味

生黄芪 30g　当归 6g

【用法】水煎服，每天 2 次，每日 1 剂。3 天为一疗程。

【功效】益气养血，和营退热。

【适应证】**产后发热**。症见：发热，伴头晕，或双乳稍胀，或产后出血、贫血，或夜间有盗汗等。

【临证加减】气虚明显者加党参 15g，大枣 15g、炒白术 12g；血虚盛者加熟地黄 12g、阿胶 10g、砂仁 3g；兼纳呆者加山药 15g、神曲 12g、炒山楂 12g；乳胀痛甚者加路路通 12g、蒲公英 20g；兼便秘者加生何首乌 15g、火麻仁 12g；天热夹暑湿者加广藿香 12g、佩兰 10g、青蒿 10g。

【疗效】治疗 53 例中，治愈 45 例，好转 8 例，未愈 0 例，总有效率 100%。

【来源】劳建军，魏慧．当归补血汤加味治疗产后发热 53 例［J］．浙江中医杂志，2013，（9）：682.

柴胡四物汤

柴胡 15～24g　太子参 7～12g　甘草 3～6g　半夏 6～10g　熟地黄 15～30g　当归 6～12g　川芎 6～12g　黄芩 9～15g　白芍 9～15g　生姜 2～4 片　大枣 3～5 枚

【用法】水煎服，每天 2 次，每日 1 剂。

【功效】健脾益气，泻热疏肝，清热化瘀。

【适应证】**产后发热**。症见：寒热往来，周身不适，腹痛拒按，恶露不尽有血块；或咳，或乳汁不通，乳房红肿胀痛，舌红、苔薄白或腻、或光剥少苔、尖边有瘀点，脉浮数或弦数或弦细数。

【临证加减】若实热去熟地黄，加金银花、连翘、蒲公英、黄柏、赤芍；湿热去熟地黄、太子参、白芍，加龙胆草、白花蛇舌草、滑石、薏苡仁、赤芍；瘀热去白芍，加赤芍、丹参、桃仁、红花、牛膝；虚热加青蒿、地骨皮、鳖甲、秦艽，熟地黄改为生地黄；食滞加神曲、山楂、莱菔子；高热烦渴加石膏、知母；乳汁不通、乳房红肿胀痛加金银花、蒲公英、牛蒡子、全瓜蒌、皂角刺、王不留行、路路通、漏芦。

【疗效】临床治愈 107 例，有效 41 例，无效 5 例，总有效率为 96.7%。

【来源】王玉玲，臧向博，封亚利. 柴胡四物汤治疗产后发热 153 例 [J]. 陕西中医杂志，2007，(3)：295－296.

🪷 两地汤加减

生地黄 15g 地骨皮 10g 白芍 15g 玄参 12g 麦冬 15g 金银花 12g 当归 15g 桃仁 12g 知母 10g 青蒿 20g

【用法】水煎服，每天 2 次，每日 1 剂。3 天为一疗程。

【功效】育阴清热。

【适应证】**产后发热**。症见：发热，午后尤甚，心烦，口干，以夜间为甚，伴或不伴头晕耳鸣，手足心热，腰膝酸楚，大便干结，解时困难，舌质偏红或干红、苔薄白或少苔，脉细弦略数。

【临证加减】伴口苦，纳差，脉弦，加柴胡 12g、黄芩 10g；伴乳房胀痛，乳汁不下者，加路路通 15g、王不留行 12g；伴外感风寒，头痛无汗者，加荆芥 6g、防风 6g；伴恶露不下，腹痛拒按者，加炮姜 6g、益母草 30g。

【疗效】28 例患者治疗 3 天内体温均降至正常，其中 12 小时内热退 9 例，24 小时内热退 19 例。有效率为 100%。

【来源】邵梅. 两地汤加减治疗产后阴虚发热 28 例 [J]. 浙江中医药大学学报，2011，(1)：40.

🪷 滋阴补血汤加味

当归 10g 熟地黄 15g 白芍 15g 川芎 15g 生地黄 10g 淡竹叶 10g 桃仁 10g 红花 10g 丹参 15g 鸡血藤 20g 薏苡仁 15g 车前草 15g 炮姜 9g 甘草 6g

【用法】水煎服，每天 2 次，每日 1 剂。3 天为一疗程。

【功效】滋阴清热，养血活血，利水渗湿。

【适应证】**产后发热（阴虚证）**。症见：午后潮热，颧红口渴，大便干燥，舌红、少苔，脉细数。

【疗效】57 例患者中，均服药 2 个疗程，结果治愈 43 例，显效 10 例，无效 4 例，均未见明显不良反应，总有效率为 93%。

【来源】张娥. 滋阴补血汤加味治疗产后阴虚发热 57 例 [J]. 光明中医，2011，10：2045.

白虎加苍术汤合生化汤加减

苍术 15g　石膏 30~40g　薏苡仁 20g　知母 10g　竹叶 10g　连翘
10g　川芎 10g　当归 12g　桃仁 15g　山楂 15g　甘草 5g

【用法】水煎服，每天 2 次，每日 1 剂。

【功效】清热利湿，化瘀解毒。

【适应证】**产后发热（湿热血瘀证）**。症见：发热，汗出，口渴欲饮，心
烦失眠，舌质红、苔薄黄，脉数。

【临证加减】壮热口渴，舌红苔黄腻者重用石膏，加栀子 10g；少腹坠
痛，恶露不尽者加红花 8g、苏木 10g；燥屎内结者加大黄（后下）8g。

【疗效】治疗产后发热 36 例，全部治愈，最少服药 1 剂，最多服药 5 剂。

【来源】胡有仁．白虎加苍术汤合生化汤治疗产后发热［J］．云南中医中药杂志，
1985，（3）：21.

荆防败毒散加减

荆芥 30g　柴胡 15g　防风 10g　薄荷[后下] 10g　党参 12g　黄芪 15g
当归 10g　白芍 10g　陈皮 10g

【用法】水煎服，每天 2 次，每日 1 剂。

【功效】疏风解郁，益气活血。

【适应证】**产后发热**。症见：产后恶寒、发热，无汗不渴，伴头痛、肌肉
酸痛，舌苔薄白，脉浮数。

【临证加减】瘀血发热者加益母草 15g、桃仁 10g、红花 10g、丹参 10g；
暑湿发热者加生石膏 30g、知母 12g、厚朴 10g、半夏 10g、黄芩 10g；热甚持
续不退者加黄芩 10g。

【疗效】治疗产后发热 10 例，治愈 9 例，无效 1 例。

【来源】王淑波．荆防败毒散加减治疗产后高热［J］．中医杂志，1986，（6）：17.

柴胡桂枝汤加减

柴胡 30g　黄芩 12g　党参 15g　半夏 6~9g　桂枝 12g　白芍 12g
炙甘草 6g　生姜 3 片　大枣 4 枚

【用法】水煎服，每天 2 次，每日 1 剂。

【功效】散寒解郁，调和营卫。

【适应证】**产后发热**。症见：恶风，发热，或伴头痛、心悸、失眠、纳

差，舌苔薄黄，脉弦而数者。

【临证加减】腹痛者加炮姜、益母草；恶露臭者加金银花、蒲公英；高热者加羚羊角粉；头痛者加白芷。

【疗效】治疗产后发热20例，服药3剂体温降至正常者16例，5剂体温降至正常者3例，7剂体温降至正常者1例。所有病例全部治愈。

【来源】李安林，侯法增，李文玲，等. 柴胡桂枝汤加减治疗产后发热20例［J］. 国医论坛，1996，（3）：20.

五味消毒饮加减

蒲公英15g　金银花15g　野菊花6g　紫花地丁6g　紫背天葵6g
蒲黄^{包煎}6g　五灵脂^{包煎}6g　牡丹皮6g　赤芍6g　鱼腥草15g　益母草15g　生甘草6g

【用法】水煎服，每天2次，每日1剂。

【功效】清热解毒，凉血化瘀。

【适应证】**产后发热（感染邪毒型）**。症见：高热寒战，热势不退，小腹疼痛拒按，恶露量或多或少，色紫暗如败酱，气臭秽，心烦口渴，尿少色黄，大便燥结，舌红、苔黄，脉数有力。

【临证加减】气虚甚加党参；兼外感加荆芥、防风；纳少、乳汁分泌不足加生麦芽、王不留行；大便黏腻不爽加莱菔子。

【疗效】治疗产后发热35例，治愈21例，好转12例，无效2例，总有效率94.3%。

【来源】吴东亚. 五味消毒饮加减联用清热合剂治疗产后发热35例［J］. 医学信息，2011，（3）：1722.

益气养阴方

黄芪15g　党参15g　麦冬15g　地骨皮20g　知母10g　当归12g
川芎9g　白芍15g　生地黄12g　益母草20g　柴胡20g　青蒿15g　炙甘草3g

【用法】水煎服，每天2次，每日1剂。

【功效】滋阴益气，养血除热。

【适应证】**产后发热（气阴两虚型）**。症见：发热，午后骨蒸潮热或夜间发热较甚，身热不扬，气短乏力，自汗盗汗，或口干咽燥，恶露量或多或少，色淡质黏稠，舌质嫩红、苔薄白或苔少甚至无苔，脉细弱或细数。

【临证加减】若恶露量多色淡者去当归、川芎，重用黄芪、党参均为 30g 以益气摄血；若阴虚火旺较重者，可酌加龟板 12g、女贞子 12g、旱莲草 10g，以养阴退热；子宫复旧不良者，恶露多，舌暗重用益母草至 30g，加桃仁 9g；血虚头晕心悸甚者，加枸杞子 12g、阿胶（烊化）12g、五味子 9g；若腹胀满不欲食加陈皮 12g、神曲 10g。

【疗效】治疗产后发热 31 例，治愈 25 例，显效 6 例，有效率 100%。

【来源】陈冬梅，胡晓华，朱文芳. 益气养阴方治疗产后非感染性发热 31 例［J］. 中国中医药现代远程教育，2011，（12）：29 – 30.

荆防四物汤加减

　　荆芥 12g　羌活 12g　独活 12g　防风 9g　柴胡 9g　前胡 9g　川芎 6g　红花 6g　当归 10g　桃仁 10g

【用法】水煎服，每天 2 次，每日 1 剂。

【功效】养血活血，调和营卫。

【适应证】**产后发热**。症见：产后出现发热、恶寒，伴小腹疼痛，恶露有臭气或露量少，肢体疼痛，体倦。

【临证加减】血瘀者加益母草、丹参；外感者加苏叶；血虚者去川芎，加黄芪、青蒿、鳖甲、知母；感染邪毒者加金银花、连翘、柴胡、冬瓜仁、败酱草、红藤。

【疗效】治疗产后发热 30 例，均痊愈。其中服药少者 3 剂，最多者 6 剂，一般服药 4 剂体温可降至正常，临床症状消失。

【来源】冯伟华. 荆防四物汤加减治疗产后发热［J］. 现代中西医结合杂志，2006，（16）：2231 – 2232.

一贯煎加减

　　黄芪 30g　当归 20g　生地黄 15g　麦冬 15g　五味子 10g　北沙参 15g　枸杞子 15g　茯苓 15g　甘草 10g

【用法】水煎服，每天 2 次，每日 1 剂。4 天为一疗程。

【功效】益气养血敛阴，扶正达邪除热。

【适应证】**产后发热**。症见：产褥期以发热为主，常持续不退或骤起高热，且伴有腹痛、恶露不净等。

【临证加减】发热 38℃以上，腹痛明显，恶露或多或少，色紫暗，气臭秽，便秘不畅等热毒盛者，上方加红藤 30g、败酱草 30g、蒲公英 15g、全瓜蒌 20g、火麻仁 20g；若大便不通，恶露不下，腹痛拒按，为实热内结，重症加酒大黄 10g、芒硝 6g（不宜过量，一般便秘勿用）；兼外感风邪，恶寒发热，咽喉肿痛，加柴胡 10g、白芍 15g、黄芩 10g、太子参 15g、生姜 3 片；时寒时热，恶露不下或下之甚少，色紫暗有块，小腹疼痛，拒按，舌有瘀点，加益母草 30g、蒲黄 20g、炮姜 5g、川牛膝 15g；产程较长，失血较多，症见面色白，心悸失眠，低热不退，恶露稀少色淡，舌胖淡，脉细弱者，加人参 6g、白术 10g、升麻 10g；产后乳汁不下或不畅，乳房胀痛者，加枳壳 10g、川芎 10g、漏芦 10g；乳房胀痛有热感，加牡丹皮 12g、蒲公英 30g、黄芩 10g。

【疗效】治疗产后发热 50 例，其中痊愈 36 例，显效 10 例，有效 4 例，总有效率 100%。

【来源】董保芝，马瑞平．加减一贯煎治疗产后发热［J］．浙江中医学院学报，2004，(4)：46.

🪷 五积散化裁

麻黄 10g　桂枝 10g　桔梗 10g　茯苓 15g　白芷 15g　当归 12g　白芍 12g　陈皮 12g　枳壳 12g　川芎 12g　生姜 12g　黄芪 30g　甘草 5g

【用法】水煎服，每天 3 次，每日 1 剂。

【功效】解表发汗，调和气血。

【适应证】**产后发热**。症见：发热，伴头痛身疼，恶寒无汗，脉浮紧有力者。

【临证加减】气虚去枳壳、陈皮，加党参、白术；腹痛去麻黄、茯苓，加延胡索，倍白芍；咳嗽去桂枝、生姜，加炙紫菀、炙款冬花。

【疗效】治愈（体温正常，体征消失）12 例，无效（服药 3 剂后体温未降，体征无改善）1 例。服药最少 1 剂，最多 3 剂。

【来源】龙淑芝．五积散化裁治疗产后发热 13 例［J］．四川中医杂志，2000，(3)：35.

🪷 清化汤

艾叶 5g　薏苡仁 30g　柴胡 10g　泽兰 10g　桃仁 10g　枳壳 10g　青蒿 20g　地骨皮 20g

【用法】水煎服，每天 2 次，每日 1 剂。

【功效】化瘀清热。

【适应证】**产后发热**。症见：午后潮热，颧红口渴，大便干燥，舌红、苔少，脉细数。

【临证加减】感染邪毒加白花蛇舌草、败酱草、生大黄；血瘀重加丹参、益母草；外感加荆芥、防风、藿香；血虚加黄芪、当归、炒白术。

【疗效】112 例经治疗后，痊愈 98 例，好转 10 例，无效 4 例。

【来源】张惺荣. 清化汤治疗产后发热 112 例［J］. 四川中医杂志，2000，(7)：38.

🪷 人参当归汤

人参 6g　桂心 6g　当归 9g　生地黄 9g　麦冬 12g　白芍 10g　粳米 30g　竹叶 3g　大枣 3 枚

【用法】水煎服，每天 2 次，每日 1 剂。

【功效】益气养阴，调和营卫。

【适应证】**产后发热**。症见：产褥期以发热为主，常持续不退或骤起高热，且伴有腹痛、恶露不净等。

【临证加减】产后外感发热，恶寒头痛，脉浮或浮数者，加防风 10g、荆芥 10g、苏叶 10g；气阴两虚，口干咽燥，四肢乏力，午后热甚者，加沙参 15g、玄参 15g、女贞子 12g；高热持续，恶露黏稠臭秽，血液白细胞增多者，加金银花 30g、连翘 30g、败酱草 30g；下腹疼痛拒按，脉沉弦，舌苔黄质红者，加牡丹皮 15g、炮姜炭 10g、炒桃仁 10g。

【疗效】疗程一般为 6～15 天。共治疗产后发热 93 例，其中痊愈 60 例，好转 28 例，无效 5 例，总有效率为 94.6%。

【来源】弭阳. 人参当归汤治疗产后发热 93 例［J］. 陕西中医杂志，1991，(5)：208–209.

🪷 芪桂退热汤

桂枝 3g　白芍 12g　生黄芪 15～30g　生白术 9～12g　炒当归 9g　生甘草 6g　柴胡 9～12g　升麻 9～12g　防风 12g　大腹皮 9g　青蒿 9g　苏梗 9g　藿香 9g

【用法】水煎服，每天 2 次，每日 1 剂。3 天为一疗程。

【功效】甘温除热。

【适应证】**产后发热**。症见：发热，微恶风，乏力、气短、懒言，纳差，大便不畅，口干且淡，舌淡、苔薄白，脉细数。

【临证加减】若大便干结者，加决明子、桃仁、杏仁；兼夹咽痛，头痛等外感证者，加金银花、板蓝根、桔梗、川芎；大汗淋漓者加干瘪桃、稽豆衣、五味子、煅龙牡；脘腹不适，肠鸣者焦山楂、鸡内金、炒枳壳。

【疗效】治疗产后发热45例，痊愈21例，显效12例，有效9例，无效3例，总有效率为93.3%。

【来源】宓伟毅. 芪桂退热汤治疗产后发热45例［J］. 中国中医药科技，1998，(3)：191-192.

当归干姜汤

当归30g　川芎15g　薏苡仁15g　熟地黄9g　柴胡12g　陈皮9g
白豆蔻^{后下}15g　茯苓15g　干姜15g　黄芪20g　山楂20g　红花15g

【用法】水煎服，每天3次，每日1剂。

【功效】补益气血，健脾和胃，活血化瘀。

【适应证】**产后发热**。症见：产褥期以发热为主，常持续不退或骤起高热，且伴有腹痛、恶露不净、畏寒怕冷等。

【临证加减】舌苔黄者加黄连、蒲公英；白厚腻苔者重用干姜、白豆蔻、茯苓、薏苡仁。

【疗效】共治疗27例，22例2天后体温恢复正常，并无反复发作；3例3天后体温降至正常，但反复发作2~3次，持续约2天；2例体温不降，仍反复发作，治疗4天后转上级医院。

【来源】傅伟，袁红霞. 当归干姜汤治疗产后发热27例［J］. 实用中医药杂志，2008，(10)：636-637.

五物汤加味

党参15g　当归15g　川芎15g　白芍15g　炙甘草15g

【用法】水煎服，每天2次，每日1剂。

【功效】益气养血，调和营卫。

【适应证】**产后发热**。症见：产褥期以发热为主，常持续不退或骤起高热，且伴有腹痛、恶露不净等。

【临证加减】风寒袭表者，有汗加桂枝12g，无汗加麻黄6g；往来寒热加柴胡12g；头痛加藁本12g；口渴加天花粉12g、淡竹叶6g；气血虚加黄芪30~50g、地骨皮15g、鳖甲15g；卫阳不固，产道不洁等，邪毒侵入者，加金银花30g、鱼腥草30g、土茯苓30g；伤食者，加焦山楂15g、建曲15g；血瘀者，加丹参15g、益母草15g、红花6g；恶露少而腹痛者，加牡丹皮12g、桃仁 10g。

【疗效】治疗产后发热 186 例，均治愈。其中服 2 剂愈者 75 例，服 4 剂愈者 58 例，服 6 剂愈者 48 例，服 7 剂愈者 5 剂。

【来源】孙元乐．五物汤加味治疗产后发热 186 例［J］．湖北中医杂志，1993，(4)：15.

加味补中益气汤

红参^{另煸}8g　黄芪 30g　白术 10g　当归身 10g　柴胡 10g　青蒿^{后下}10g　白薇 10g　山楂 10g　大枣 10g　陈皮 5g　炙甘草 5g

【用法】水煎服，每天 2 次，每日 1 剂。一般服 2～5 剂。

【功效】甘温除热。

【适应证】**产后发热**。症见：产后低热不退，腹痛绵绵，喜按，恶露量或多或少，色淡质稀，自汗，头晕心悸，舌质淡、苔薄白，脉细数。

【临证加减】有瘀血加川芎、益母草；外感加桔梗；便溏加茯苓、扁豆花。

【疗效】治疗产后发热 37 例，其中治愈 32 例（占 86.5%），有效 4 例（占 10.8%），无效 1 例（占 2.7%），总有效率为 97.3%。

【来源】黄祚菊．加味补中益气汤治疗产后发热 37 例［J］．实用中医药杂志，2001，10：12－13.

第二十一章 产后腹痛

产后腹痛又称"儿枕痛",是指产妇在产褥期内,发生与分娩或产褥有关的小腹疼痛,以产后小腹疼痛为主症。孕妇分娩后,由于子宫的缩复作用,小腹呈阵阵作痛,于产后1~2日出现,持续2~3天后自然消失,西医学称"宫缩痛""产后痛",属生理现象,一般不需治疗。若腹痛阵阵加剧,难以忍受,或腹痛绵绵,疼痛不已,影响产妇的康复,则为病态,应予治疗。多发生在新产后至产褥期内,出现小腹阵发性剧烈疼痛,或小腹隐痛,多日不解,不伴寒热,常伴恶露量少,色紫暗有块,排出不畅;或恶露量少,色淡红。本病多发生于新产后。

本病的发生主要由于气血运行不畅,不荣则痛或不通则痛。本病有虚实之分。虚者多因血虚、胞脉失养而致;实者则由血瘀、寒凝等阻滞胞脉而成。前者无胀满,或喜揉按,或喜热熨,或得温稍缓;后者胀痛,或气冲胸胁,或拒按而不可近,或腹中有块者。

产后腹痛的辨证要点,关键是腹痛的性质及恶露的量、色、气味,再根据全身的症状及舌脉,正确辨其虚实。①腹痛的性质:喜按为虚;拒按为实。②恶露的量、色、气味:恶露量少、色淡、质稀为虚;量少或不下、色紫暗有块为实。

本病的治疗以补虚化瘀、调畅气血为主。但须分清虚实,若因虚者,宜补而通之;若因瘀滞者,宜行气祛瘀;若因寒凝者,宜温经化瘀,临证需仔细审辨,随证施治。

❀ 生化汤加减

当归15g　益母草15g　川芎12g　桃仁12g　黄芪45g　泽兰12g　熟地黄12g　炮姜6g　甘草9g

【用法】水煎服,每天2次,每日1剂,7天为1个疗程。

【功效】活血温经,化瘀止痛。

【适应证】**产后腹痛**。症见:小腹疼痛,拒按,得热痛缓;恶露量少,涩滞不畅,色紫暗有块,块下痛减;面色青白,四肢不温,或伴胸胁胀痛;舌质紫暗,脉沉紧或弦涩。

【临证加减】小腹冷痛者加吴茱萸 12g、艾叶 12g；气短乏力者加白术 12g、党参 12g；小腹、胸胁胀痛者加郁金 12g、乌药 12g。

【疗效】治疗 78 例，治愈者 53 例，显效 14 例，有效者 9 例，无效 2 例，总有效率 97.44%。

【来源】张晓颖．生化汤加减治疗产后腹痛 78 例临床疗效观察［J］．中医中药指南，2013，11（19）：303.

养血汤

仙鹤草 12g　当归 6g　白芍 6g　陈皮 6g　香附 6g　黄芪 9g　熟地黄 9g　山茱萸 9g　焦白术 9g　茯苓 9g　川楝子 9g　川芎 6g　砂仁（拌）2.4g

【用法】水煎服，每天 2 次，每日 1 剂，7 天为 1 个疗程。

【功效】养血健脾，佐以行气。

【适应证】**产后腹痛（血虚证）**。症见：产后月余腹痛，恶露未净，头晕腰酸，纳呆泛恶，面色萎黄，神疲乏力，舌淡、少苔，脉虚细弦。

【来源】刘兰芳．当代妇科名医名方［M］．北京：金盾出版社，2009：309.

肠宁汤加减

党参 15g　山药 30g　当归 12g　熟地黄 30g　阿胶^{烊化,兑服}6g　肉桂 9g　川续断 15g　麦门冬 15g　炙甘草 9g

【用法】水煎服，每天 2 次，每日 1 剂。

【功效】补血益气，缓急止痛。

【适应证】**产后腹痛（气血两虚证）**。症见：小腹隐隐作痛数日不止，喜按喜揉，恶露量少，色淡红，质稀无块；面色苍白，头晕眼花，心悸怔忡，大便干结；舌质淡、苔薄白，脉细弱。

【临证加减】腹痛较重者，加川楝子 12g、延胡索 12g、没药 12g；兼寒者，加炮姜 9g、炮附子 6g；兼热者，加大黄 6g、牡丹皮 12g；气滞明显者，加香附 9g、木香 6g、延胡索 12g；血瘀明显者，加桃仁 9g、红花 9g、赤芍 12g；伴有便秘者，加桃仁 9g、麻子仁 9g。

【疗效】36 例患者中，治愈 33 例，其中 1 剂治愈者 12 例，2 剂治愈者 14 例，3 剂治愈者 7 例；有效 3 例，无效 0 例，有效率为 100%。

【来源】吴礼兰．肠宁汤治疗血虚型产后腹痛 36 例［J］．河南中医杂志，2011，31（8）：934.

温经汤

吴茱萸 9g　当归 6g　川芎 6g　白芍 6g　红参 6g　牡丹皮 6g　阿胶^{烊化,兑服}6g　甘草 6g　法半夏 12g　麦冬 24g

【用法】水煎服，每天 2 次，每日 1 剂。7 天为 1 个疗程。

【功效】温经通脉，养血祛瘀。

【适应证】**产后腹痛**。症见：小腹隐隐作痛数日不止，喜按喜揉，恶露量少，色淡红，质稀无块；面色苍白，头晕眼花，心悸怔忡，大便干结；舌质淡、苔薄白，脉细弱。

【临证加减】血虚腹痛者当归用至 15g；寒凝腹痛者加荔枝核 15g、桂枝 9g；血瘀腹痛者加桃仁 6g。

【疗效】82 例患者均在 1 个疗程内治愈。

【来源】黎清婵，马春远. 温经汤治疗产后腹痛 82 例 [J]. 新中医，2004，36 (8)：65－66.

清热化瘀汤

当归 25～30g　川芎 9～12g　红藤 30g　生地黄 15～30g　川黄连 6g　蜈蚣 3～6g　炮姜 6g　生甘草 4～6g

【用法】水煎服，每天 2 次，每日 1 剂。7 天为 1 个疗程。

【功效】清热养阴，活血化瘀。

【适应证】**产后腹痛**。症见：小腹疼痛，拒按，得热痛缓；恶露量少，涩滞不畅，色紫暗有块，块下痛减；面色青白，四肢不温，或伴胸胁胀痛；舌质紫暗，脉沉紧或弦涩。

【临证加减】小腹硬满疼痛甚可加益母草 30g、失笑散 9～12g；瘀血重者加丹参、鸡血藤、牛膝；热甚伤阴加月季花、玫瑰花；气滞加香附、枳壳。

【来源】刘福春. 清热化瘀汤治疗产后腹痛出血 [J]. 吉林中医药，1985，(3)：21－22.

第二十二章　产后血晕

产妇分娩后突然头晕眼花，不能起坐，或心胸满闷，恶心呕吐，或痰涌气急，心烦不安，甚则神昏口噤，不省人事，称为"产后血晕"。本病可与西医学的"产后出血"和"羊水栓塞"互参。本病发病急、进展快，为产后危证之一。

导致产后血晕的病因病机主要有虚实两方面。虚者因产妇素体气血虚弱，复因产时失血过多，以致营阴下夺，气随血脱，阴血暴亡，心神失守而发病；实者则由于产后或产时感受风寒，寒邪趁虚侵入胞宫，血为寒凝，瘀滞不行，以致瘀血上攻，扰动心神而致。故临床常见病因有血虚气脱和瘀阻气闭。

产后血晕的辨证要点是根据眩晕的特点及恶露多少等临床表现来辨别虚实。恶露量多，面色苍白，心悸愦闷，甚则晕厥，目闭口开，手撒肢冷者为虚，为脱证；恶露量少或不下，面色紫暗，心腹胀痛，神昏口噤，两手握拳者为实，为闭证。本病血虚气脱证治宜益气固脱，瘀阻气闭证治宜行血逐瘀。

产后血晕无论虚实都属急危重证，均须及时救治，必要时应中西医结合抢救。

麒麟桂红饮

血竭（又名麒麟竭）2g　肉桂9g　红花9g　益母草60g　人参30g

【用法】水煎服，每天2次，每日1剂。若患者不省人事，可予以鼻饲给药。

【功效】益气固脱，活血化瘀止血。

【适应证】**产后血晕**。症见：产后失血量多，自觉头晕眼花，不能起坐，或心胸满闷，心烦不安，面色苍白，四肢不温，口唇、指甲苍白，舌淡，脉弱。

【疗效】服药1~5剂后，治愈56例，好转19例，未愈5例，治愈率70%，总有效率93.8%。

【来源】林强．"麒麟桂红饮"治疗产后血晕80例［J］．江苏中医药，2003，24（1）：27-28.

参芪龙枣汤

人参^{先煎}20g　黄芪30g　当归20g　升麻10g　白芍18g　川芎10g　明天麻^{先煎}10g　炒白术10g　木香6g　阿胶^{烊化,兑服}15g　紫河车粉^{冲服}5g　甘草5g　龙骨30g　炒酸枣仁25g

【用法】水煎服，每天2次，每日1剂。若患者不省人事，可予以鼻饲给药。

【功效】益气升阳，平息内风，宁神固脱。

【适应证】**产后血晕**。症见：产妇分娩后，头晕眼花，面色苍白，心悸，或目闭口开，昏不知人，或四肢厥冷，自汗冷汗，舌淡白，或口唇、指甲苍白，脉微欲绝、或浮大而虚、或见芤脉。

【临证加减】若汗出、肢冷、脉微欲绝者加熟附子9g；阴道流血量多不止者加炮姜炭10g；阴道流血色暗有块者加桃仁8g、红花10g；伴胸闷呕恶者加姜半夏10g。

【疗效】服18例中痊愈15例（占83.3%），显效2例（占11.1%），无效1例（占5.6%），总有效率为94.4%。

【来源】孙晋英．"参芪龙枣汤"治疗产后血晕18例［J］．江苏中医，2000，21（10）：27.

回魂汤

人参（珠子参）60g　丹参30g　黄芪30g　煅龙骨30g　当归15g　川芎3~6g　荆芥炭10g

【用法】水煎服，每天2次，每日1剂。若患者不省人事，可予以鼻饲给药。

【功效】益气升阳，平息内风，宁神固脱。

【适应证】**产后血晕**。症见：产妇分娩后，头晕眼花，面色苍白，心悸，或目闭口开，昏不知人，或四肢厥冷，自汗冷汗，舌淡白，或口唇、指甲苍白，脉微欲绝，或浮大而虚，或见芤脉。

【临证加减】若小腹胀痛拒按，舌紫暗，脉沉者选加红花8g、赤芍15g、桃仁10g、泽兰10g、延胡索10g、五灵脂10g；血热者选加生地黄25g、牡丹皮15g、犀角15g；血热妄行者加蒲黄炭10g、地榆炭30g、荠菜60g、田七粉4g；胸闷者选加茺蔚子10g；身痛者选加泽兰15~20g。

【疗效】治愈38例，显效19例，无效4例，总有效率为93.4%，疗效以轻、中度效果为佳。

【来源】谢文军. 回魂汤治疗产后血晕 61 例 [J]. 陕西中医杂志, 1990, 11 (4): 153 - 154.

参芪羊头汤

人参^{另煎, 兑服}15g　黄芪 30g　当归 12g　升麻 6g　白芍 15g　川芎 10g　明天麻^{先煎}10g　炒白术 10g　木香 6g　阿胶^{烊化, 兑服}15g　紫河车粉^{冲服}5g　甘草 6g　健康山羊头 1 个

【用法】山羊头剥皮去毛, 清洗干净劈开用, 将诸药用纱布包扎牢固后, 与山羊头同放入砂锅炖熟, 据个人口味, 适当加入食盐及调味剂。食肉、脑, 饮汁, 每日 1 剂或两日 1 剂。

【功效】益气养血, 平息内风, 宁神固脱。

【适应证】**产后血晕（血虚气脱型）**。症见: 产妇刚分娩后, 突然晕厥; 头晕、面色苍白、心悸; 或目闭口开、昏不知人; 或四肢厥冷、自汗、冷汗; 舌淡白, 或口唇、指甲苍白; 脉微欲绝, 或浮大而虚或脉芤。

【临证加减】汗出、肢冷、脉微欲绝者加熟附子 9g; 阴道流血不止者加炮姜炭 10g; 阴道流血色暗有块者加桃仁 10g、红花 12g; 伴胸闷恶心者加姜半夏 10g。

【疗效】100 例中, 痊愈 83 例 (占 83%), 显效 17 例 (占 17%), 总有效率为 100%。

【来源】苏慧敏. 参芪羊头汤治疗血虚气脱型产后血晕 100 例临床观察 [J]. 中国中医药科技, 2008, 15 (4): 299.

独参汤

红参 30g

【用法】水煎, 频服。一般 2 ~ 3 小时 1 次, 每次可服 10 ~ 20ml, 随着病情的好转, 逐渐减少服药次数。

【功效】大补元气, 补脾生津, 宁神益智。

【适应证】**产后血晕**。症见: 产妇刚分娩后, 突然晕厥或目闭口开、昏不知人, 头晕眼花, 身热, 口干欲饮, 舌质淡、无苔, 脉细弱。

【疗效】治疗产后血晕 90 例, 效果满意, 一般 7 ~ 10 日可痊愈。

【来源】杨永生. 独参汤治疗产后血晕 90 例 [J]. 中原医刊, 1989, (6): 22.

荆芥穗加童便

荆芥穗（炒至焦黑）31g　童子便

【用法】每次用6g加童子便50g，调匀乘热频服至血崩止。如口噤者，撬开牙齿灌入，如口闭难启齿者，采用鼻饲法。

【功效】凉血行血，祛风，化瘀止血。

【适应证】**产后大出血或产后出血不止，经西药救治在24小时内效果不佳者**。症见：血晕虚脱，肢厥，面色苍白，冷汗淋沥，呼吸微弱，脉微沉细者。

【疗效】治疗25例中，痊愈18例，好转5例，无效2例。一般服药后20分钟暴崩止，30分钟后点滴即尽。短者2天即愈，长者10天明显好转，显效者多在3天左右。

【来源】马自泽.荆芥穗加童便治产后血晕25例［J］.四川中医杂志，1987，（6）：35－36.

第二十三章 产后痉病

产褥期内，产妇突然发生四肢抽搐，项背强直，甚则口噤不开，角弓反张者，称为产后痉病，又称"产后发痉""产后痉风"，俗称"产后惊风""褥风"。本病与西医学的产后抽搐症和产后"破伤风"相似。

产后痉病的发病机制有两方面，一是亡血伤津，筋脉失养；一是感染邪毒，直窜经络而致。后者是产后危急重证之一，临证应采取相应的抢救措施。

本病的治疗原则以息风止痉为主。阴血亏虚者，宜滋阴养血、柔肝息风；邪毒感染者，宜解毒止痉、理血息风。由于产后亡血伤津的病机特点，治疗应注重养血，用药不可过用辛温燥烈之品，以防伤津血。若系产后破伤风者，势急症重，必要时应中西医结合救治，以免贻误时机，危及产妇性命。一旦抽搐发作，首先应控制病情，选用解痉、镇静药物。同时配用针刺疗法。取穴：百会、水沟、颊车、长强、鸠尾、阳陵泉、筋缩、合谷等，采取强刺激手法。

三甲复脉汤加减

炙甘草18g 干地黄18g 生白芍18g 麦冬15g 阿胶[烊化,兑服]9g 火麻仁9g 生牡蛎15g 生鳖甲24g 生龟板30g 党参18g 钩藤[后下]24g

【用法】水煎服，每天2次，每日1剂。

【功效】育阴养血，柔肝息风。

【适应证】**产后痉病（津伤血虚证）**。症见：产后失血过多，骤然发痉，头项强直，牙关紧闭，四肢抽搐，面色苍白或萎黄，舌淡红、少苔或无苔，脉虚细。

【疗效】共治疗患者19例，临床治愈6例，显效8例，有效4例，无效1例，总有效率为94.74%。

【来源】王新芝.三甲复脉汤加减治疗产后津伤血虚痉病19例［J］.河南中医，2014，34（10）：2004－2005.

四物汤合五虎追风散鼻饲

当归15g 钩藤[后下]15g 葛根15g 川芎12g 白芷12g 熟地黄

12g　天麻 12g　白芍 20g　蝉蜕 20g　僵蚕 10g　制南星 10g　全蝎 10g
大黄 10g　甘草 10g　蜈蚣 2 条

【用法】一日 2 剂，每剂水煎至 300ml，分 2 次，鼻饲注入。

【功效】养血活血，清热解毒，息风止痉，化痰通窍。

【适应证】**产后痉病**。症见：骤然寒战发热，全身肌肉抽搐僵痛，急性苦笑痛苦面容，继而抽搐痉挛，阵作加剧，牙关紧闭，吞咽困难，项背强直，角弓反张，体温达 39.9℃，精神萎靡不振，意识朦胧。脉弦细数，舌苔黄厚燥、舌体僵而质红绛，痰声雷鸣，昏愦。

【疗效】连续服药 3 日，上述诸症缓解大半，大便下，小便通，神志苏醒，能自饮稀粥约 500ml，改为日服 1 剂。接服 3 日，上述诸症基本缓解，守上方加砂仁 6g、黄芪 20g，又连服 5 剂，诸症解除，一如常人。守上方加山药 20g、人参 10g，连服 7 剂，痊愈。

【来源】林凤君. 四物汤合五虎追风散治疗产后破伤风 [J]. 浙江中医杂志，1997，(2)：81.

十全大补汤加炒荆芥

党参 15g　炙黄芪 15g　炒白术 10g　茯神 12g　炙甘草 10g　当归 10g　白芍 15g　川芎 6g　熟地黄 10g　桂枝 6g　炒荆芥 15g

【用法】水煎服，每天 2 次，每日 1 剂。

【功效】益气补血，柔肝息风止痉。

【适应证】**产后痉病**。症见：全身痉挛麻木，口唇抽搐，鼓颌（嗑牙），神志时清时昧，语言时清时乱，心悸不眠。全身痉挛麻木，尤以口唇为甚，日发 4~6 次，且伴心悸、自汗；发则神志恍惚，甚或朦昧不清；夜卧易惊，怔忡不宁；饮食不思，口淡无味；面色无华，精神疲乏；舌质淡、苔薄白。

【疗效】此方服完 10 剂，病人痉止悸平，神志清晰。继以原方去荆芥，合磁朱丸，制成丸剂早晚吞服，调治月余，诸证悉愈。

【来源】熊继柏. 产后痉病 [J]. 中国社区医师，1992，(9)：11.

方行维产后痉病验方

旋覆花^{包煎}6g　苦杏仁 6g　全瓜蒌 24g　川黄连 3g　仙半夏 9g　胆南星 9g　石菖蒲 6g　沉香曲^{包煎}6g　铁笛丸 2 粒（分 2 次吞）　野山参^{另煎兑服}9g　知母 9g　石膏 24g　忍冬藤 18g　青皮 6g

【用法】水煎服，每天 2 次，每日 1 剂。

【功效】开肺清热，化痰降气。

【适应证】**产后痉病**。症见：午夜突发高热，四肢抽搐，角弓反张，神昏痰鸣，历时 2 小时之久。至第二日，言语不能出。大便 2 日未通，脘腹部胀甚，胸中窒闷不舒，喉间有痰，欲吐不出，口干喜饮。患者神志尚清，惟舌木大不能转音，言语模糊不辨，四肢筋脉牵强，时常抽搐。脉弦，舌粗。

【疗效】此方进服 1 剂，病去大半，言语已能出口。后以本方加减，服用数剂而痉愈。

【来源】上海市中医文献研究馆．临床心得选集（第一辑）［M］．上海：上海科学技术出版社，1965：203．

第二十四章 产后恶露不绝

产后恶露不绝，是指产后血性恶露持续 10 天以上，仍淋沥不尽者，又称为"恶露不尽""恶露不止"。西医学产后子宫复旧不全、晚期产后出血与本病可互参。子宫在胎盘娩出后逐渐恢复至未孕前状态的过程称为子宫复旧，需 6~8 周时间。而血性恶露一般持续 3~4 天，若血性恶露持续延长至 7~10 天，为产后子宫复旧不全最突出的症状。

中医学认为引起产后恶露不绝的主要病机是冲任为病，气血运行失常。因恶露为血所化，而血源于脏腑，注于冲任，若脏腑受病，冲任为病，则可导致恶露不绝。常见的病机有三：一是气虚，素体气虚，正气不足，复因分娩失血耗气，或产后操劳过早，劳倦伤脾，气虚下陷，冲任不固，不能摄血，以致恶露不绝。二是血瘀，产后胞脉空虚，寒邪乘虚入胞，血为寒凝；或因七情所伤，血为气滞或因产留瘀，胞衣胎膜残留为瘀，瘀阻冲任，新血难安，不得归经，以致恶露不净。三是血热，素体阴虚，复因产时伤血，阴液更亏，阴虚内热，或产后过食辛热温燥之品，或感受热邪，或肝郁化热，热扰冲任，迫血下行，导致恶露不净。

本病的诊断要点主要包括：①有产程过长或组织残留或产后子宫复旧不良等病史；②产后病，常表现为产后血性恶露日久不尽，量或多或少，色淡红、暗红或紫红，或有恶臭气，可伴神疲懒言、气短乏力、小腹空坠；或伴小腹疼痛拒按。出血多时可合并贫血，严重者可致晕厥。③通过妇检及其他辅助检查可作出诊断。

临床上，产褥发热的治疗方法主要为中药内服法。

缩宫逐瘀汤

当归 12g　川芎 12g　炮姜 9g　甘草 9g　益母草 30g　七叶一枝花 25g　枳壳 15g　桃仁 15g　焦山楂 15g

【用法】水煎服，每天 2 次，每日 1 剂。

【功效】缩宫逐瘀，清热解毒。

【适应证】**产后恶露不绝**。症见：产后阴道流血、淋沥不尽十余天，甚至近 2 个月。

【临证加减】气虚明显者，加黄芪 25g、党参 15g；脾虚明显者，加党参 15g、白术 12g；小腹冷痛者，加乌药 10g、焦艾叶 15g；恶露色淡质稀者，加补骨脂 10g、赤石脂 10g；腰痛明显者，加焦杜仲 15g、续断 15g；恶露混有黄水、味腥者，加黄柏 10g、鱼腥草 12g。

【疗效】此方加减治疗产后恶露不绝 30 例，痊愈 29 例，无效 1 例，总有效率 96.7%。

【来源】张晓英，关建军. 缩宫逐瘀汤治疗产后出血 30 例［J］. 陕西中医，1999，20（12）：530.

活血缩宫汤

当归 15g　川牛膝 15g　赤芍 15g　枳壳 15g　冬葵子 15g　桃仁 15g　马齿苋 15g　贯众 15g　川芎 10g

【用法】水煎服，每天 2 次，每日 1 剂。

【功效】活血化瘀，清热解毒。

【适应证】**产后恶露不绝（以瘀热互结型为佳）**。症见：恶露过期不尽，量多，色紫红，质黏稠而臭秽，小腹疼痛拒按，舌质紫暗、苔黄，脉沉弦。

【临证加减】热毒较甚，加用败酱草、蒲公英；腹胀痛者，加熟大黄、制乳香、蒲黄；肝郁气滞者，加柴胡、木香；气虚者，加党参、黄芪。

【疗效】此方加减治疗产后恶露不绝 67 例，治愈 65 例，无效 2 例，总有效率 97%。

【来源】郑晓红. 治疗产后恶露不绝 67 例［J］. 江苏中医药，2002，23（8）：28.

养阴清瘀汤

女贞子 30g　旱莲草 30g　茜草 30g　炒白芍 30g　海螵蛸 30g　续断 30g　生地黄 10g　山茱萸 10g　蒲黄炭 10g　刘寄奴 10g

【用法】水煎服，每天 2 次，每日 1 剂。

【功效】养阴清热，化瘀止血。

【适应证】**产后恶露不绝**。症见：恶露过期不止，并伴有不同程度的口燥咽干、小腹疼痛等症状。

【临证加减】小腹空坠、神倦懒言者，加炙黄芪、太子参；恶露臭秽、紫暗有块者，加红藤、败酱草、益母草。

【疗效】此方加减治疗产后恶露不绝 86 例，治愈 58 例，好转 21 例，未愈 7 例，总有效率 91.9%。

【来源】杨艳琳. 养阴清瘀汤治疗产后恶露不绝86例 [J]. 江苏中医药，2003，24（7）：33.

生化汤合补中益气汤

党参20g 黄芪20g 益母草15g 当归10g 桃仁10g 炙甘草10g 白术10g 升麻10g 川芎5g 炮姜5g

【用法】水煎服，每天2次，每日1剂。一般连用7剂。

【功效】益气养血，化瘀止血。

【适应证】**产后恶露不绝（气虚血瘀型）**。症见：产后血性恶露持续10天以上仍淋沥不断者，量时多时少，色暗红或淡红，偶夹小血块，伴少腹隐痛，时有心悸、气短、神疲乏力、失眠多梦，舌暗淡、苔白，脉沉涩。

【临证加减】若血色紫暗，少腹刺痛，腰酸，舌质暗、苔薄白，脉细涩者加三七粉3g（冲服）、贯仲炭15g；若伴腹胀便溏，舌质淡、苔白，脉沉者加山药20g、陈皮10g。

【疗效】此方加减治疗产后恶露不绝患者36例，其中治愈20例，好转13例，无效3例，总有效率为91.7%。

【来源】张华. 生化汤合补中益气汤治疗气虚血瘀型产后恶露不绝36例 [J]. 山西中医，2010，（7）：24-25.

胶艾汤

阿胶^{烊化,兑服}10g 艾叶10g 当归12g 川芎10g 白芍15g 熟地黄25g 甘草10g

【用法】水煎服，每天2次，每日1剂。

【功效】益气养血，活血祛瘀。

【适应证】**产后恶露不绝**。症见：恶露不尽，血色暗红，量少，偶有小腹隐痛，腰痛不适者。

【临证加减】气虚加黄芪、党参、白术；血瘀加炒蒲黄、炒五灵脂、益母草；恶露臭秽加蒲公英、紫花地丁；流血量多加三七粉；腰痛加杜仲、枸杞子。

【疗效】此方加减治疗产后恶露不绝患者58例，其中痊愈52例，好转4例，无效2例，总有效率96.55%。

【来源】杨名群. 胶艾汤治疗产后恶露不绝58例 [J]. 时珍国医国药，2008，（1）：207.

🪷 清热凉血安宫汤

生地黄 12g　牡丹皮 12g　赤芍 15g　仙鹤草 15g　枸杞子 15g　益母草 15g　侧柏叶炭 15g　地榆炭 15g　鱼腥草 15g　蒲公英 15g　阿胶^{烊化,兑服}20g

【用法】水煎服，每天 2 次，每日 1 剂。连服 5 剂为一疗程。

【功效】凉血补血，散瘀止血，清热解毒。

【适应证】**产后恶露不绝（血热型）**。症见：恶露过期不止，血色紫红，质黏稠，有臭味；或面色潮红或见盗汗；或口燥咽干，舌红、苔薄，脉虚数。

【疗效】此方治疗产后恶露不绝 3 周以上 50 例，治愈 35 例，显效 7 例，有效 3 例，无效 5 例，总有效率 90%。

【来源】闫雪，张晓静．清热凉血安宫汤治疗血热型产后恶露不绝 50 例疗效观察 ［J］．新中医，2013，（10）：68－69.

🪷 血府逐瘀汤

桃仁 8g　红花 10g　当归 12g　川芎 10g　生地黄 12g　赤芍 12g　柴胡 8g　枳壳 10g　川牛膝 12g　甘草 6g　益母草 30g　黄芪 30g　马齿苋 30g

【用法】水煎服，每天 2 次，每日 1 剂。

【功效】活血化瘀通经，益气养血生新，滋阴清热止血。

【适应证】**产后恶露不绝**。症见：恶露过期不尽，量或多或少，色暗有块，小腹疼痛拒按，舌紫暗或边有瘀点，脉沉涩。

【临证加减】小腹坠痛、神疲乏力加党参 15g、焦白术 12g；恶露质稠，味臭秽加蚤休 10g、蒲公英 30g；血色暗红伴腹痛加失笑散 30g、丹参 15g；腰酸加续断 15g、杜仲 12g；有宫腔残留物加莪术 12g、泽兰 12g。

【疗效】此方加减治疗产后恶露不绝 60 例，治愈 36 例，显效 19 例，无效 5 例，总有效率 91.7%。

【来源】胡红．血府逐瘀汤治疗产后恶露不绝 60 例 ［J］．中国中医药科技，2012，（2）：185－186.

🪷 祛瘀汤

黄芪 15g　生地炭 15g　当归 12g　川牛膝 12g　益母草 30g　旱莲草 30g　茜草 30g　炒薏苡仁 30g　党参 20g　川芎 9g　艾叶 10g　甘草

6g

【用法】水煎服，每天2次，每日1剂。

【功效】祛瘀止血。

【适应证】**产后恶露不绝**。症见：恶露淋沥不断，色暗红，有血块或无血块，伴轻度下腹痛者。

【疗效】此方治疗产后恶露不绝患者132例，其中显效97例，有效29例，无效6例，总有效率95.45%。

【来源】侯敏，辛琛．祛瘀汤治疗产后恶露不绝132例［J］．陕西中医，2008，(11)：1451.

益母生化汤

当归10g　川芎10g　益母草20g　桑寄生20g　牛膝15g　白术15g　茯苓15g　干姜炭6g　桃仁6g　炙甘草6g

【用法】水煎服，每天2次，每日1剂。

【功效】益气活血祛瘀。

【适应证】**产后恶露不绝**。症见：恶露过期不尽，量或多或少，色暗有块，小腹疼痛拒按，舌紫暗或边有瘀点，脉沉涩。

【临证加减】气虚加党参、黄芪；血热加牡丹皮；血瘀者加三七以活血化瘀；小腹冷痛者，加肉桂、吴茱萸以温经散寒。

【疗效】治疗产后恶露不绝52例，其中痊愈38例，显效10例，无效4例，治愈率92.3%。

【来源】王淑平，陈宝艳，李道成，等．益母生化汤治疗产后恶露不绝52例临床观察［J］．新中医，2015，(8)：142－143.

复旧汤

益母草30g　当归10g　川芎12g　桃仁12g　赤芍15g　炒蒲黄^{包煎}10g　牛膝10g　炙甘草6g

【用法】水煎服，每天2次，每日1剂。

【功效】益气养血，活血化瘀，凉血止血。

【适应证】**产后恶露不绝**。症见：恶露过期不尽，量或多或少，色暗有块，小腹疼痛拒按，舌紫暗或边有瘀点，脉沉涩。

【临证加减】气虚甚者加党参、黄芪、杜仲；血热者加败酱草、牡丹皮、茜草；腹痛者加延胡索、吴茱萸。

【疗效】治疗产后恶露不绝 60 例，其中痊愈 42 例，显效 10 例，有效 5 例，无效 3 例，治愈率 95%。

【来源】陈莉莉.自拟复旧汤治疗产后恶露不绝 120 例［J］.中国处方药，2014，(6)：36-38.

🪷 生化净露汤

当归 20g　川芎 10g　桃仁 12g　炮姜 6g　甘草 6g　益母草 30g　枳壳 20g　黄芪 20g　白术 10g

【用法】水煎服，每天 2 次，每日 1 剂。连服 7 剂。

【功效】活血化瘀，益气养血。

【适应证】**产后恶露不绝（气虚血瘀型）**。症见：产后 20 天以上恶露仍淋沥不断，涩滞不爽，色紫暗，夹血块，或伴头晕乏力，或伴下腹疼痛。舌淡或紫暗或边有瘀点、苔薄白，脉沉涩或沉细。

【临证加减】气虚甚者加党参；血虚甚者加生地黄、鹿角胶；腹痛甚者加失笑散、延胡索；下腹冷痛者加肉桂；阴虚者加二至丸。

【疗效】治疗产后恶露不绝 48 例，其中痊愈 43 例，好转 4 例，无效 1 例。

【来源】许振燕，王钦茂，吕燕.生化净露汤治疗产后恶露不绝 48 例［J］.河南中医，2006，(12)：48.

🪷 四物汤加味

熟地黄 20g　当归 15g　白芍 15g　川芎 12g

【用法】水煎服，每天 3 次，每日 1 剂。

【功效】益气固中，活血化瘀。

【适应证】**产后恶露不绝**。症见：恶露过期不尽，量或多或少，色暗有块，小腹疼痛拒按，舌紫暗或边有瘀点，脉沉涩。

【临证加减】气虚加黄芪 30g、党参 30g、茯苓 20g、炒白术 15g、大枣 30g；血瘀加丹参 15g、桃仁 12g、红花 8g、益母草 30g、延胡索 15g。

【疗效】治疗产后恶露不绝 40 例，其中治愈 28 例，显效 5 例，有效 5 例，无效 2 例，总有效率 95%。

【来源】李静，李健康，李新琳.四物汤加味治疗产后恶露不绝 40 例观察［J］.实用中医药杂志，2014，(11)：997.

🪷 排瘀汤

黄芪 12～30g　当归 15g　川芎 9g　桃仁 15g　红花 15g　牛膝 6g
炮姜 6g　三棱 6～12g　莪术 6～12g　穿山甲 12g　炙甘草 6g

【用法】水煎服，每天 3 次，每日 1 剂。5 剂为一疗程。

【功效】补气祛瘀，软坚散结。

【适应证】**产后恶露不绝**。症见：恶露淋沥不断，涩滞不爽，色紫暗，夹血块，或伴头晕乏力，或伴下腹疼痛。舌淡或紫暗或边有瘀点、苔薄白，脉沉涩或沉细。

【临证加减】伴有腹疼、坠胀、感染邪毒者加败酱草 20g、蒲公英 20g、红藤 15g；子宫缩复不良加益母草 20～30g；气血两虚者除增黄芪用量外，加党参 15～30g、何首乌 15g。

【疗效】治疗产后恶露不绝 50 例，其中治愈 34 例，显效 14 例，无效 2 例，总有效率 98%。

【来源】陈玉梅，朱彦丽. 排瘀汤治疗产后恶露不绝 50 例［J］. 河南中医药学刊，2000，（5）：61-62.

🪷 益母归芩汤

益母草 15g　当归 15g　血余炭 10g　棕榈炭 10g　炒蒲黄^{包煎}10g
炒牡丹皮 9g　炒黄芩 9g　甘草 6g

【用法】头煎加水约 500ml，先泡 20 分钟，武火煮沸后，改文火再煮沸 30 分钟，取液约 250ml；二煎，加约 400ml，武火煮沸后，改文火再煮沸 30 分钟，取液约 250ml；两煎药汁混合后，分成 3 份。温服，每天 3 次，每日 1 剂。10 剂为一疗程。

【功效】活血化瘀，凉血止血。

【适应证】**产后恶露不绝**。症见：恶露过期不止，血色紫红、质黏稠，有臭味；或面色潮红或见盗汗；或口燥咽干，舌红、苔薄，脉虚数。

【临证加减】气虚者加党参 15g、黄芪 20g；血瘀者加红花 12g、延胡索 12g、桃仁 12g；血热者加蒲公英 15g、紫花地丁 15g；属肝郁化火者加栀子 15g、柴胡 9g、薄荷 10g。

【疗效】治疗产后恶露不绝 113 例，其中治愈 78 例，好转 24 例，无效 11 例，总有效率 90.27%。

【来源】高卫辉，王炎秋. 益母归芩汤加减治疗产后恶露不绝的临床观察［J］. 湖南中医学院学报，1999，（3）：49-50.

复宫活血汤

当归 10g　桃仁 10g　丹参 10g　炒蒲黄^{包煎}10g　泽兰 10g　山楂 10g　刘寄奴 10g　香附 10g　益母草 15g　鸡冠花 15g　土茯苓 15g　炮姜 6g

【用法】水煎服，每天 3 次，每日 1 剂。

【功效】活血消瘀，行血止血。

【适应证】**产后恶露不绝**。症见：恶露过期不尽，量或多或少，色暗有块，小腹疼痛拒按，舌紫暗或边有瘀点，脉沉涩。

【临证加减】气虚乏力，舌胖，脉细者加黄芪 10～15g；舌苔黄腻、质红，恶露黏稠夹黄带下等瘀热明显者加赤芍 10～15g、椿根白皮 30g、金银花炭 15g。出血停止用八珍汤加减，益气养血复脉调理善后。

【疗效】治疗产后恶露不绝 32 例，全部治愈，服药最少 2 剂，最多 7～10 剂，其中 2 剂 11 例，3～5 剂 16 例，6～10 剂 5 例。一般服药当日下血较前增多，次日后逐渐减少或停止。

【来源】张同贵. 复宫活血汤治疗产后恶露不绝 32 例疗效分析［J］. 实用中医药杂志，1996，（1）：8－9.

保阴煎加味

生地黄 12g　熟地黄 12g　赤芍 12g　山药 12g　川续断 12g　炒蒲黄^{包煎}12g　五灵脂^{包煎}12g　黄柏 10g　黄芩 10g　益母草 15g　甘草 3g

【用法】水煎服，每天 3 次，每日 1 剂。

【功效】滋阴清热，解毒化瘀，活血止血。

【适应证】**产后恶露不绝**。症见：产后或流产后，阴道出血量多，或淋沥不净，时间超过 3 周以上。血色鲜红或深红，质黏稠，口干喜饮，心胸烦躁，大便干结，小便短黄，舌质红、苔薄黄，脉细或细数。

【临证加减】兼气虚者加党参、黄芪各 12g；出血多者加茜草、乌贼骨、仙鹤草、大蓟、小蓟各 12g；有邪毒内侵者加红藤、蒲公英、败酱草各 20g。

【疗效】治疗产后恶露不绝 60 例，其中显效 43 例，有效 14 例，无效 3 例，总有效率为 95%。

【来源】史晓源. 保阴煎治疗产后恶露不绝临床观察［J］. 湖北中医杂志，2001，（4）：29.

调冲复任汤

全当归 20g　抚川芎 10g　白芍 15g　益母草 15g　干生地黄 30g

炒侧柏叶 10g　川续断 12g　芡实 10g　炒地榆 10g　生杜仲 10g　炙艾叶 10g　黄芪 15g　党参 15g

【用法】水煎服，每天 3 次，每日 1 剂。

【功效】调和冲任，化瘀止血。

【适应证】**产后恶露不绝**。症见：恶露淋沥不断，涩滞不爽，色紫暗，夹血块，或伴头晕乏力，或伴下腹疼痛。舌淡或紫暗或边有瘀点、苔薄白，脉沉涩或沉细。

【疗效】治疗产后恶露不绝 30 例，其中治愈 9 例，好转 18 例，未愈 3 例，总有效率 90%。

【来源】胡霞，高卫．"调冲复任汤"治疗产后恶露不绝 30 例临床观察 [J]．江苏中医药，2011，(2)：46.

益气化瘀汤

党参 20g　当归 12g　赤芍 12g　贯众炭 12g　炒蒲黄^{包煎}10g　阿胶^{烊化，兑服}10g　桃仁 10g　川芎 6g　乌贼骨 15g　益母草 15g　仙鹤草 30g

【用法】水煎服，每天 3 次，每日 1 剂。

【功效】益气化瘀，收敛止血，调和冲任。

【适应证】**产后恶露不绝**。症见：恶露过期不尽，量或多或少，色暗有块，小腹疼痛拒按，舌紫暗或边有瘀点，脉沉涩。

【临证加减】恶露量多，色淡红，质稀薄，肢倦乏力者加炙黄芪 15g；恶露量多，色红质稠，臭秽者加黄芩 10g、败酱草 15g；腰酸者加续断 15g；腹痛者加炮姜炭 5g。

【疗效】治疗产后恶露不绝 180 例，痊愈 139 例（治疗 5 天，恶露净止，症状消失），好转 41 例（治疗 5 天，恶露明显减少，症状减轻），总有效率 100%。

【来源】高萍．益气化瘀汤治疗产后恶露不绝 180 例 [J]．陕西中医，1999，(5)：204.

益气活血方

黄芪 20g　党参 20g　川芎 15g　当归 15g　刘寄奴 15g　桃仁 15g　益母草 30g　焦山楂 30g　甘草 6g　枳壳 25g

【用法】水煎服，每天 3 次，每日 1 剂。10 天为 1 个疗程。

【功效】益气摄血，化瘀止血。

【适应证】**产后恶露不绝。**症见：恶露淋沥不断，血流不畅，色紫暗，夹有血块，小腹疼痛拒按，舌紫暗或边有紫点。

【临证加减】若恶露臭秽者，加蒲公英、蚤休以清热解毒；若面色潮红，口燥咽干加生地黄、阿胶、乌贼骨以助养阴清热止血之功。

【疗效】治疗产后恶露不绝 98 例，痊愈 78 例（占 79.6%），显效 12 例（占 12.2%），有效 5 例（占 5.1%），无效 3 例（占 3.1%），总有效率达 96.9%。

【来源】王洪美. 益气活血方治疗产后恶露不绝 98 例［J］. 工企医刊，2009，(4)：39.

🌸 圣愈汤加味

熟地黄 20g　党参 20g　白芍 20g　当归 15g　黄芪 15g　川芎 10g　牡丹皮 8g　益母草 8g　地榆炭 8g　三七粉[冲服]8g　杜仲 8g　续断 8g

【用法】水煎服，每天 3 次，每日 1 剂。

【功效】补气摄血，止血祛瘀。

【适应证】**产后恶露不绝。**症见：恶露量多或淋沥不断，色淡红，质稀薄，腹痛绵绵，喜按，得热则舒，神疲懒言，面色㿠白，舌淡，脉缓弱。

【临证加减】血热者加栀子 8g；腰痛者加桑寄生 8g。

【疗效】治疗产后恶露不绝 30 例，其中治愈 25 例，有效 3 例，无效 2 例，总有效率为 93.33%。

【来源】王向红，刘耀东. 圣愈汤加味治疗产后恶露不绝疗效观察［J］. 中国误诊学杂志，2009，(24)：5859-5860.

🌸 固肾止血汤

炒杜仲 20g　炒续断 15g　狗脊 20g　黄芪 20g　山萸肉 15g　白芍 15g　炒黄芩 10g　柴胡 10g　益母草 20g　乌贼骨 20g　茜草 15g

【用法】水煎服，每天 3 次，每日 1 剂。

【功效】补肾疏肝，固冲止血。

【适应证】**产后恶露不绝。**症见：恶露量多或少，色暗红有块，两胁胀痛，心烦难眠，舌质暗、苔薄白，脉沉弦。

【临证加减】小腹疼痛，出血有瘀块者加醋延胡索 15g、三七粉（冲服）3g；小腹胀痛发凉者加艾叶 10g。

【疗效】治疗产后恶露不绝107例均治愈，其中服药5剂血止者92例，服药10剂血止者15例。

【来源】李云端. 固肾止血汤治疗产后恶露不绝107例 [J]. 中国民间疗法，2003，（11）：41－42.

🪷 生化止血汤

当归20g 川芎15g 益母草30g 炒蒲黄[包煎]15g 黄芪20g 炙甘草10g 炮姜炭10g 贯众炭10g 三七10g 鱼腥草15g 败酱草10g

【用法】水煎服，每天2次，每日1剂。7天为一疗程。

【功效】补虚祛瘀，止血止痛。

【适应证】**产后恶露不绝**。症见：恶露过期不尽，量或多或少，色暗有块，小腹疼痛拒按，舌紫暗或边有瘀点，脉沉涩。

【疗效】治疗产后恶露不绝32例，其中有20例在服药7天后恶露干净，2例服药14天后干净，9例B超显示宫腔内多发斑点状强回声或小无回声区或宫腔积液，其中5例服药1周消失，4例服药2周消失，治愈率100%。

【来源】林伟. 生化止血汤治疗产后恶露不绝32例 [J]. 内蒙古中医药，2014，（18）：11.

第二十五章　产后小便不通

产后小便不通，又称“产后癃闭”，是指新产后产妇发生排尿困难，小便点滴而下，甚则闭塞不通，小腹胀急疼痛者。多发生于产后3日内，亦可发生在产褥期中，以初产妇、滞产及手术产后多见，为产后常见病。本病相当于西医学产后尿潴留。若产妇经调摄6~8小时后仍未排尿，应尽早用中医中药治疗。

产后小便不通的主要病机是膀胱气化失司所致。尿液的正常排出，有赖于膀胱的气化，而膀胱的气化功能，又与肺、脾、肾三脏密切相关。故产后小便不通的病因主要有三方面：一是气虚，素体虚弱，肺脾之气不足，复因产时耗气伤血，或新产后忧思劳累过度，以致肺脾之气亦虚，上虚不能制下，无力通调水道，转输水液，膀胱气化不利，故小便不通。二是肾虚，先天禀赋不足，复因产时劳伤肾气，肾阳不足，不能温煦膀胱，气化不及，水液内停，致小便不通；若素体肾阴不足，产时耗血伤津，阴虚更甚，津液枯竭，虚热移于膀胱，令州都气化失常，亦致溺不得出。三是血瘀，产程过长，滞产逼脬，膀胱受压过久，气血运行不畅，瘀血阻滞，膀胱气化不利而致小便不通。若瘀久化热，瘀热互结，影响膀胱气化亦可致小便不通。

本病的诊断要点主要包括：①多有产程过长、手术助产、会阴侧切、产时产后失血过多等病史。②临床表现多为新产后尤以产后6~8小时后或产褥期中，产妇发生排尿困难，小便点滴而下，甚则癃闭不通，小腹胀急疼痛，脉缓弱或沉细无力或涩。

第一节　内　治　方

桂香琥珀散

肉桂　沉香　琥珀各等份

【用法】水煎服，每天2次，每日1剂。

【功效】温阳化气，利水开窍。

【适应证】**产后小便不通**。症见：产后排尿困难，小便胀急疼痛，尿不尽，甚至小便癃闭。

【疗效】此方治疗产后尿潴留47例，全部治愈，总有效率100%。其中服药1天小便通畅32例，服药2天小便通畅10例，服药3天小便通畅5例。

【来源】杨汉庭．桂香琥珀散治疗产后尿潴留［J］．江苏中医，2000，21（10）：29．

🪷 黄芪琥珀汤

黄芪50g　琥珀末^{冲服}10g　升麻10g　荆芥10g　炙甘草6g　肉桂6g

【用法】水煎服，每天2次，每日1剂。

【功效】补气升清，利水降浊。

【适应证】**产后小便不通**。症见：产后排尿困难，小便胀急疼痛，尿不尽，甚至小便癃闭，伴倦怠乏力，少气懒言，语音低微，面色少华，舌质淡、苔薄白，脉缓弱。

【疗效】此方治疗产后尿潴留，疗效较佳。

【来源】李金文，张铁祥，杨子元．黄芪琥珀汤治疗产后尿潴留［J］．新中医，2002，34（9）：72．

🪷 宣癃汤

蝉蜕30g　黄芪15g　益母草15g　肉桂5g　麦冬10g　当归10g　王不留行10g　车前子^{包煎}12g

【用法】水煎服，每天2次，每日1剂。

【功效】益肺运脾，温肾利水。

【适应证】**产后小便不通**。症见：产后排尿困难，小便胀急疼痛，尿不尽，甚至小便色白而清，点滴而下，面色晦暗，腰膝酸软，舌质淡、苔白，脉沉细无力。

【疗效】此方治疗产后尿潴留68例，均获痊愈（能自主排尿）。

【来源】胡坚．宣癃汤治疗产后尿潴留68例［J］．上海中医药杂志，1998，（3）：11．

🪷 生化八正汤合针刺

川芎10g　当归10g　栀子10g　炮姜10g　萹蓄10g　瞿麦10g

大黄6g　琥珀6g　木通6g　甘草6g　桃仁12g　滑石12g　车前子12g

【用法】水煎服，每天2次，每日1剂。并根据不同体质及症状调整药量。药渣用布包热敷膀胱部位，配合针刺梁丘、三阴交穴位，并根据不同体质选择针刺治疗手法。

【功效】活血化瘀，清热利湿。

【适应证】**产后小便不通**。症见：产后排尿困难，小便胀急疼痛，尿不尽，甚至小便癃闭，伴恶露色暗红有块，小腹疼痛拒按，舌质暗、苔薄白，脉沉涩。

【疗效】此方治疗产后尿潴留33例，全部治愈。

【来源】骞骏．生化八正汤加减配合针刺治疗产后尿潴留33例［J］．陕西中医，2001，22（11）：682－684.

🪷 加减肾气丸

山药18g　熟地黄12g　通草12g　枳壳12g　泽泻12g　山茱萸10g　制附子10g　肉桂6g　巴戟天15g　桔梗15g　淫羊藿15g　炙黄芪40g　郁李仁9g

【用法】每天2剂，每剂水煎取药液300ml，每次服150ml，每2小时1次。另用生姜60g、葱白2根，切碎，拌入药渣，趁热外敷于小腹部，每天2次，每次15分钟。同时配合红外线灯局部照射。排尿前先用葱3根、精盐50g冲入开水，熏蒸外阴，必要时可导尿，但仍服中药。

【功效】补肾温阳利水。

【适应证】**产后小便不通**。症见：产后排尿困难，小便胀急疼痛，尿不尽，甚至小便癃闭，伴腰膝酸软，夜尿频，形寒肢冷，四肢不温，面色白，舌质淡、苔薄白，脉沉缓无力。

【疗效】此方配合外敷、熏蒸治疗产后尿潴留30例，均获治愈。其中14例于服药当天即自行排尿。

【来源】赵良倩，孙运芳，张立霞．补肾温阳通利法治疗产后尿闭［J］．浙江中医杂志，2000，（2）：77.

🪷 滑石粉单方

细滑石粉50～60g

【用法】将细滑石粉以沸水浸泡至水温适宜时，再将其搅匀后稍作沉淀，取混浊药液200～250ml，一次服下。根据病情需要可每天服1～2次。

【功效】通利小便。

【适应证】**产后小便不通**。症见：产后排尿困难，小便胀急疼痛，尿不尽，甚至小便癃闭等。

【疗效】以此方治疗产后尿潴留30例，除1例无效外，其余29例均在4小时内排尿。

【来源】熊新年. 单味滑石粉治疗产后尿潴留［J］. 新中医，2001，33（7）：38.

黄芪桂枝汤

黄芪10~15g　升麻5g　通草5g　桂枝5g　党参12g　车前草12g　益母草12g　当归12g　乌药10g　泽泻10g　白术10g　生谷芽15g　焦谷芽15g

【用法】水煎服，每天2次，每日1剂。

【功效】补气生血，活血利水，升清降浊。

【适应证】**产后小便不通**。症见：产后排尿困难，小便胀急疼痛，尿不尽，甚至小便癃闭，伴恶露色暗红有块，小腹疼痛拒按，舌质暗、苔薄白，脉沉涩。

【临证加减】产后多瘀，可加鼠妇虫；消化不良加鸡内金；大便燥结加火麻仁；有热加白茅根；加强利尿可加瞿麦、冬葵子。

【疗效】服药1~3剂后，49例患者小便通畅、少腹胀痛等症状消失，其中32例仅服药1剂；无效3例。

【来源】沈关桢. 益气利水法治疗产后尿潴留52例［J］. 浙江中医杂志，1988，23（12）：537－538.

补中益气汤合五苓散加减

黄芪15g　炒白术15g　潞党参15g　泽泻15g　车前子12g　冬葵子12g　桔梗6g　川桂枝6g　当归10g　茯苓10g

【用法】水煎服，每天2次，每日1剂。

【功效】健脾益气，活血利水。

【适应证】**产后小便不通**。症见：产后排尿困难，小便胀急疼痛，尿不尽，甚至小便癃闭，伴倦怠乏力，少气懒言，语音低微，面色少华，舌质淡、苔薄白，脉缓弱。

【临证加减】湿热甚加石韦12g、金钱草12g；瘀血加益母草15g；脾虚纳呆加生谷芽15g、焦谷芽15g；便秘加火麻仁10g。

【疗效】治疗产后尿潴留 50 例，其中显效 32 例，良效 10 例，有效 6 例，无效 2 例，总有效率为 96% 。

【来源】贾英. 益气利水法治疗产后尿闭 50 例 [J]. 江苏中医，1993，14（10）：15－16.

温阳通气汤

黄芪 30g 白术 30g 党参 30g 熟地黄 30g 猪苓 10g 乌药 10g 车前子 10g 通草 10g 杏仁 10g 桂枝 10g 牛膝 10g 熟附片 10g

【用法】水煎服，每天 2 次，每日 1 剂。

【功效】温阳益气，益肾滋阴，化气利水。

【适应证】**产后小便不通**。症见：产后排尿困难，小便胀急疼痛，尿不尽，甚至小便癃闭，伴畏寒怕冷，恶露色暗红有块，小腹疼痛拒按，舌质暗、苔薄白，脉沉涩。

【临证加减】产后出血较多加阿胶、血余炭；少腹疼痛明显加桃仁、丹参、麝香（兑冲）0.01g；下焦湿热偏重者加黄柏、蒲公英、金银花。

【疗效】服药 1～2 天排尿通畅者 34 例，服药 3 天排尿通畅者 21 例，服药 4 天通畅者 5 例，总有效率 100% 。

【来源】朱士伏. 温阳通气汤治疗产后尿潴留 60 例 [J]. 甘肃中医，1996，9（2）：16.

五苓散加味

桂枝 10g 炒白术 10g 猪苓 12g 茯苓 15g 泽泻 15g 白芍 20g 黄柏 10g 石菖蒲 3g 苍术 10g 炙甘草 6g

【用法】水煎服，每天 2 次，每日 1 剂。

【功效】温阳利水，行气通闭。

【适应证】**产后小便不通**。症见：产后排尿困难，小便胀急疼痛，尿不尽，甚至小便癃闭等。

【临证加减】阳虚加附子 6g；气虚加党参 15g、黄芪 15g；夹湿加白蔻仁 10g、通草 10g；腹胀重者加乌药 10g、小茴香 10g；小便黄赤加白茅根 30g、蒲公英 30g。

【疗效】治疗产后癃闭 20 例，均在服药 1～2 剂后排尿恢复正常。

【来源】贾斌，张立. 五苓散加味治愈产后癃闭 20 例 [J]. 中医杂志，1987，(1)：23.

黄芪甘草汤

黄芪 15 ~ 30g　党参 10 ~ 20g　焦白术 10g　丹参 30 ~ 60g　王不留行 30g　穿山甲 5 ~ 10g　凌霄花 10g　金钱草 20g　茯苓 15g　车前子^{包煎}20g　当归 10g　陈皮 6g　柴胡 10g　桔梗 6g　升麻 6g　杏仁 10g　甘草 6g

【用法】水煎服，每天 2 次，每日 1 剂。

【功效】补中益气，升清降浊，利尿通闭。

【适应证】**产后小便不通**。症见：产后排尿困难，小便胀急疼痛，尿不尽，甚至小便癃闭，伴倦怠乏力，少气懒言，语音低微，面色少华，舌质淡、苔薄白，脉缓弱。

【临证加减】大便不通或秘结者加肉苁蓉 10g、火麻仁 10g；外阴肿痛，做侧切或剖腹产者加生蒲黄 3 ~ 6g、瞿麦 10g。

【疗效】治疗产后尿潴留 75 例，均痊愈，治愈率达 100%。

【来源】刘振国 . 产后尿潴留 75 例治疗报告 [J] . 河北中医，1987，(4)：15.

桂车二味汤

炒车前子^{包煎}15 ~ 20g　肉桂 3 ~ 5g　生黄芪 20 ~ 30g　木通 5 ~ 10g　冬葵子 12 ~ 15g　焦枳壳 15 ~ 30g

【用法】水煎服，每天 2 次，每日 1 剂。

【功效】补益中气，行气利水。

【适应证】**产后小便不通**。症见：产后排尿困难，小便胀急疼痛，尿不尽，甚至小便癃闭，伴倦怠乏力，少气懒言，语音低微，面色少华，舌质淡、苔薄白，脉缓弱。

【临证加减】发热加金银花 30g、蒲公英 30g；肺热痰阻加黄芩 10 ~ 15g、麦冬 10g、桑白皮 10g、杏仁 10g、桔梗 10g、茯苓 15g；阴虚多汗加生地黄 30g、炒白芍 15 ~ 20g、浮小麦 30g。

【疗效】治疗产后尿潴留 14 例，全部痊愈，服药最少 1 剂、最多 4 剂。

【来源】费天道 ."桂车二味汤"加味治疗产后癃闭 14 例 [J] . 江苏中医杂志，1989，(11)：13.

旋覆大黄汤

旋覆花^{包煎}15g　川厚朴 10g　青皮 9g　当归 9g　赤芍 12g　川芎 9g

桃仁 9g 红花 9g 益母草 30g 大黄^{后下}6g 泽泻 15g

【用法】水煎服，每天 2 次，每日 1 剂。

【功效】活血化瘀，降气通闭。

【适应证】**产后小便不通**。症见：产后排尿困难，小便胀急疼痛甚至小便癃闭，伴恶露色暗红有块，小腹疼痛拒按，舌质暗、苔薄白，脉沉涩。

【临证加减】产程过长而气虚者，加黄芪 30g；胸膈满闷、气促者，加桔梗 6g。

【疗效】治疗产后尿潴留 33 例，均在 24 小时内获得治愈，其中服 1 剂治愈者 30 例，占 90.9%。

【来源】曹顺明. 产后尿潴留用降气活血法治疗 33 例［J］. 上海中医，1989，(12)：17－18.

益气活血通利汤

黄芪 30g 当归尾 15g 川芎 10g 丹参 20g 益母草 15g 川牛膝 10g 桔梗 7g 通草 6g

【用法】水煎服，每天 2 次，每日 1 剂。

【功效】益气养血，化瘀通闭。

【适应证】**产后小便不通**。症见：产后排尿困难，小便胀急疼痛甚至小便癃闭，伴恶露色暗红有块，小腹疼痛拒按，舌质暗、苔薄白，脉沉涩。

【临证加减】偏气虚者，加太子参；寒滞者，加乌药、肉桂、炮姜；湿热者，加焦苍术、炒黄柏、金银花；气滞者，加枳壳、槟榔。

【疗效】治疗产后尿潴留 56 例，最少服药 1 剂，最多 4 剂，均治愈。有效率为 100%。

【来源】陈慧，肖纯. 益气活血通利汤治产后尿潴留 56 例［J］. 江西中医药，1991，(5)：22.

通潴汤

知母 10g 黄柏 10g 茯苓 10g 泽泻 10g 车前子^{包煎}10g 大腹皮 10g 怀牛膝 10g 肉桂 5g 益母草 15g

【用法】每日 1 剂，水煎至 120ml，每 4～6 小时服 1 次。

【功效】清热除湿，化瘀利尿。

【适应证】**产后小便不通**。症见：产后小便不通或点滴而下，小腹部胀急疼痛，舌质正常或暗，脉缓弱或涩。

【疗效】治疗产后尿潴留 38 例，服 1～3 剂后全部治愈。

【来源】刘殿青. 通潴汤治疗产后尿潴留 38 例 [J]. 陕西中医，1991，12（12）：539－540.

导赤散加味

生地黄 25g　茯苓 15g　车前草 15g　木通 15g　竹叶 15g　陈皮 15g　黄芪 15g　山药 10g　甘草梢 10g

【用法】加温水煎约 1 小时，得药汁约 100ml 顿服，6～8 小时未排尿者再服 1 剂。

【功效】健脾益气，行气通闭。

【适应证】产后小便不通。症见：产后小便不通或点滴而下，小腹部胀急疼痛，伴心胸烦热，口渴面赤，舌质红、苔薄白，脉缓弱或涩。

【疗效】治疗产后尿潴留 115 例，服药后 1 小时内排尿者 80 例，服药后 2 小时内排尿者 35 例。

【来源】邱桂芹，张力，肖兴江，等. 导赤散加味治疗产后尿潴留 115 例 [J]. 黑龙江中医药，1989，(6)：20.

益气通尿汤

炙黄芪 12g　肉桂^{后下}2g　炙升麻 9g　荆芥穗 9g　琥珀末^{冲服}3g　甘草梢 3g

【用法】水煎服，每天 2 次，每日 1 剂。

【功效】益气温阳，升清通闭。

【适应证】产后小便不通。症见：产后小便不通或点滴而下，小腹部胀急疼痛，伴心胸烦热，口渴面赤，舌质红、苔薄白，脉缓弱或涩。

【疗效】治疗产后尿潴留 40 例，其中 30～90 分钟自解小便者 34 例，服药 1 剂无效或小便淋沥不畅、加服 1 剂后自解小便者 4 例，无效 2 例。

【来源】杨关通，张尤优. 益气通尿汤治疗产后尿潴留 40 例 [J]. 上海中医药杂志，1987，(11)：27.

参芪麦冬汤

黄芪 30g　党参 12g　泽泻 12g　车前子^{包煎}9g　麦冬 12g

【用法】水煎服，每天 2 次，每日 1 剂。

【功效】补中益气，清热利湿。

【适应证】**产后小便不通**。症见：产后小便不通或点滴而下，或有尿不尽感，伴倦怠乏力，少气懒言，语音低微，面色少华，舌质淡、苔薄白，脉缓弱。

【临证加减】湿热内阻者，加金银花、连翘、黄柏；命门火衰者，加肉桂、附子；肺热者，加桑白皮、黄芩；痰阻者，加半夏；血虚者，加当归；阴虚者，加生地黄、龟板、枸杞子；自汗盗汗者，加浮小麦、大枣等。

【疗效】治疗产后尿潴留 20 例，最少服药 1 剂，最多服药 3 剂，全部患者均能顺畅排尿而痊愈。

【来源】张琦明．辨证论治产后尿潴留 20 例［J］．上海中医药杂志，1984，(4)：16.

益气燮溲汤

党参 15g　金樱子 15g　黄芪 20g　当归 9g　萹蓄 6g　桂枝 3g　白术 10g　茯苓 10g　山萸肉 10g

【用法】水煎服，每天 2 次，每日 1 剂。

【功效】健脾补肾，温阳利水。

【适应证】**产后小便不通**。症见：产后小便不通或点滴而下，或有尿不尽感，伴倦怠乏力，少气懒言，语音低微，面色少华，舌质淡、苔薄白，脉缓弱。

【临证加减】尿意频数加益智仁 10g、覆盆子 10g；小便不通加桔梗 3g、木通 5g、车前子 10g；小便淋沥或遗尿加补骨脂 15g、桑螵蛸 15g；尿路感染加白花蛇舌草 15g、栀子 10g、猪苓 10g。

【疗效】小便不通 10 例，服药 2~6 剂均获痊愈。尿意频数或小便淋沥失禁者 50 例，痊愈 45 例，好转 1 例，无效 4 例，好转和无效者的病程均超过半年。

【来源】胡同斌．益气燮溲汤治疗产后排尿异常 60 例［J］．国医论坛，1990，(1)：27.

黄芪腹皮生姜汤

黄芪 18g　车前子[包煎]15g　茯苓皮 15g　大腹皮 12~18g　生姜皮 10g　陈皮 10g　五加皮 9~12g

【用法】水煎服，每天 2 次，每日 1 剂。

【功效】温阳利水，益气通闭。

【适应证】**产后小便不通**。症见：产后小便不通或点滴而下，或有尿不尽感，伴倦怠乏力，少气懒言，语音低微，面色少华，舌质淡、苔薄白，脉缓弱。

【临证加减】兼气虚者加党参、白术；兼肾虚者加菟丝子、巴戟天。

【疗效】20～30岁的22例中治愈20例，好转2例；31～40岁的25例中治愈19例，好转3例，无效3例；41岁以上的4例中治愈1例，好转2例，无效1例。产后5天之内的23例中治愈19例，好转3例，无效1例；产后6～15天的12例中治愈8例，好转3例，无效1例；产后16天以上的5例中治愈3例，无效2例；顺产13例中治愈10例，好转2例，无效1例；难产28例中治愈20例，好转5例，无效3例。治愈率为73.2%，总有效率为90.2%。

【来源】李致重. 中医妇科理论与临床［M］. 北京：中医古籍出版社，1995：159－160.

🪷 桃蒲四物汤

熟地黄15g　黄芪20g　当归10g　甘草梢6g　通草6g　桃仁10g　蒲黄^{包煎}10g　川芎10g　白芍10g　滑石10g

【用法】水煎服，每天2次，每日1剂。

【功效】益气化瘀，行气利水。

【适应证】**产后小便不通**。症见：产后小便不通或点滴而下，小腹部胀急疼痛，舌质正常或暗，脉缓弱或涩。

【临证加减】素体虚弱者可加党参、白术益气健脾。另外，中药治疗的同时，尚可配以针灸治疗，主要穴位有足三里、三阴交、关元、膀胱俞、阴陵泉等。

【疗效】21例患者服用中药5～7剂。其中16例患者服用5剂后症状完全缓解，另5例症状缓解大半，后加以针灸治疗，也于4～5天后治愈。总有效率100%。

【来源】钱玉琴. 桃蒲四物汤治疗产后小便不通21例［J］. 山东中医杂志，2011，(7)：481.

🪷 益气利尿汤

黄芪20g　党参15g　升麻6g　甘草6g　桔梗6g　白术12g　车前子12g　猪苓12g　泽泻12g　乌药6g

【用法】水煎服，每天2次，每日1剂。

【功效】益气升阳，通调水道。

【适应证】**产后小便不通**。症见：产后小便不通，小腹胀急，伴倦怠乏力，少气懒言，语音低微，面色少华，舌质淡，脉缓弱。

【临证加减】有热者加白茅根、冬葵子；夹瘀者加益母草、丹参；纳差者加鸡内金；大便干结者加火麻仁；阴虚者加麦冬、沙参；阳虚者加附片；夹湿者加白蔻仁；有感染者去乌药，加金银花、蒲公英。

【疗效】服药1~2天排尿通利者14例，服药3天排尿通利者10例，服药4天排尿通利者5例，无效1例。

【来源】傅绪梅. 益气利尿汤治疗产后小便不通30例［J］. 湖北中医杂志，1991，(3)：11.

🪷 补中益气汤加味

　　黄芪30g　党参15g　白术10g　当归10g　茯苓10g　陈皮6g　柴胡6g　桔梗6g　通草6g

【用法】水煎服，每天2次，每日1剂。

【功效】补益通利。

【适应证】**产后小便不通**。症见：产后小便不通，小腹胀急，伴倦怠乏力，少气懒言，语音低微，面色少华，舌质淡，脉缓弱。

【疗效】治疗产后小便不通10例，其中痊愈8例（80%），好转2例（20%），无效0例，总有效率100%。

【来源】彭毅. 补中益气汤加味治疗产后小便不通10例［J］. 中国社区医师（综合版），2004，(14)：44.

🪷 益气通淋汤

　　党参　黄芪各30g　当归10g　枳实30g　桔梗　麦冬各10g　泽泻　猪苓　茯苓各15g　通草6g　炙甘草10g

【用法】水煎服，病重急者日服2剂。一般2剂即愈，效不显者继服2剂。

【功效】补气行气，利水通闭。

【适应证】**产后小便不通**。症见：产后排尿困难，欲解不能或小腹胀急疼痛不能自解等。

【临证加减】有条件者以人参易党参；舌质偏红、苔黄腻加金银花15g、山栀10g；纳呆、身体困重加砂仁、蔻仁各4g，生薏苡仁15g；腰酸加杜仲

15g、肉桂2g；舌红、苔少加生地黄15g、山茱萸10g。

【疗效】痊愈：服药2剂症状消失，小便自解，185例；显效：服4剂痊愈，26例；无效：服4剂无疗效，2例（膀胱麻痹，应用红汞酒精灌注治疗）。总有效率为99.06%。

【来源】蔡士平. 益气通淋汤治疗产后小便不通213例〔J〕. 辽宁中医杂志，2003，(12)：1001.

产癃汤

黄芪20~30g　党参20~30g　茯苓15g　当归9g　川芎9g　白术9g　升麻9g　甘草梢9g　泽泻9g　猪苓9g　车前草15g　赤芍18g　白芍18g　桂枝6g

【用法】水煎服，每日1剂，分2次服用。

【功效】益气活血，利尿通利。

【适应证】**产后小便不通**。症见：产后排尿困难，欲解不能或小腹胀急疼痛不能自解，伴神疲、面色㿠白、气短乏力，舌质淡红或红、苔薄白或黄厚，脉软无力或滑数。

【临证加减】兼见舌苔黄厚、脉滑数者为内有湿热，选加滑石24g、蒲公英30g、黄芩9g。

【疗效】治疗产后小便不通10例，8例服药8剂后小便通畅，2例服药6剂后小便能自行解出，但所需时间较长。

【来源】刘颖. 自拟产癃通治疗产后小便不通10例〔J〕. 天津中医，1995，(6)：28.

益气温阳利尿汤

党参30g　黄芪30g　升麻6g　柴胡6g　肉桂粉[冲服]5g　枳壳10g　茯苓15g　泽泻10g

【用法】水煎服，每日1剂，分2次服用。

【功效】益气温阳，化气行水。

【适应证】**产后小便不通**。症见：产后排尿困难，欲解不能或小腹胀急疼痛不能自解，伴头晕乏力、少气懒言、面色少华，舌质淡、苔薄白，脉细弱。

【临证加减】产后出血多时加当归10g、白芍15g；口干喜饮加麦冬10g、石斛10g。

【疗效】治疗产后小便不通42例，其中服2剂内小便，自解38例；2剂后能自解小便，但欠通畅，再服 2 剂正常 4 例，全部病例均有效。

【来源】孙丽萍，卢小兰. 益气温阳利尿汤治疗产后小便不通［J］. 江西中医药，1996，（S1）：131.

黄芪桂车汤

黄芪 12g　肉桂末^{吞服}1.2g　车前子^{包煎}15g　茯苓 12g

【用法】水煎服，每日 1 剂，分 2 次服用。

【功效】益气温阳，化气行水。

【适应证】**产后小便不通**。症见：产后排尿困难，欲解不能或小腹胀急疼痛不能自解等，伴见神疲，面色㿠白，气短乏力，舌质淡、苔薄白，脉细缓无力等。

【临证加减】若产后出血多加当归、川芎；腰酸、口干，肾虚症状明显加杜仲、牛膝、麦冬；畏寒发热，小腹拘急胀痛加淡竹叶、木通、忍冬藤。

【疗效】治疗产后小便不通 12 例，服 3 剂内小便自解 7 例；3 剂后能自解小便，但欠通畅，再服 3 剂正常 5 例，全部病例均有效。

【来源】杜宇群. 黄芪桂车汤治疗产后小便不通［J］. 浙江中医学院学报，2002，（4）：48 – 49.

增液承气汤

玄参 30g　生地黄 20g　麦冬 20g　大黄 20g　芒硝 20g　车前子 30g　桔梗 10g

【用法】水煎服，每日 1 剂，分 2 次服用。

【功效】养阴清热，通腑泻浊，宣畅气机。

【适应证】**产后小便不通**。症见：产后小便不通，小腹胀急，口渴喜饮，大便数日不行，或便干量少，舌红、少津，脉沉数。

【临证加减】有感染发热者加黄柏 10g、蒲公英 50g。

【疗效】治疗产后小便不通 34 例，全部治愈。其中服 1 剂治愈 13 例，服 2 剂治愈 19 例，服 3 剂治愈 2 例。

【来源】王敏，陈俊銮. 增液承气汤加味治疗产后尿潴留［J］. 中国实用医药，2012，（11）：186.

生化汤加味

当归 10 ~ 15g　桑白皮 10 ~ 15g　川芎 6 ~ 10g　桃仁 10 ~ 12g　紫

菀 10 ~ 12g　马兜铃 10 ~ 12g　甘草 3 ~ 5g　通草 4 ~ 6g

【用法】水煎服，每日 1 剂，分 3 次服用。

【功效】补气活血，化瘀，利尿。

【适应证】**产后小便不通**。症见：产后排尿困难，点滴而下，甚至癃闭不通，伴小腹急胀疼痛等。

【临证加减】气虚小腹坠者加党参、黄芪、升麻；腰痛者加续断、杜仲；口渴者加麦冬；发热者加金银花。

【疗效】治疗产后小便不通 30 例，全部治愈。其中 11 例均于服药 2 天后治愈，16 例疗程 3 ~ 5 天，3 例疗程 7 天。

【来源】李开琼. 加味生化汤治疗产后尿潴留 30 例［J］. 齐齐哈尔医学院学报，2010，(11)：1741.

补益通利汤

黄芪 15g　白术 10g　当归 10g　山茱萸 10g　桔梗 10g　茯苓 10g
柴胡 6g　车前子 10g　通草 10g　桂枝 6g　益母草 20g

【用法】水煎服，每日 1 剂，分 2 次服用。

【功效】益气通利。

【适应证】**产后小便不通**。症见：产后小便不通，小腹胀急疼痛，小便清白，精神疲惫，语音低弱，舌质淡、苔薄白，脉沉细无力。

【临证加减】发热者去桂枝，加黄芩、野菊花；便秘者加大黄；软困乏力甚者加党参；腰胀痛甚者加续断、杜仲。

【疗效】53 例经治全部痊愈。服药最多 4 剂，共 2 天时间能自解小便，最少的服药 1 剂，平均服药 3 剂。

【来源】孙荃荟. 自拟补益通利汤治疗产后尿潴留 53 例［J］. 广西中医药，1996，(4)：35 – 36.

补气通脬饮

党参 15g　生黄芪 15g　炒白术 15g　升麻 6g　麦门冬 10g　泽泻
10g　茯苓 10g　生薏苡仁 20g　通草 10g　车前子[包煎]10g　益母草 30g
当归 10g

【用法】水煎服，每日 1 剂，分 2 次服用。

【功效】补气养阴，活血解痉，利尿。

【适应证】**产后小便不通**。症见：产后排便困难，甚至点滴而下，小腹胀急疼痛，小便清白，精神疲惫，语音低弱，舌质淡、苔薄白，脉沉细无力。

【临证加减】伴有尿道灼热、口苦，尿常规见脓细胞（＋）者，去党参、麦门冬，加金银花、蒲公英各 30g。

【疗效】治疗产后小便不通 30 例，其中服药 2 剂痊愈 24 例，服 4 剂痊愈 6 例，治愈率 100%。

【来源】陈凤玉．自拟补气通脬饮治疗产后尿潴留 30 例 ［J］．辽宁中医学院学报，2003，（4）．

🪷 春泽汤

桂枝 10g 白术 12g 茯苓 12g 猪苓 12g 泽泻 12g 人参 10g

【用法】水煎服，每日 1 剂，分 2 次服用。

【功效】补益脾肺，利水渗湿。

【适应证】**产后小便不通**。症见：产后排尿困难，点滴而下，甚至癃闭不通，伴小腹急胀疼痛等，神疲少气，语音低弱，舌质淡，脉缓弱。

【临证加减】气虚甚、下腹胀坠者加黄芪、升麻以升阳利水；兼肾气虚而腰膝酸软者加杜仲、巴戟天以补肾壮腰。

【疗效】治疗产后小便不通 45 例，其中服药 2 剂痊愈者 30 例，服用 4 剂痊愈者 15 例。

【来源】迟增臻．春泽汤治疗产后尿潴留 ［J］．吉林中医药，2003，（11）：28.

🪷 黄芪茯苓汤

生黄芪 60g 茯苓 12g 车前子^{包煎}12g 知母 12g 黄柏 10g 泽泻 10g

【用法】水煎服，每日 1 剂，分 2 次服用。

【功效】补气益肺，清热利尿。

【适应证】**产后小便不通**。症见：产后排尿困难，点滴而下，甚至癃闭不通，伴小腹急胀疼痛等。

【临证加减】腰膝酸软，小便胀满者加山萸肉 10g、熟地黄 10g；精神抑郁，胁肋胀痛者加枳壳 10g、佛手 10g；外阴红肿，欲尿不敢者加龙葵 10g、木通 10g；大便秘结难解者加番泻叶 3g、白芍 10g。

【疗效】治疗产后小便不通 42 例，其中痊愈 30 例，好转 11 例，无效 1 例，总有效率达 97.6%。服药最少者 1 剂，最多者 6 剂，一般 1～2 剂小便即通。

【来源】王道俊，张宏俊. 黄芪茯苓汤治疗产后小便不通42例［J］. 湖北中医杂志，1992，（5）：21-22.

益气润肠汤

党参30~50g　沙参30g　桂枝6g　甘草3g　猪苓15g　茯苓15g　泽泻15g　车前子15g　苦杏仁10g　桑椹30g　何首乌30g　肉苁蓉20g　枳壳10g

【用法】水煎服，每日1剂，分2次服用。

【功效】补益气血，化气利水，润肠通腑。

【适应证】**产后小便不通**。症见：产后排尿困难，点滴而下，甚至癃闭不通，伴小腹急胀疼痛等。

【临证加减】气血虚、头晕乏力加黄芪、当归；津亏口干明显加麦冬、生地黄；瘀热互结、恶露瘀黑加桃仁、薏苡仁、益母草；肝郁胁痛烦闷不安加青皮、牡丹皮、黄芩。

【疗效】治疗产后小便不通52例，其中痊愈43例（其中治疗1剂而痊愈者32例，占61.5%，显效者继续治疗3剂后痊愈），显效6例，无效3例，总有效率94.2%。

【来源】王志红. 益气润肠汤治疗产后尿潴留［J］. 山东中医杂志，2005，（3）：133.

通尿汤

党参10g　泽泻10g　当归10g　白芍10g　猪苓10g　黄芪15g　茯苓15g　白术12g　桂枝9g　甘草6g

【用法】水煎服，每日1剂，分2次服用。

【功效】益气养血，行水利尿。

【适应证】**产后小便不通**。症见：产后排尿困难，点滴而下，甚至癃闭不通，伴小腹急胀疼痛，心悸气短，乏力倦怠，面色萎黄，舌质淡、苔薄白，脉沉细弱等。

【临证加减】恶露不尽者，加益母草15g、泽兰10g；尿道灼热，涩痛者，加黄柏6g、车前子10g、栀子6g；肝郁者加香附10g、木香10g、槟榔10g。

【疗效】治疗产后小便不通65例，其中治愈59例，好转6例。治疗最快的1例是服药半小时后即排尿通畅。其他病例也在服药1~5剂后排尿恢复正常。

【来源】周玉梅．通尿汤治疗产后癃闭 65 例［J］．中国民间疗法，2006，（6）：35.

补气温肾行滞汤

黄芪 30g　白术 15g　熟地黄 15g　山药 20g　菟丝子 15g　枳壳 15g　槟榔 10g　川牛膝 15g　通草 10g　木通 10g　益母草 20g　泽泻 10g　茯苓 20g

【用法】水煎服，每日 1 剂，分 2 次服用。

【功效】补气温肾，通利小便。

【适应证】**产后小便不通**。症见：产后小便不通，小腹胀急疼痛，或小便清白，点滴而下，倦怠乏力，少气懒言，语声低微，面色少华，舌质淡、苔薄白，脉缓弱。

【来源】梁兆松．补气温肾行滞汤治产后尿潴留［J］．中国中医药报，2002，（2）：20.

参芪茯桂汤

黄芪 20g　党参 15g　熟地黄 10g　山茱萸 15g　山药 10g　茯苓 10g　泽泻 10g　白术 10g　桂枝 5g

【用法】水煎服，每日 1 剂，分 2 次服用。

【功效】益气，补肾，行水。

【适应证】**产后小便不通**。症见：产后排便困难，伴小腹胀痛膨隆，腰膝酸软，乏力倦怠，坐卧不安等。

【临证加减】精神萎靡，言语无力者，加麦门冬、通草；烦渴咽干者，加麦冬、葛根；精神抑郁，两胁胀痛，烦闷不安者，加柴胡、通草、枳壳。

【疗效】治疗产后小便不通 56 例，所有患者在服用"参芪茯桂汤"加减 1 剂 4~8 小时，小便均能通利，症状缓解，原方再服 2 剂以巩固疗效，全部患者在服药期间均未见任何毒副作用。

【来源】金建明．自拟"参芪茯桂汤"治疗产后尿潴留 56 例［J］．中国全科医学，2001，（6）：462.

黄芪补气汤

黄芪 30g　当归 15g　益母草 15g　陈皮 6g　升麻 6g　木通 6g　炙甘草 6g　党参 9g　白术 9g　桔梗 9g　柴胡 3g

【用法】水煎服，每日1剂，分2次服用。

【功效】补气，降浊，通利。

【适应证】**产后小便不通**。症见：产后排尿困难或伴头晕，神疲乏力，面色㿠白，气短懒言，多汗，腰酸肢沉，少腹胀，舌淡、苔薄，脉细弱、尺脉尤甚。

【临证加减】口干多汗者，加麦冬9g、五味子6g；纳谷不香者，加焦山楂15g、枳壳6g。

【疗效】治疗产后小便不通54例，其中显效28例，有效19例，无效7例，总有效率87%。

【来源】单润琴. 黄芪补气汤治疗产后尿潴留54例［J］. 安徽中医学院学报，1999，（2）：23－24.

第二节　外治验方

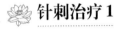 针刺治疗1

【主穴】中极，阴陵泉（双侧），足三里（双侧），三阴交（双侧）。

【功效】通利小便。

【适应证】**产后小便不通**。

【操作方法】中极针用平补平泻，阴陵泉、三阴交、足三里针用补法，针刺行气到膀胱部位（视病人耐受度为准），得气后留针20～30分钟。气海、关元、血海针用平补平泻。2次/日。

【临证加减】产后产妇多虚多瘀，瘀血重配伍血海（双侧），气血两虚者配伍关元、气海。

【疗效】治疗产后小便不通26例，其中痊愈20例，好转4例，无效2例，有效率92.3%。其中针1次痊愈16例，针3次痊愈4例（剖腹产术后）。

【来源】王发根，张学斌，高越会. 针刺治疗产后小便不通26例［J］. 实用中西医结合临床，2012，（2）：87.

针灸治疗2

【主穴】脾俞，肾俞，膀胱俞，关元，中极。

【功效】补益元气，通利小便。

【适应证】产后小便不通。

【操作方法】选用 50mm×0.3mm 毫针，脾俞、肾俞、膀胱俞直刺，采用补法使针感传至小腹为佳；关元、中极向会阴部斜刺，使针感传导至会阴部；用艾条温和灸关元、中极（以上穴位针刺都要注意针下感觉，如有突破感不可强行进针，应立即退针）。每日 1 次，每次留针 30 分钟，7 天为 1 个疗程。

【临证加减】气虚加气海、足三里；肾虚加阴谷、太溪；瘀血加三阴交、血海、膈俞。穴位有双侧者取双侧。

【疗效】治疗产后小便不通 50 例，其中，痊愈 33 例，好转 13 例，无效 2 例，总有效率为 96%。治疗过程未见任何不良反应。

【来源】庞勇，韦厚涵，吴静，等．针灸治疗产后尿潴留 50 例［J］．广西中医药，2013，（6）：24 – 25.

针灸治疗 3

【主穴】中极，气海，阴陵泉，三阴交，归来，肾俞，三焦俞，脾俞。

【功效】疏通筋脉，通利小便。

【适应证】产后小便不通。

【操作方法】用 1.5~2.0 寸毫针。膀胱极度充盈时，针刺腹部穴位针尖向下斜刺。腹部诸穴的针感最好能达到阴部，效果更佳。同时在腹部诸穴用艾条灸，灸 2 壮，每日 1 次，连续 3 次。

【疗效】治疗产后小便不通 55 例，其中有 40 例经 1 次治疗则小便通利，10 例经 2 次治愈，5 例经 3 次治愈，全部有效。

【来源】陈海林．针灸治疗产后尿潴留 55 例［J］．中国中医急症，2012，（3）：498.

针灸治疗 4

【主穴】气海，关元，中极，三阴交，阴陵泉。

【功效】行气活血，温通经络，通利小便。

【适应证】产后小便不通。

【操作方法】用毫针补法针刺中极，得气后留针 30 分钟，每 10 分钟行补法捻针 1 次使针感传至会阴部，三阴交、阴陵泉用平补平泻手法；气海、关元行温和灸，每穴以局部皮肤红润为度，1 次/日。

【疗效】治疗产后小便不通 23 例，其中治愈 18 例，好转 4 例，无效 1 例，总有效率为 95.65%。

【来源】李谊深. 针灸治疗产后尿潴留 44 例［J］. 中国卫生产业，2012，(30)：171.

针灸治疗 5

【主穴】神阙（灸）、关元（灸）、中极（灸）、足三里（双侧）、委阳（双侧）、三阴交（双侧）。

【功效】温补肾阳，补益中气，通调水道。

【适应证】产后小便不通。

【操作方法】先用新鲜葱白捣烂填满神阙穴，然后用艾条行雀啄灸 30 分钟，每日 2 次。关元、中极穴行温和灸，余穴用 2 寸 30 号针直刺 1 ~ 1.5 寸，平补平泻法，得气后加脉冲电刺激 15 分钟，每日 1 次。大部分患者治疗 1 次即可，部分患者治疗 2 ~ 4 次。

【疗效】治疗产后小便不通 36 例，其中经治疗 1 次后自行排尿 21 例，治疗 2 ~ 4 次后自行排尿 15 例，均获痊愈。

【来源】黄琼珍，李小勤，谭栋，等. 针灸治疗产后尿潴留 36 例［J］. 中国民间疗法，2012，(12)：13.

针灸治疗 6

【主穴】中极，三阴交，环跳。

【功效】助气化，通小便。

【适应证】产后小便不通。

【操作方法】首先在中极、三阴交、环跳三穴各按摩 1 分钟，然后常规消毒针刺。中极用 1.5 寸针，向下斜刺，使针感传到会阴部，得气后用平补平泻手法，注意针刺不宜过深，以免误伤膀胱。三阴交针刺得气后平补平泻。环跳，用 5 寸毫针，快速进针，得气后提插针尖偏向肛门，行针 2 分钟以加强针感。

【疗效】治疗产后小便不通 54 例，其中针刺 15 ~ 20 分钟，排尿通畅，无腹痛腹胀者 16 例；20 ~ 30 分钟排尿 23 例；30 分钟排尿 11 例；2 小时后仍无效者予以留置导尿者 4 例。总有效率为 92.6%。

【来源】袁天喜. 针刺治疗产后尿潴留 54 例［J］. 浙江中医杂志，2011，(3)：170.

针灸治疗 7

【主穴】脾俞（双侧）、肾俞（双侧）、膀胱俞（双侧）、足三里（双侧)、三阴交(双侧)。

【功效】温阳,活血,化气,行水。

【适应证】**产后小便不通。**

【操作方法】采用针刺配合艾灸治疗,针用补法,留针 30~50 分钟,每隔 10 分钟行针 1 次;留针期间加温和灸,灸肾俞、膀胱俞时以温热感向小腹放射为佳。针刺、艾灸每日 1 次,针灸后 6 小时仍不能自主排尿者,可每日针灸 2 次。

【疗效】治疗产后小便不通 38 例,其中针灸 1 次后治愈 21 例(55.26%);针灸 2 次后治愈 32 例(84.21%);针灸 3 次后全部治愈。

【来源】邱有法. 针灸治疗产后尿潴留 38 例 [J]. 中国中医急症,2011,(8):1336.

针灸治疗 8

【主穴】中极,关元,水道,三阴交。

【功效】补肾培元,通调水道。

【适应证】**产后小便不通。**

【操作方法】患者仰卧位,常规消毒后进针,关元穴采用 2 寸针斜刺透中极,水道穴采用 2 寸针斜刺透归来,得气后均行捻转补法,使针感传导到会阴部。足三里、三阴交、太溪直刺,得气后行捻转补法,使针感向上传导,合谷、太冲直刺,行捻转泻法。手法完毕后,接电子针疗仪,选用疏密波,留针 30 分钟,强度以患者能耐受为度,中间不行针,同时予以神灯或频谱治疗仪照射膀胱部位,距离 30~40cm,时间 30 分钟,完毕后嘱患者自行按摩小腹部。

【临证加减】小腹胀痛明显者,加归来;脾虚者加足三里、阴陵泉;肾虚者加太溪;气滞者加合谷、太冲。

【疗效】治疗产后小便不通 34 例,其中治愈 17 例,有效 16 例(治疗 2 次自行排尿者 11 例,治疗 3 次自行排尿者 5 例),1 例因治疗 1 次后膀胱部胀难忍而行导尿排尿。总有效率 97.06%。

【来源】刘海珠. 针刺治疗产后尿潴留 34 例疗效观察 [J]. 现代医院,2010,(3):72.

针灸治疗 9

【主穴】阴陵泉(双侧),三阴交(双侧),水分,石门,中极。

【功效】温阳利水，通调水道。

【适应证】产后小便不通。

【操作方法】取患者阴陵泉（双侧）、三阴交（双侧），采用先补后泻的方法间歇行针，每5分钟1次，留针20分钟。同时取点燃的清艾条在患者水分、石门、中极采用温和灸，以患者感觉温热为度，并觉热感向下感传为宜，每次治疗20分钟。

【疗效】治疗产后小便不通96例，其中痊愈68例（70.8%），有效22例（22.9%），无效6例（6.3%），总有效率93.7%。

【来源】曹乃达，徐玲，孙艳红. 针灸治疗产后尿潴留96例临床观察［J］. 中国民族民间医药，2010，（15）：183.

针灸治疗10

【主穴】膀胱俞，次髎，阴陵泉，三阴交，肾俞（双侧），秩边（单侧），中极，关元。

【功效】健脾益肾，利水湿，通小便。

【适应证】产后小便不通。

【操作方法】体位取侧卧位及仰卧位。先仰卧位，针刺部位局部常规消毒，采用30号1.5寸毫针刺入阴陵泉、三阴交、关元、中极，待有酸麻胀感后，行捻转补泻法，其中以阴陵泉、三阴交的针感向上传导至膝或大腿内侧为佳，中极穴的针感以向会阴部放射为好，每10分钟行针1次，留针30分钟。起针后侧卧位，针刺部位局部常规消毒，采用30号1.5寸毫针刺入肾俞、膀胱俞、次髎，待有酸麻胀感后，行捻转补泻法，其中针刺膀胱俞、次髎穴时，使针感向前放射到小腹部；30号3寸毫针刺入秩边穴，得气后行提插法，使针感放射至会阴部，每10分钟行针1次，留针30分钟，每日1次。

【疗效】治疗产后小便不通60例，其中治愈57例，好转1例，未愈2例，总有效率为96.7%。

【来源】李智红. 针刺治疗产后尿潴留60例［J］. 中国中医药现代远程教育，2009，（11）：72－73.

针灸治疗11

【主穴】阴谷，肾俞，三焦俞，关元，三阴交，百会。

【功效】培肾固本，通利小便。

【适应证】产后小便不通虚证。

【主穴】中极，三阴交，足三里，阴陵泉，膀胱俞。

【功效】通经活络，通调水道。

【适应证】**产后小便不通实证。**

【操作方法】常规清毒后，使用30号毫针。针刺下腹部穴位取45°向下斜刺，针尖向会阴部方向刺1～1.5寸，使针感直达会阴部，施手法1～2分钟（膀胱过度充盈时忌深刺、直刺）。膀胱经背俞穴直刺0.5～1.5寸，针感直达膀胱骶部，施手法1分钟。下肢的穴位直刺进针深1～2寸，针感向上传至膝或大腿更好，施手法1分钟。需要温灸的穴位用艾条悬灸，以皮肤红晕不起泡为度。

【疗效】治疗产后小便不通37例，其中1次治愈15例，2次治愈16例，3次治愈5例，无效1例（因针灸1次后即插导尿管导尿、再未针灸），总有效率为97％。

【来源】王永红．针灸治疗产后尿潴留37例疗效观察［J］．山西职工医学院学报，2008，（2）：64.

🪷 针灸治疗 12

【主穴】关元，中极，三阴交。

【功效】健脾益气，通调水道。

【适应证】**产后小便不通。**

【操作方法】患者取仰卧位，若置导尿管者先拔除导尿管，穴区局部消毒后根据针刺部位采用1～2寸毫针刺入，腹部穴位斜刺，关元穴透中极穴，进针1～1.5寸，得气后行捻转补法使针感向会阴传导；下肢穴位直刺或斜刺，三阴交穴沿胫骨后缘向下斜刺，进针1.5寸，得气后行捻转补法使针感向膝或股内侧传导，足三里、太溪穴直刺，得气后行捻转补法，血海、太冲、阴陵泉穴直刺，得气后行捻转泻法每隔10分钟行针1次，留针30分钟，同时用艾条温和灸关元、中极穴区，每日2次，3天为1个疗程。

【疗效】治疗产后小便不通89例，其中治愈74例，好转13例，未愈2例，总有效率97.75％。

【临证加减】气虚加足三里；肾虚加太溪；气滞加太冲；血瘀加血海；湿热加阴陵泉。

【来源】叶梅惠．针灸治疗产后尿潴留89例疗效观察［J］．云南中医中药杂志，2005，（3）：36－37.

针灸治疗 13

【主穴】中极，水道，膀胱俞，次髎，三阴交。

【功效】调补肝肾，通利小便。

【适应证】**产后小便不通。**

【操作方法】患者取仰卧位，常规皮肤消毒后，用毫针在中极、水道穴快速捻转进针，向下斜刺，行小幅度提插捻转。得气后，使针感向下传导至会阴部，不留针。再于中极穴处用圆柱形艾炷一端点燃之后，置于温灸器内，持续灸 3～4 壮，需时 30～40 分钟，灸至局部皮肤发热、发红为度。若施灸过程中，患者感觉热度不能耐受时，可以调整温灸器的位置，略向上抬起，在气海、关元之间不断移动，以患者感觉腹部温热舒适为佳。

膀胱俞，直刺 0.8～1.2 寸，施捻转泻法，不留针；直刺 1～2 寸，要求刺入骶孔内，手下有落空感，施捻转泻法，不留针；足三里，直刺 1～2 寸，施捻转补法；三阴交，直刺 0.8～1.2 寸，施捻转泻法；血海，直刺 0.8～1.2 寸，施捻转泻法；太冲，直刺 0.5～0.8 寸，施捻转泻法。每日针刺 1 次，10 次为 1 个疗程。

【临证加减】气血虚弱者加足三里、阴陵泉；肝气郁滞者加太冲、血海。

【疗效】治疗产后小便不通 56 例，其中治愈 24 例，好转 27 例，无效 5 例，总有效率为 91.07%。

【来源】程静，李杰. 针灸治疗产后尿潴留 56 例 [J]. 中国民间疗法，2004，(6)：9-10.

 热敏灸

【主穴】利尿穴，中极穴，次髎，三阴交，阴陵泉。

【功效】温经散寒，通利小便。

【适应证】**顽固性产后排尿障碍。**

【操作方法】①利尿穴、中极穴：双点温和灸，自觉热感深透至腹腔，灸至热敏灸感消失。②次髎穴：双点温和灸，自觉热感深透至腹腔或扩散至腰骶部或向下肢传导，灸至热敏灸感消失。③三阴交穴：双点温和灸，部分感传可直接传到腹部，如感传仍不能上至腹部，再取一根点燃的艾条放置感传所达到的近心端点，进行温和灸，依次接力使感传达到腹部，最后将 2 支艾条分别固定于三阴交和腹部进行温和灸，灸至热敏灸感消失。④阴陵泉穴：双点温和灸，部分感传可直接传到腹部，如感传仍不能上至腹部，再取 1 根点燃的艾条放置感传所达到的近心端点，进行温和灸，依次接力使感传达到腹部，最后将 2 支艾条分别固定于阴陵泉和腹部进行温和灸，灸至热敏灸感消失。

【疗效】治疗产后小便不通 57 例，其中治愈 48 例，好转 9 例，无效 0 例，总有效率 100%。

【来源】李文华. 热敏灸治疗顽固性产后排尿障碍 57 例［J］. 江西中医药，2013，（11）：44.

针灸配合穴位按压

【主穴】足三里（双侧），三阴交（双侧）。

【功效】通利小便。

【适应证】产后小便不通。

【操作方法】患者取平卧位，用 28 号 2 寸毫针针刺以上穴位，直刺 1 寸，手法用补法，得气后留针 20 分钟。留针同时推箕门，医者以食指、中指指面，沿患者大腿内侧面，从膝上缘推向至腹股沟呈一直线，操作 100～300 次。然后用两手拇指有节奏地按压患者关元穴，60 次/分，手法由轻到重，至患者有尿意感即可。

【疗效】治疗产后小便不通 70 例，其中治愈 66 例，无效 4 例，治愈率 94.3%。

【来源】李青. 针灸配合穴位按压治疗产后尿潴留 70 例临床观察［J］. 河北中医，2011，（9）：1366－1367.

半夏糊外敷

生半夏 15g　大蒜 2 瓣

【用法】将上药加水少许，共捣烂为糊状，敷于神阙及关元穴上，并覆盖胶布，用热水袋敷其上方，待自觉热气入腹，即有尿意。如有灼痛，可先将热水袋去掉。一般 1～2 小时即可见效，小便自解之后，可继续保留 1 小时左右，以巩固疗效。

【功效】通利小便。

【适应证】产后小便不通。症见：产后排尿困难，小便胀急疼痛，尿不尽，甚至小便癃闭等。

【疗效】以此方治疗产后尿潴留 11 例，均获治愈。其中治疗 1 次痊愈者 7 例。

【来源】袁泉，刘卫东. 半夏外用治疗产后尿潴留［J］. 中医杂志，2001，42

（2）：75.

🪷 白芥子外敷

白芥子 5g

【用法】白芥子研末，纱布包裹，置神阙穴，胶布固定后热敷（50℃）约 30 分钟，每日 2~3 次。

【功效】通窍，通络，利水。

【适应证】**产后小便不通**。症见：产后排尿困难，欲解不能或小腹胀急疼痛，不能自解等。

【疗效】29 例患者中，25 例敷药 1 次见效，4 例患者敷药 1 次后小便通而不畅，配合诱导疗法或继敷 2~3 次，均痊愈。

【来源】马天丽. 白芥子外敷治疗产后小便不通 29 例疗效观察［J］. 甘肃中医，2000，（5）：47.

🪷 桃仁泥敷脐

桃仁 20g　葱白 2 根　冰片 1.5g

【用法】将上药一起捣成泥，用纱布包好蒸热，趁温填入脐部固定，待患者自觉有热气入腹，即有尿意，小便自通，若一次不通可再加热用一次。

【功效】调畅气机，通利小便。

【适应证】**产后小便不通**。症见：产后排尿困难，点滴而下，甚至癃闭不通，伴小腹急胀疼痛等。

【来源】陈仁礼. 桃仁泥敷脐治疗产后尿潴留［J］. 中医杂志，2003，（3）：172.

第三节　内外同治方

🪷 黄芪益通汤配合针灸

黄芪 30g　人参 10g　路路通 10g　白芍 20g　当归 15g　生地黄 15g　茯苓 30g　葛根 15g　五味子 10g　麦冬 15g　升麻 6g　炙甘草 15g

【用法】水煎服，每天 2 次，每日 1 剂。

【功效】益气养阴，健脾利水。

【适应证】**产后小便不通**。症见：产后小便不通，小腹胀急，伴少气懒言，四肢无力，面色少华，舌质淡，脉缓弱。

【临证加减】若汗多不止，咽干口渴者，酌加沙参、葛根加量以生津益肺；伴腰膝酸软者，酌加杜仲、巴戟天以补肾壮腰膝；气虚夹气滞者加佛手、香橼、郁金理气行滞；气虚夹瘀合生化汤。

【针灸穴位】利尿穴（经外奇穴，脐下 2.5 寸）、关元、中极、足三里、膀胱俞、三阴交、阴陵泉。

【针灸方法】毫针刺：利尿穴；艾灸：关元、中极、膀胱俞、足三里、三阴交、阴陵泉等穴。针刺用平补平泻或补法，或强刺激，留针 30 分钟，在留针期间每隔 5 分钟运针 1 次，1~2 次/日。艾灸：用盐填脐中，鲜生姜直径约 2.5cm、厚 3mm，上穿数孔，置盐脐上，用艾灸至患者自觉有热气入腹内。

【疗效】服药 1 剂，针灸 2 次后小便通利者 33 例（62%）；服药 2~3 剂，针灸 3~5 次小便通利 13 例（25%）；服药 3~5 剂，针灸 5~10 次小便通利，但仍有症状 7 例（13%）。53 例患者治愈 46 例（87%）；好转 7 例（13%），总有效率 100%。

【来源】马尚林，赵生亮，王建峰，等．"黄芪益通汤"结合针灸治疗产后小便不通 53 例临床观察［J］．中国社区医师（医学专业），2011，（19）：200.

加味五苓汤配合艾叶外敷

内服药：生黄芪 20g　生白术 10g　猪茯苓各 10g　泽泻 12g　巴戟天 10g　车前子^{包煎}10g　台乌药 6g　桂枝 9g　苦桔梗 6g

外敷药：艾叶 45g

【用法】水煎服，每天 2 次，每日 1 剂。

【功效】益气温阳，化气行水。

【适应证】**产后小便不通**。症见：产后小便不通，小腹胀急，伴少气懒言，四肢无力，面色少华，舌质淡，脉缓弱。

【艾叶外敷】艾叶研细，装入纱布袋中，封口，蒸 15 分钟，趁热外敷小腹部，每日 2 次。

【疗效】56 例经治疗显效 19 例，有效 28 例，低效 7 例，无效 2 例。

【来源】陈珍治．加味五苓汤配合艾叶外敷治疗产后小便不通 56 例［J］．中国民间疗法，1998，6（3）：12.

促排尿汤加隔盐隔姜灸

生黄芪30g　车前子30g　益母草30g　当归15g　怀牛膝15g　王不留行15g　桔梗10g　乌药10g　炙甘草3g　食盐　新鲜姜片

【用法】急煎服，头煎水500ml煎至150ml，二煎水400ml煎至150ml，二煎隔2小时再服。

【功效】温经散寒，通阳利尿。

【适应证】**产后小便不通（气虚证）**。症见：产后小便不通，小腹胀急疼痛，小便清白，精神疲惫，语音低弱，舌质淡、苔薄白，脉沉细无力。

【隔盐隔姜灸】患者仰卧于床上，暴露脐部，取纯净干燥的食盐，填平神阙穴（即脐窝），取新鲜姜片（姜片直径2～3cm，厚度0.2～0.3cm，中间用针刺数孔）放在上面，再将用艾绒制成的圆椎艾炷放于姜片上点燃施灸。艾炷燃尽或患者感到灼痛时，则更换再灸。一般3～7壮，以灸处皮肤红润不起泡为度，一次治疗时间20～30分钟。

【疗效】治疗产后小便不通38例，其中治愈25例，好转12例，无效1例，总有效率为97.37%。

【来源】叶东霞. 促排尿汤加隔盐隔姜灸治疗产后尿潴留38例［J］. 福建中医药，2013，(6)：44-45.

产后小便不通验方合葱蒜泥外敷

党参15g　黄芪15g　白术9g　当归10g　升麻9g　肉桂2g　木通9g　车前子15g　甘草3g　大葱300～500g　大蒜300～500g　盐4～6g

【用法】水煎服，每日1剂，分2次服用。

【功效】补气温阳，行气化水。

【适应证】**产后小便不通**。症见：产后小便不通，小腹胀急疼痛，小便清白，精神疲惫，语音低弱，舌质淡、苔薄白，脉沉细无力。

【临证加减】若多汗、烦渴咽干者，加生地黄、五味子以生津养阴。

【葱蒜泥外敷】将葱和蒜捣烂成泥状，加盐，用纱布包裹，敷于脐下耻骨上膀胱充盈处（即中极、关元、气海穴），其范围以80mm×80mm为宜，可覆盖塑料薄膜，上置热水袋，以促进葱蒜泥局部渗透发挥作用。15～30分钟后取下。

【疗效】共治疗本病42例，治愈21例（占50%），有效19例（占45.24%），无效2例（占4.76%），总有效率95.24%。

【来源】许国姣. 中药口服联合葱蒜泥外敷治疗产后尿潴留的效果观察［J］. 实用

中西医结合临床, 2013, (2): 67.

温阳利水方合针灸治疗

茯苓 15g 泽泻 10g 木通 10g 桂枝 10g 沉香 10g 通草 10g
大枣 3 枚

【用法】水煎服, 每日 1 剂, 分 2 次服用。

【功效】温阳利水。

【适应证】**产后小便不通**。症见: 产后排尿困难, 点滴而下, 甚至癃闭不通, 伴小腹急胀疼痛等。

【针刺选穴】阴谷、关元、气海、肾俞、膀胱俞、三阴交、阴陵泉、足三里、中极。

【针刺方法】针刺得气后, 按年龄、体质、发病时间及证型不同, 施补泄手法, 留针 20～30 分钟, 每 10 分钟捻针 1 次。

【疗效】治疗产后小便不通 160 例, 治疗 1～3 天, 治愈 110 例, 有效 40 例, 无效 10 例, 总有效率为 93.75%。

【来源】邓世雄. 针刺配合中药汤剂治疗产后尿潴留 160 例 [J]. 实用中医内科杂志, 2012, (13): 91.

益气通溺汤合针灸

党参 20g 黄芪 20g 桔梗 10g 当归 10g 熟地黄 10g 茯苓 10g
桂枝 6g 益智仁 10g 益母草 20g

【用法】水煎服, 每日 1 剂, 分 2 次服用。

【功效】温补脾肾, 补益气血, 通利小便。

【适应证】**产后小便不通**。症见: 产后发生排尿困难, 点滴而下, 甚者癃闭不通, 小腹部胀急不适, 伴神疲懒言, 焦虑不安, 舌淡、苔薄白, 脉缓弱。

【临证加减】血虚加阿胶 2g、白芍 10g; 腹胀急不适加枳壳 6g、乌药 10g; 便秘者加火麻仁 10g。

【针刺选穴】水泉 (双侧)、三阴交 (双侧)、阴陵泉 (双侧)。

【针刺方法】选用直径 0.3mm、长度 40～50mm 毫针直刺。直刺深度: 水泉 0.3～0.5 寸, 三阴交 1～1.5 寸, 阴陵泉 1～2 寸。针刺得气后留针 30 分钟, 1 次/日, 去针后 30 分钟未排尿, 再针刺 1 次, 疗程 1 天。

【疗效】针刺 1 次配合服中药 1 日, 治愈: 21 例, 好转: 5 例。有效率 100%。好转者 5 例经过第二天再次针药结合治疗后均治愈。

【来源】陈冬梅，焦乃军．益气通溺汤结合针灸治疗产后尿潴留26例［J］．中国实验方剂学杂志，2011，（18）：303－304.

通利小便方配合点穴按摩

知母10g　台乌10g　川黄柏6g　肉桂末^{吞服}1.5g　车前子^{包煎}15g
黄芪20g

【用法】水煎服，每日1剂，分2次服用。

【功效】通利小便。

【适应证】**产后小便不通**。症见：产后排尿困难，点滴而下，甚至癃闭不通，伴小腹急胀疼痛等。

【临证加减】气虚小便不通者，上方黄芪加至30g，加麦冬15g、通草3g；肾虚明显者，加杜仲10g、熟地黄10g、桑寄生12g；气滞者，加枳壳10g、苏叶10g、陈皮6g、通草3g；若气滞夹瘀者，再加桃仁10g、蒲黄10g。

【点穴按摩】嘱患者平卧床上，令其作提肛运动，然后医者以患者肚脐为中心，取顺时针方向，由轻至重，用掌心揉按腹部，并逐步往下腹移动，同时可配合震颤手法，使患者腹肌放松，5～10分钟，再用手指点气海、关元、水道、中极、归来、三阴交等穴，共8～10分钟。做毕，嘱患者下床稳坐在凳子上，下放尿盆。医者站在患者右侧，用左手扶住患者右肩，右手轻揉其小腹1～2分钟，然后嘱患者深吸气，收小腹，作提肛运动，至屏住气欲呼气时，医者用左手拉患者右肩，使身体微向前屈，右手用力紧按患者小腹，并使力量渐往下移，同时患者呼气，挺腹，作用力解小便状，配合得好，1次就能排出小便。如小便还未排尽，患者可休息一会，医者仍用右手掌轻揉患者小腹，使腹肌放松，过2～3分钟重复上法，再来1～2次，使小便排尽。

【疗效】治疗产后小便不通36例，显效（按摩1次就排尿，加服中药3～4剂巩固疗效）34例，有效（按摩1～2次排尿，再加服中药5～6剂，或并发尿路感染，加用抗生素治疗，并服中药至10剂而恢复如常者）2例。

【来源】江华鸣．按摩配合中药治疗产后小便不通36例［J］．陕西中医，1997，（6）：270－271.

升麻黄芪汤合针灸

黄芪15g　当归12g　柴胡6g　升麻6g

【用法】水煎服，每日1剂，分2次服用。

【功效】通利小便。

【适应证】**产后小便不通**。症见：产后排尿困难，点滴而下，甚至癃闭不通，伴小腹急胀疼痛等。

【针刺选穴】三阴交，阴陵泉，关元，中极，水道。

【穴位加减】严重者可加膀胱俞、关元俞、委中。

【针刺方法】上述穴位采取痛点循经取穴。用 28 号、2～3 寸的毫针直刺上述穴位 1.5～2 寸，用补法，留针 45～60 分钟。

【疗效】治疗产后小便不通 17 例，均痊愈。其中最短治疗 1 天，最长治疗 7 天即能顺利排小便。

【来源】李碧华. 针药结合治疗产后小便不通 17 例［C］. 中国针灸学会临床分会第 14 届全国针灸学术研讨会针药结合论坛，2006：8.

🪷 五苓散配合推拿

　　　　茯苓 10g　　猪苓 10g　　白术 10g　　桂枝 5g　　泽泻 10g

【用法】水煎服，每日 1 剂，分 2 次服用。

【功效】温补肾阳，化气行水。

【适应证】**产后小便不通**。症见：产后排尿困难，点滴而下，甚至癃闭不通，伴小腹急胀疼痛等。

【推拿取穴】利尿穴。

【推拿方法】推拿利尿穴（利尿穴位于脐与耻骨联合中点处），按逆时针方向推拿 20 次左右，间歇向耻骨联合方向轻轻推压 1 次，手法应先轻后重，每次推拿 15 分钟，休息 30 分钟后，如果患者不能自行排尿或虽能排尿但仍有少量尿潴留，重复推拿 15 分钟。

【疗效】治疗第一天，26 例患者治愈 22 例（多数于治疗 1 小时内自行排尿），有效 2 例，无效 2 例；治疗 2 天后，治愈 24 例，无效 2 例；治疗 3 天后全部治愈，治愈率 100%。

【来源】孙丽红，孙天霞. 推拿配合中药治疗产后尿潴留 26 例［J］. 光明中医，2010，（3）：469.

第二十六章　产后小便淋痛

产后小便淋痛，又称"产后淋""产后溺淋"，是指产后出现尿频、尿急、淋沥涩痛等症状。相当于西医学的产褥期泌尿系感染。若产后由于孕期胎儿对膀胱压迫的缘故，出现小便困难，点滴而下，但无涩痛感者，一般不作病论，产后 6~8 小时多可恢复正常。

产后小便淋痛的主要病机是膀胱气化失司，水道不利。肾与膀胱相表里，肾阴亏虚，阴虚火旺，热灼膀胱，或湿热客于脬中，热迫膀胱，或肝郁化热，移热膀胱，膀胱气化不利致小便淋沥涩痛。故产后小便淋痛的病因主要有三方面：一是湿热蕴结，产后血室正开，若多次导尿消毒不严，或摄生不慎，外阴不洁，湿热之邪乘虚入侵膀胱或过食辛热肥甘厚味之品，酿成湿热，或脾虚湿盛，积湿生热，湿热流注膀胱，膀胱气化不利致小便淋。二是肾阴亏虚，素体虚弱，复因产时产后失血伤阴，肾阴亏虚，阴虚火旺，热灼膀胱，气化不利，致小便淋痛。三是肝经郁热，素体肝旺，复因产后失血伤阴，肝失所养；或产后情志所伤，肝郁气滞，郁而化火，气火郁于下焦，移热膀胱，气化失司，致小便淋痛。

本病的诊断要点主要包括：①多有产后尿潴留，多次导尿，外阴伤口愈合不良，分娩或产后失血或七情所伤史；②多以产后出现尿频、尿急、淋沥涩痛为主要临床表现。尿频、尿急、小便淋沥与涩痛必须同时存在，方可诊断为产后小便淋痛。

🪷 五圣饮

萍逢根 12g　车前子 6g　蜀葵子 6g　苏木 6g　甘草 6g

【用法】水煎服，每日 1 剂，分 2 次服用。忌盐。

【功效】利水通淋，扶正祛邪。

【适应证】**产后小便淋痛及诸淋（湿热结滞而兼瘀血者）**。症见尿频、尿急、尿痛，并伴有面赤，心烦，口苦，口渴或形体消瘦，五心烦热，大便不畅等症状。

【疗效】本方为片元周家藏治淋证之验方。

【来源】王庆国,贾春华.日本汉医名方选[M].北京:中国科学技术出版社,1992:279.

第二十七章　产后便秘

产后便秘是指产后大便艰涩，或数日不解，或排便时干燥疼痛，难以解出者。中医学将其病因归纳为：①血虚：产程失血，造成血虚，血虚而致津液亏耗，肠道失于润养，引起大便干结。并表现为面色无华，心悸气短，舌质淡、苔白，脉细数。②气虚：气为血之帅，血为气之母，失血而耗气，造成气虚。肺气虚弱则大肠传送无力，排便时便意明显而无力努挣使粪便不行。肺卫不固，腠理疏松，则有汗出短气。脾胃为气血化生之源，脾虚则运化无力，出现神疲乏力等症状。主要表现为舌质淡、苔薄白、脉弱。③气机阻滞：产后腹痛腹胀，胸胁痞满，肝脾胀满，内湿停滞，气滞血瘀，导致便秘。

第一节　内　治　方

🪷 润肠通便汤

　　当归　白芍　火麻仁　决明子各 15～20g　生地黄 15g　麦冬 15g
肉苁蓉 15g　桃仁 10g　陈皮 10g

【用法】水煎服，每天 3 次，每日 1 剂。

【功效】滋阴养血，生津润肠。

【适应证】**产后便秘**。症见：产后饮食如常，大便不畅，数日不解，或排便时干燥疼痛，难以解出，面色不华，舌质淡，脉虚而涩。

【临证加减】气虚见有排便艰难，虽有便意，临厕努挣乏力，汗出气短，头晕目眩者加生黄芪、太子参各 15g；兼肛裂便血者加生地榆、槐花、白茅根各 12g；腹胀者加厚朴、枳壳各 10g；阴虚燥热见有口干不欲饮，手足心热，口舌生疮者加大黄 3～6g，玄参 15g，枸杞子、女贞子各 12g。

【疗效】共治疗本病 52 例，痊愈（恢复排便）41 例，好转（服药时大便通畅，停药时有复发）11 例。

【来源】姜华. 润肠通便汤治疗产后便秘 52 例［J］. 甘肃中医学院学报，2000，17（2）：31.

🪷 圣愈汤加减

红参10g 黄芪20g 生地黄15g 熟地黄10g 当归20g 川芎10g 白芍10g 肉苁蓉20g 柏子仁20g 杏仁10g

【用法】水煎服，每天3次，每日1剂。

【功效】益气养血，润肠通便。

【适应证】**产后便秘**。症见：分娩后排便困难，一般饮食如常，无腹痛、呕吐。

【临证加减】兼见阴虚内热者加麦冬、玄参、大黄；兼见恶露不尽者加益母草、桃仁；汗多者加煅龙骨、煅牡蛎、浮小麦；兼见缺乳者加王不留行、穿山甲、漏芦。

【疗效】共治疗本病120例，痊愈99例，显效12例，有效8例，无效1例，总有效率99.2%。

【来源】高宏振，谷淑美.圣愈汤加减治疗产后便秘120例［J］.内蒙古中医药，2010，（18）：6.

🪷 四物汤加味

当归15g 川芎10g 白芍12g 熟地黄30g 肉苁蓉20g 柏子仁15g 火麻仁30g 阿胶9g 生何首乌20g 白术12g

【用法】头煎加水约500ml，先泡20分钟，武火煮沸后，改文火再煮沸30分钟，取液约200ml；二煎，加水约400ml，武火煮沸后，改文火再煮沸30分钟，取液约200ml；两煎药汁混合后，分成3份。每日1剂，分3次饭前温服。

【功效】养血润燥益气，润肠通便。

【适应证】**产后便秘**。症见：产时产后失血过多，产后大便干燥，或数日不解，腹无胀痛，肌肤不润，面色萎黄，舌淡、苔薄白，脉细弱。

【疗效】治愈85例，好转9例，未愈2例，总有效率97.9%。

【来源】崔守欣.四物汤加味治疗产后便秘96例［J］.吉林中医药，2008，28（4）：267.

🪷 天地苁蓉汤

天门冬20g 生地黄20g 熟地黄20g 肉苁蓉20g 火麻仁15g 柏子仁15g 阿胶^{烊化,兑服}10g 当归10g 陈皮10g 白蜜^{分冲}30g

【用法】加水 500ml，浸 1 小时后煎取汁 150ml，再加水 300ml，煎取汁 150ml，两次药汁混合，加入烊化的阿胶及白蜜，分早晚 2 次温服。注：本方药性甘温平和，一般服药 1 周后，大便开始从硬粒状化为软条状，须连续服用，待便秘解除，大便保持每天 1 次时方可停服。

【功效】养血润肠，增液行舟。

【适应证】**产后便秘（血虚肠燥型）**。症见：大便干结，排出困难，面色淡白无华，心悸，头晕，唇色淡白，舌淡、苔白，脉细。

【临证加减】气虚肠蠕动乏力者加黄芪；糖尿病患者去白蜜加瓜蒌仁；阴道有少量紫暗色血者（恶露）加桃仁、益母草；舌红少津，阴虚偏盛者加白芍、玄参、石斛；大便润畅后去火麻仁，加党参、黄芪等益气生血；消化不良者加甘松、鸡内金、谷芽。

【疗效】共治疗本病 76 例，治愈 60 例（79%），有效 13 例（17%），无效 3 例（4%），总有效率 90%。

【来源】臧莉莉. 天地苁蓉汤治疗产后血虚肠燥型便秘［J］. 现代中西医结合杂志，2008，17（15）：2352－2353.

❀ 逍遥散加减

柴胡 12g　当归 10g　白芍 9g　川芎 9g　鲜何首乌 15g　火麻仁 10g　肉苁蓉 10g　甘草 9g

【用法】头煎加水约 500ml，先泡 20 分钟，武火煮沸后，改文火再煮沸 30 分钟，取液约 200ml；二煎，加水约 400ml，武火煮沸后，改文火再煮沸 30 分钟，取液约 200ml；两煎药汁混合后，每日 1 剂，早晚加蜂蜜适量冲服。

【功效】滋阴补血，润肠通便。

【适应证】**产后便秘（血虚火燥型）**。症见：大便干结，排出困难，伴小便短赤，口渴欲饮，腹胀腹痛，舌红、苔黄，脉滑数。

【临证加减】气虚加黄芪 9g、人参 9g；血虚加熟地黄 12g；腹胀加枳壳 10g。

【疗效】治愈 41 例，有效 22 例，无效 2 例，总有效率 96.9%。

【来源】刘秀斌. 逍遥散加减治疗产后便秘 65 例［J］. 甘肃中医，2009，22（4）：47.

❀ 养血调脾汤

当归 15g　川芎 10g　白芍 12g　熟地黄 10g　升麻 10g　白术 15g

槟榔 12g　黄芪 10g

【用法】水煎服，每天 2 次，每日 1 剂。

【功效】健脾理气，滋阴补血。

【适应证】**产后便秘**。症见：便秘，便下干结，或结中旁流，或夹不消化食物，腹胀、腹痛，倦怠，纳差，自汗出，舌苔白厚或黄厚，脉缓或濡。

【临证加减】舌苔黄厚者加知母；乳汁少者加路路通、炮山甲珠；恶露不尽者加艾叶、藕节。

【疗效】本组 80 例，服药 2~20 剂，显效率 98.8%。

【来源】马春玲. 养血调脾汤治疗产后便秘 80 例［J］. 山西中医，1997，13（2）：37.

🪷 养血润肠汤

黄芪 15g　当归 15g　白芍 15g　生地黄 15g　黑芝麻 15g　石斛 12g　杏仁 12g　肉苁蓉 12g　苏子 10g

【用法】水煎服，每天 2 次，每日 1 剂。

【功效】养血生津，润肠通便。

【适应证】**产后便秘**。症见：大便干燥，不能排出或排便困难。

【疗效】治愈 28 例，好转 3 例，无效 1 例，总有效率为 96.9%。

【来源】张丽君，邓泽潭. 自拟养血润肠汤治疗妇人产后便秘 32 例［J］. 安徽中医临床杂志，2002，14（3）：202-203.

🪷 益气生津汤合穴位敷贴

党参 12g　生黄芪 10g　生地黄 15g　当归 12g　川芎 6g　白芍 12g　肉苁蓉 10g　郁李仁 10g　杏仁 10g　白桔梗 10g

【用法】1 剂/日，水煎日 3 服，7 日为 1 个疗程。同时将大黄、厚朴、冰片按比例研成粉末，加甘油调成膏状，分装成盒，每盒 5g 备用。将膏状药饼置于脐内，轻轻按压填满后，用宽胶布呈"十"字形固定于脐周，24 小时更换一次，连敷 2 次。

【功效】益气生津，润肠通便。

【适应证】**产后便秘**。症见：产后排便时间延长达 3 天以上 1 次，粪便坚硬干燥甚则呈羊粪状，可伴少腹急胀、神倦、乏力、纳差等。

【临证加减】兼见阴虚内热者加麦冬、玄参、大黄；兼见恶露不尽者加益母草、桃仁；汗多者加煅龙骨、煅牡蛎、浮小麦；兼见缺乳者加王不留行、穿山甲、漏芦。

【疗效】治愈 55 例,有效 4 例,无效 1 例,总有效率为 98.33%。

【来源】徐佩瑶,张蕙. 自拟益气生津汤合穴位敷贴治疗产后便秘 60 例 [J]. 陕西中医学院学报,2013,36(6):67 - 68.

🪷 理气通便汤

炒栀子 10g　炒槟榔 20g　酒大黄 15g　炒白术 10g　郁李仁 20g
全瓜蒌 30g　桃仁 10g　熟地黄 30g　黑芝麻 30g　玄参 60g　党参 15g
火麻仁 30g　肉苁蓉 30g　当归 20g　苏梗 12g

【用法】水煎服,每天 2 次,每日 1 剂。服药期间停用其他药物,每日坚持定时大便,保持心情舒畅。

【功效】健脾益肺,理气通便。

【适应证】**产后顽固性便秘**。症见:不同程度的纳差,腹胀,疼痛,拒按。大便秘结长达 3 日以上,最长达 1 周,口服、外用西药效果不明显。

【疗效】痊愈 14 例,显效 4 例,服药均为 14 剂。

【来源】丛培丽,于香兰,姚红燕,等. 理气通便汤治疗产后顽固性便秘 18 例 [J]. 中国民间疗法,2007,15(7):23 - 24.

🪷 加味增液汤

玄参 15g　生地黄 30g　麦冬 30g　枳壳 12g　黄芪 30g　厚朴 15g
陈皮 10g　何首乌 30g　锁阳 15g　肉从蓉 15g　火麻仁 30g　甘草 6g

【用法】水煎服,每天 2 次,每日 1 剂。

【功效】益气滋阴养血,润肠通便。

【适应证】**产后便秘**。症见:产后饮食如常,但大便数日不行或便时疼痛,难以解出等。

【疗效】共治疗本病 83 例,显效 47 例,有效 32 例,无效 4 例,有效率 95.18%。

【来源】李清瑞. 加味增液汤治疗产后便秘 [J]. 内蒙古中医药,2012,(11):64.

🪷 加味济川煎

肉苁蓉 15g　生地黄 15g　怀牛膝 10g　杏仁 10g　紫菀 10g　当归
10g　白芍 10g　何首乌 10g　木瓜 10g　淮山药 15g　枳壳 6g　炙升

麻 3g

【用法】水煎服，每天 2 次，每日 1 剂。

【功效】温肾益肺，健脾养血，润肠通便。

【适应证】**产后便秘**。症见：大便秘结难解，努挣不下，伴有腹部胀满、头晕、腰膝酸软。血虚甚者表现为胸闷、心悸、面白无华；气虚甚者表现为气短、努挣无力、便后乏力；燥热内盛者表现为口干、大便干燥、疼痛难下；肾阳虚者表现为大便干或不干、排便困难、小便清长、四肢不温、腰膝酸冷。

【临证加减】血虚甚者加阿胶 10g、黑芝麻 10g；气虚甚者加太子参 15g、炙黄芪 15g；燥热甚者加麦冬 10g、玉竹 10g；肾阳虚者加补骨脂 10g、桃仁 10g。

【疗效】共治疗本病 50 例，治愈 20 例，显效 17 例，有效 10 例，无效 3 例，总有效率 94%。

【来源】吴如雷. 加味济川煎治疗产后便秘 50 例［J］. 吉林中医药，2005，25（11）：40.

加味黄芪汤

　　黄芪 30g　火麻仁 15g　白蜜 10g　陈皮 6g　熟地黄 20g　当归 15g　何首乌 10g　肉苁蓉 10g

【用法】水煎服，每天 2 次，每日 1 剂。

【功效】益气补血生津，润肠通便。

【适应证】**产后便秘（气虚型）**。症见：大便不一定干结，但临厕排便乏力，虽有便意，难于排出，伴短气、疲乏、面色无华，舌淡嫩、苔白，脉细弱。

【临证加减】兼见乳下不畅，缺乳者加王不留行、通草、漏芦；兼见汗多者加五味子、浮小麦。

【疗效】治愈 23 例，好转 12 例，无效 3 例，总有效率 92.1%。

【来源】徐珊珊，汤卫春，王旭东. 加味黄芪汤治疗产后便秘［J］. 内蒙古中医，2015，（5）：34－35.

改良生津汤

　　玄参 25g　麦冬 20g　生地黄 15g　何首乌 10g　厚朴 10g　生大黄 研末后下 6g

【用法】开水浸泡半小时后分多次饮用，排便后停服。

【功效】养阴生津，通便除燥。

【适应证】**产后便秘（阴虚型）**。症见：大便干结，排出困难，形体消瘦，或见颧红，腰酸耳鸣，舌红、苔少，脉细数。

【疗效】患者在服用改良生津汤后均于 6 小时内排出大量软便，其中 8 人在 1 小时内排便。排便后腹胀消失轻松，低热产妇体温恢复正常，食欲增进，口臭逐渐消失。服药期间未停哺乳，无新生儿腹泻出现。

【来源】吴知行，洪军. 改良生津汤与开塞露治疗产后便秘 100 例临床对照 ［J］. 中医药学刊，2005，23（8）：1533 – 1534.

二薯汁

马铃薯汁 100ml　甘薯汁 100ml

【用法】上药文火煎沸后，加入蜂蜜 10ml、香油 5ml，睡前顿服。

【功效】润肠通便。

【适应证】**产后便秘**。症见：大便干结，排出困难，甚至四五日一行等。

【疗效】痊愈 46 例，好转 22 例，有效率 100% 。

【来源】张文敏，杜凤敏，赵全兰，等. 二薯汁治疗妇女产后便秘 68 例 ［J］. 中国民族民间医药杂志，2000，（46）：274 – 275.

当归补血汤加味

当归 10g　白芍 10g　熟地黄 10g　黄芪 30g　火麻仁 30g　川芎 8g
枳壳 8g

【用法】水煎服，每天 3 次，每日 1 剂。7 天为 1 个疗程，见效后减至半量（1 剂/2 日），继服 3 日巩固疗效。

【功效】补气养血，润肠通便。

【适应证】**产后便秘**。症见：产前大便正常，产后 3 ~ 4 天发病，排便时间延长达 3 天以上 1 次，粪便坚硬干燥甚则呈羊粪状，可伴少腹急胀、神倦、乏力、纳差等。

【临证加减】合并口干、手足心热、舌红、脉数者，加玄参 10g、麦冬 10g，养阴润肠；合并气短、自汗、疲倦、脉弱者，加党参 15g、郁李仁 10g、杏仁 10g，益气润肠。

【疗效】治愈 66 例，有效 48 例，无效 6 例，总有效率 95% 。

【来源】王桂霞，田润录，王振峰. 当归补血汤加味治疗产后便秘 120 例 ［J］. 现代中医药，2009，29（3）：24.

参芪四物汤

黄芪 30g　太子参 15g　阿胶^{烊化,兑服}10g　当归 10g　白芍 15g　川芎 10g　熟地黄 10g　杏仁 10g　肉苁蓉 12g　枳壳 12g

【用法】水煎服，每天 2 次，每日 1 剂。

【功效】益气养血，润肠通便。

【适应证】**产后便秘**。症见：大便干结，排出困难，甚至四五日一行，虽有便意，难于排出，伴气短、疲乏、面色无华，舌淡嫩、苔白，脉细弱。

【疗效】显效 47 例，有效 32 例，无效 4 例，总有效率 95.18%。

【来源】都万卿，贾艳萍. 参芪四物汤治疗产后便秘 83 例［J］. 河南中医，2012，32（2）：202－203.

当归苁蓉汤

当归 20g　熟地黄 20g　肉苁蓉 30g　火麻仁 10g　郁李仁 10g　玄参 15g　麦冬 15g

【用法】加水约 1000ml，浸泡 1 小时，文火煎至 500ml 左右，滤出，加入适量蜂蜜，服下。每日 1 剂。

【功效】养血润燥，滑肠通便。

【适应证】**产后便秘**。症见：大便干结，排出困难，面色淡白无华，心悸，头晕，唇色淡白，舌淡、苔白，脉细。

【来源】梁兆松. 当归苁蓉汤治产后便秘［J］. 医学文选，1997，(5)：45.

甘麦大枣汤

甘草 8～10g　小麦 30～50g　大枣 15～20g

【用法】头煎加水约 500ml，先泡 20 分钟，武火煮沸后，改文火再煮沸 30 分钟，取液约 200ml；二煎加水约 400ml，武火煮沸后，改文火再煮沸 30 分钟，取液约 200ml；两煎药汁混合后，分成 3～4 份服用，每日 1 剂。

【功效】滋阴通便。

【适应证】**产后便秘（阴血亏虚证）**。症见：大便干结，排出困难，形体消瘦，或见颧红，腰酸耳鸣，舌红、苔少，脉细数。

【来源】杨拥军. 甘麦大枣汤治妇女产后大便难［J］. 四川中医，1992，(1)：30.

桂枝汤加减

桂枝 10g　白芍 10g　甘草 10g　当归 10g　红参 10g　黄芪 15g
干姜 5g　大枣 5g

【用法】水煎服，每天 2 次，每日 1 剂。

【功效】调和营卫，止汗保津。

【适应证】**产后便秘兼有外感表证者**。症见：大便干结，排出困难，甚至
四五日一行，伴头晕乏力，身热大汗，舌质红、苔薄，脉浮数。

【来源】安东柱. 桂枝汤加减治疗产后大便难［J］. 吉林中医药，1987，（3）：17.

加味生化四物汤

当归 15g　生地黄 20g　熟地黄 20g　白芍 15g　桃仁 10g　杏仁
10g　益母草 15g　肉苁蓉 15g　生何首乌 15g　川芎 9g　炮姜 6g

【用法】上药加水煎服，煎 45 分钟，煎至 150ml，早晚分服，连服 5 天，
5 天为一疗程。初次大便坚硬者，可用开塞露 1 支，注入肛门以增加润滑
之力。

【功效】养血活血，滋阴润肠通便。

【适应证】**产后便秘（血虚型）**。主症：产后大便艰涩或数日不解，或排
便时干燥疼痛，难以解出者。兼症：①面色萎黄，皮肤不润；②腹无胀痛，
饮食如常；③舌质淡、苔薄，脉虚而涩。

【临证加减】有内热者，症见口干，腹胀，舌质红、苔黄，脉细数者加大
黄、枳壳。若兼气虚者，症见气喘自汗，头晕目眩，精神疲倦，脉大而虚者
加党参、黄芪。

【疗效】共治疗本病 30 例，有效 21 例，无效 9 例，总有效率 70%。

【来源】郭建芳，刘涓. 加味生化四物汤治疗血虚型产后大便难的临床［J］. 光明
中医，2006，21（9）：57-58.

清燥润肠汤

熟地黄 12g　火麻仁 12g　瓜蒌仁 15　生地黄 15g　石斛 20g　郁
李仁 10g　当归 10g　蜜炒枳壳 5g　蜜炒青皮 5g　陈皮 5g

【用法】水煎服，每天 2 次，每日 1 剂。早晚饭前服。

【功效】增液生津，润燥通便。

【适应证】**产后便秘**。症见：大便干结，排出困难，形体消瘦，或见颧

红，腰酸耳鸣，舌红、苔少，脉细数。

【疗效】治愈17例，好转1例。其中5剂而愈者8例，7剂而愈者6例，9剂而愈者3例。

【来源】吕陉昌，刘惠斌，陈怡.清燥润肠汤治疗产后便难18例［J］.中医药学报，1998，(1)：21-22.

砂熟二味汤

砂仁12g　熟地黄200g

【用法】加水250ml，文火煎煮30分钟，取汁约150ml，顿服，每天1剂。

【功效】滋阴养血，理气和胃，润肠通便。

【适应证】**产后便秘**。症见：大便干结，排出困难，甚至四五日一行等。

【疗效】258例均获治愈（服药后大便通畅）。其中服药1次治愈168例，服药2次治愈75例，服药3次治愈15例。

【来源】郭冬冬，王广超.砂熟二味汤治疗产后大便难258例［J］.新中医，2002，34（1）：49.

养血润燥通幽汤

生地黄15g　当归15g　党参15g　火麻仁15g　枳壳10g　桃仁10g　川芎7.5g　柏子仁7.5g　甘草5g　槟榔片2.5g

【用法】水煎服，每天2次，每日1剂。

【功效】养血润燥，通幽解便。

【适应证】**产后便秘**。症见：产后大便艰涩或数日不解，或排便时干燥疼痛，难以解出，伴面色萎黄，皮肤不润，舌质淡、苔薄，脉虚而涩。

【临证加减】便后肛门疼痛加生地榆10g、防风7.5g；7日不大便加大麦芽25g、肉苁蓉10g；腹痛胸痞加木香5g、炮姜2.5g；食后呃逆加陈皮10g、砂仁5g；大便带血加炒槐花10g、阿胶（烊化，兑服）10g；阴虚灼热加地骨皮10g，重用生地。

【疗效】治愈182例，显效7例，好转9例，无效3例，有效率98.5%。

【来源】贾锐.养血润燥通幽汤治疗产后大便难201例［J］.陕西中医，1988，9(7)：303.

补脾润肠丸

黄芪　白术　陈皮　升麻　柴胡　当归　党参　郁李仁　火麻仁

等份

【用法】按浓缩丸制作步骤，制成浓缩丸，成药每丸 9g。饭后半小时温开水服下，3 次/日，一次 2 丸。服药期间忌服辛辣及肥甘厚味。

【功效】补气血，益脾胃，润肠通便。

【适应证】**产后便秘（脾虚气陷型）**。症见：产后大便干燥，数日不解，或解时艰涩难下，但腹无胀痛，饮食如常；面色萎黄，皮肤不润；或产后虽有便意，临厕努责乏力，气短汗出，倦怠无力，便出并不干硬，或头晕目眩，舌淡、苔薄，脉虚涩或脉大而虚。

【疗效】治愈 106 例，好转 47 例，未愈 0 例，复发 18 例，总有效率为 100%，复发率为 11.76%。

【来源】张艳春，王红新. 自制补脾润肠丸治疗产后便秘效果观察［J］. 山东医药，2013，53（18）：100.

参苓白术散

党参 12g　茯苓 12g　白术 12g　炒扁豆 12g　山药 12g　莲子肉 9g
薏苡仁 9g　桔梗 6g　砂仁[后下]3g　甘草 6g

【用法】水煎服，每天 2 次，每日 1 剂。

【功效】补气健脾渗湿，行气和胃。

【适应证】**产后便秘**。症见：排便感到费力，干球状便或硬便；排便有不尽感，有肛门直肠梗阻感或阻塞感；排便次数少于 3 次/周。

【疗效】治愈 38 例，好转 2 例，无效 0 例，治愈率 95%。

【来源】田振国，韩宝. 中国肛肠病诊疗集萃［M］. 北京：中医古籍出版社，2014：275 - 277.

麻子仁丸加减

火麻仁 60g　白芍 15g　大黄 30g　杏仁 30g　厚朴 30g　枳实 15g

【用法】研为细末，炼蜜为丸，如梧桐子大，每服 10 丸，每日 1~2 次。

【功效】润肠通便。

【适应证】**产后便秘**。症见：大便干结，小便短赤，身热，口干口臭，渴欲冷饮，腹胀腹痛，舌红、苔黄燥，脉滑数。

【临证加减】燥热伤津加柏子仁 15g、麦冬 12g、玄参 15g；体质虚弱者去大黄加郁李仁 15g；血虚加当归 15g、肉苁蓉 12g。

【疗效】均取得满意效果，无不良反应。

【来源】田志明．麻子仁丸加减治疗产后便秘 50 例 [J]．内蒙古中医药，2010，(1)：72.

枳实消痞丸合增液汤加减

枳实 15g　厚朴 10g　麦芽 12g　党参 10g　茯苓 10g　白术 60g　干姜 3g　炒莱菔子 30g　玄参 12g　麦冬 30g　细生地黄 30g　生黄芪 60g　当归 15g　炙甘草 6g

【用法】水煎服，每天 2 次，每日 1 剂。

【功效】益气补血健脾，增液润燥，行气消积导滞。

【适应证】**产后便秘**。症见：产后出现大便干结难下，排便时间延长，或有排便不尽感，2～8 天排便 1 次，除外全身器质性病变。

【疗效】共治疗本病 268 例，痊愈 246 例（占 91.79%），显效 14 例（占 5.22%），好转 4 例（占 1.49%），无效 4 例（占 1.49%），总有效率 98.51%。

【来源】王金秀，李树纲．枳实消痞丸合增液汤加减治疗产后便秘 268 例 [J]．临床经验荟萃，2010，(3)：34.

养血润燥汤

当归 12g　熟地黄 20g　炒白芍 10g　川芎 6g　肉苁蓉 15g　火麻仁 12g　柏子仁 12g　何首乌 15g

【用法】水煎服，每天 2 次，每日 1 剂。

【功效】养血润燥。

【适应证】**产后便秘（血虚津燥型）**。症见：大便失于润泽而排便难，其症状除排便难外，尚有面色萎黄，心悸失眠，皮肤不润，舌淡、苔白，脉细涩等。

【来源】黄芳．多法治疗产后大便难 [N]．中国中医药报，2007 - 10 - 26006.

益气润肠通便汤

黄芪 20g　陈皮 6g　升麻 10g　柴胡 6g　当归 10g　炙甘草 6g　党参 12g　火麻仁 12g　郁李仁 12g　山药 12g　肉苁蓉 12g

【用法】水煎服，每天 2 次，每日 1 剂。

【功效】益气润肠通便。

【适应证】**产后便秘（气虚阴伤型）**。症见：产后大便数日不解，时有便意，临厕无力努责，汗出气短，便后倦怠疲惫，舌质淡、苔薄，脉虚缓。

【临证加减】气阴两虚、口干咽燥者，加麦冬9g、五味子6g。

【来源】黄芳．多法治疗产后大便难［N］．中国中医药报，2007－10－26006．

❀ 清热导滞通便汤

当归10g 生大黄^{后下}9g 玄明粉^{冲服}9g 厚朴10g 枳壳10g 炙甘草5g

当归10g　生大黄^{后下}9g　玄明粉^{冲服}9g　厚朴10g　枳壳10g　炙甘草5g

【用法】水煎服，每天2次，每日1剂。

【功效】清热导滞通便。

【适应证】**产后便秘（伤食腑结型）**。症见：大便不畅或秘结不通，脘腹胀满，口中秽臭，心烦易怒，舌红、苔黄或黄燥，脉弦或弦数。

【来源】黄芳．多法治疗产后大便难［N］．中国中医药报，2007－10－26006．

第二节 外 治 方

❀ 大黄芒硝方敷脐

大黄5g　芒硝5g

【用法】将大黄研为细末，与芒硝混合均匀，清水适量调为稀糊状，放于肚脐孔处，外用敷料包扎，胶布固定，每日换药1次，一般用1~2次即效。

【功效】通便。

【适应证】**产后大便难**。症见：排便困难，大便干结，甚至四五日一行等。

【来源】黄芳．多法治疗产后大便难［N］．中国中医药报，2007－10－26006．

❀ 番泻叶浸剂灌肠

番泻叶10g　碳酸氢钠1g

【用法】上药加入杯中，冲入100℃的水200ml，加盖静置30分钟后取汁，药温39℃~41℃，200ml灌肠，保留30~60分钟。

【功效】通便。

【适应证】**产后便秘**。症见：大便干结，排出困难，甚至四五日一行等。

【疗效】治愈 40 例，显效 6 例，好转 4 例，总有效率为 100%。

【来源】相小燕. 番泻叶浸剂灌肠治疗产后便秘的疗效观察 ［J］. 海峡药学，2009，21（8）：139 - 140.

柴胡疏肝汤加减灌肠

柴胡 15g　川芎 15g　枳实 15g　党参 15g　香附 10g　白芍 10g
半夏 10g　大黄 6g　厚朴 6g　甘草 10g

【用法】诸药加水煎，取汁约 200ml，水温 36℃，100ml 汤药保留灌肠 30 分钟，早晚各 1 次。

【功效】补气通便，生津润肠，疏肝解郁。

【适应证】**产后便秘（气血两虚、肝郁脾虚型）**。症见：排便困难，大便干结或不干，腹部及胸胁部胀闷不舒，得排便或嗳气则缓，伴面色萎黄，气短乏力，头晕，舌质淡、苔薄白，脉细弱。

【临证加减】气虚者可重用党参；血虚者加当归；阴虚发热伤津者加天冬、麦冬；肝郁脾虚者重用柴胡加茯苓；眠差加夜交藤等。

【疗效】共治疗本病 43 例，治愈 36 例，有效 7 例，无效 0 例，总有效率 100%。

【来源】冯君，陈泽兰. 柴胡疏肝汤加减灌肠对 86 例产后便秘康复治疗的疗效观察［J］. 中国保健营养，2014，（7）：4581 - 4582.

第二十八章　产后汗证

产后汗证是指产后汗液排泄异常，含自汗与盗汗。产妇于产后出现汗出持续不止，动则益甚，称产后自汗；寐中汗出湿衣，醒来即止，为产后盗汗。产后汗证的主要病因病理是因产后耗气伤血，气虚则卫阳不固，血伤则阴虚内热，以致自汗盗汗。本病的病机是产后气虚，卫阳不固或阴虚内热，浮阳不敛，迫汗外溢。产后自汗是因素体虚弱，复因产时气血耗伤，气虚益甚，卫阳不固，腠理不实，以致产后汗出较多，不能自止，动则加剧，时或恶风，面色㿠白，气短懒言，语声低怯，倦怠乏力，舌淡、苔薄，脉虚弱。治之以补气固表，和营止汗。产后盗汗是因素体营阴虚弱，复加产时失血，阴血益虚，阴虚内热，迫汗外泄，而致产后睡中汗出，醒来自止，面色潮红，头晕耳鸣，口燥咽干，渴不思饮，或有五心烦热，午后较甚，腰膝酸软，舌嫩红或绛、少苔或无苔，脉细无力。治之养阴益气，生津敛汗。若产妇仅汗出稍多于平时，尤以进餐、活动或睡眠时为显，数日内自退，无伴见症，乃产后多虚，不属本病。

第一节　内治方

四君子汤加减

太子参30g　白术10g　茯苓10g　甘草5g　酸枣仁20g　炙黄芪30g　淮小麦20g　地骨皮10g　绿萼梅10g　丹参20g

【用法】水煎服，每天2次，每日1剂。

【功效】益气养阴，清热敛汗。

【适应证】**产后汗证**。症见：如因气血耗伤、卫阳不固而自汗；或产后失血过多，阴虚内热而盗汗；瘀血内阻而恶露量少者等。

【临证加减】伴有少腹疼痛、恶露量少、胎膜残留者加益母草15g、炮穿山甲10g、炒白芍20g；纳差加扁豆20g、陈皮10g；失眠心悸者加夜交藤20g、合欢皮20g。

【疗效】显效151例，有效15例，无效3例，总有效率98.22%。

【来源】蒋惠芳. 四君子汤加减治疗产后汗证169例［J］. 中国中医急症，2002
（3）：199.

黄芪桂枝五物汤加减

黄芪30g　桂枝6g　白芍20g　生姜6g　炙甘草6g　大枣6枚

【用法】水煎服，每天2次，每日1剂。

【功效】益气固表，和营止汗。

【适应证】**产后汗证**。症见：产褥期出现汗出过多，汗出不止，动辄益
甚，持续多日不减，产后入睡，周身涔涔汗出，可湿衣裤，醒后渐止，甚者
一夜醒来换衣衫一两次。

【临证加减】伴头晕面白血虚甚，加当归身15g、阿胶（烊化兑服）15g；
伴大便难，加肉苁蓉20g；伴心悸、失眠者，加远志15g、煅龙牡各20g；盗
汗甚，手足心热者加山萸肉10g、麦冬10g、五味子10g、炙鳖甲10g。

【疗效】共治疗本病35例，治愈19例，显效9例，无效7例，总有效
率80%。

【来源】郑月萍. 黄芪桂枝五物汤加减治疗产后多汗症35例临床经验［J］. 中国社
区医师·医学专业，2011，（24）：174.

芪生益气汤

黄芪20g　生地黄20g　熟地黄30g　当归10g　黄芩12g　黄柏
12g　黄连6g

【用法】水煎服，每天2次，每日1剂。

【功效】养阴清热，益气固表。

【适应证】**产后汗证**。症见：产后多汗，黏滞不爽，汗出烦热，重则日夜
多汗，动辄益甚。

【临证加减】自汗型（表现为白天多汗，汗出恶风，动辄益甚，伴周身酸
痛无力，面色苍白，舌苔薄，脉细弱）去黄芩、黄连、黄柏，加党参30g、浮
小麦30g、白术15g、麻黄根15g、桂枝12g；盗汗型（表现为夜寐汗出，五心
烦热，口渴，舌红、少苔，脉细）加煅龙牡各30g、麻黄根12g、五味子10g；
湿热型加生山栀15g、六一散20g、车前子30g；混合型（表现为时时汗出，
汗量或多或少，伴乏力，烦热，动则汗出增加，舌苔薄，脉细）去黄连，加
太子参30g、浮小麦30g、六一散20g、麻黄根12g。

【疗效】治愈 94 例，好转 18 例，总治愈率达 83.93％。

【来源】李玉胜．芪生益气汤治疗产后多汗 112 例［J］．内蒙古中医药，2007，(7)：48.

黄芪汤加味

黄芪 24g　白术 15g　防风 15g　熟地黄 15g　茯苓 15g　麦冬 15g
五味子 15g　煅牡蛎 20g　山茱萸 10g　炙甘草 6g　大枣 3 枚

【用法】水煎服，每天 2 次，每日 1 剂。

【功效】益气固表，养阴敛汗。

【适应证】**产后汗证**。症见：产褥期出现汗出过多者。产后汗出不止，动辄益甚，持续多日不减。产后入睡，周身涔涔汗出，可湿衣裤，醒后渐止。甚者一夜醒来换衣衫一两次。

【临证加减】伴头晕面白血虚甚者，加当归身 15g、阿胶（烊化兑服）15g；伴大便难者，加肉苁蓉 20g；伴心悸、失眠者，加远志 15g、煅龙骨 20g。

【疗效】治愈 35 例，显效 14 例，有效 6 例，无效 3 例，治愈率为 60.3％，总有效率 94.8％。

【来源】李凤梅．黄芪汤加味治疗产后多汗症 58 例［J］．中医研究，2008，21(5)：39.

桂枝加龙骨牡蛎汤加减

桂枝 10g　白芍 10g　生姜 10g　甘草 6g　大枣 6 枚　龙骨 10g
牡蛎 10g

【用法】水煎服，每天 2 次，每日 1 剂。

【功效】调和营卫，固涩汗液，摄纳浮阳。

【适应证】**产后汗证**。症见：偶有自汗，见于进食时，或偶尔头部潮热汗出；或自汗阵作，身感有汗或胸背潮热、潮湿，反复出现；或常有自汗，湿衣，动则明显或周身潮热，汗出如水洗，经常出现。

【临证加减】气虚加黄芪 15g、党参 10g；血虚加当归 10g、熟地黄 10g；阳虚加制附子 6g、肉苁蓉 10g；阴虚加麦冬 10g、五味子 10g；大便难加玄参 10g、生地黄 10g、麦冬 10g；恶露不尽加当归 10g、川芎 6g、桃仁 6g、炮姜 3g。

【疗效】治愈 12 例，显效 24 例，有效 10 例，无效 2 例，总有效率为 95.83%。

【来源】杨红丽.桂枝加龙骨牡蛎汤加减治疗产后多汗症 48 例 [J].河南中医,2010,30(10):959-960.

❀ 桂枝汤加味

桂枝 9g　白芍 15g　生姜 4 片　大枣 6 枚　黄芪 30g　防风 9g　白术 15g　五味子 9g　川牛膝 30g　焦三仙各 9g　当归 12g　甘草 6g

【用法】水煎服,每天 2 次,每日 1 剂。

【功效】调和脾胃,益气养血。

【适应证】**产后汗证**。症见:产后大汗淋沥,自汗,盗汗,浸湿衣服等。

【临证加减】大便难,加火麻仁 9g、肉苁蓉 12g,重用当归;痉病,重用养阴药,加平肝息风药如天麻、钩藤、白蒺藜;郁冒证加柴胡 12~15g。

【疗效】27 例患者服药 5 剂后痊愈,余 13 例患者服药 10~15 剂时全部治愈,治愈率 100%。

【来源】刘默,张新华,时学芳.桂枝汤加味治疗产后汗证 [J].医学理论与实践,2004,17(7):809.

❀ 玉屏风散加味

黄芪 30g　防风 10g　白术 10g　荞麦 15g　浮小麦 15g　麻黄根 6g　五味子 6g

【用法】水煎服,每天 2 次,每日 1 剂。

【功效】益气固表,养阴安神。

【适应证】**产后汗证**。症见:产后自汗,伴气短乏力,口干欲饮,夜寐差,舌淡、少苔,脉细等。

【临证加减】阳虚甚重用黄芪,加桂枝 8g、大枣 3 枚;阴虚甚加太子参 20g、白芍 15g;惊悸失眠加龙骨、牡蛎、炒酸枣仁各 15g。

【疗效】共治疗本病 32 例,痊愈 22 例(占 68.8%),有效 9 例(占 28.1%),无效 1 例(占 3.1%),总有效率为 96.9%。

【来源】陈汉阳.玉屏风散加味治疗产后自汗 32 例 [J].实用中医药杂志,2001,17(7):19.

❀ 黄芪苍术小麦汤

黄芪 15g　防风 6g　白术 10g　苍术 9g　薏苡仁 20g　藿香 6g　佩

兰 10g　荞麦 15g　浮小麦 20g　甘草 3g　桂枝 6g　益母草 12g

【用法】水煎服，每天 2 次，每日 1 剂。

【功效】健脾除湿，益气止汗。

【适应证】**产后汗证（气虚湿阻型）**。症见：周身渗渗汗出，动则益甚，面色白，倦怠乏力，口干不欲饮，大便黏滞不爽，舌淡、苔白厚或微黄厚腻。

【疗效】治愈 45 例，显效 13 例，有效 7 例，总有效率达 100%。

【来源】周玉华. 自拟"黄芪苍术小麦汤"治疗气虚湿阻型产后自汗 65 例［J］. 福建中医药，2013，44（5）：41.

第二节　外　治　方

当归六黄汤加减

当归 30g　防风 30g　黄芪 60g　党参 60g　浮小麦 60g　生地黄 20g　白术 20g　熟地黄 20g　黄芩 15g　五倍子 80g

【用法】全部药物粉碎备用。敷脐从产后 6 小时开始。嘱产妇取仰卧位，并用温水洗净、擦干脐部，取上述药粉 20g，适量陈醋调匀，稍等片刻后将药敷于神阙穴，外用医用透气敷贴固定，6 小时后取下。每天 1 次，7 天为 1 个疗程。

【功效】滋阴清热，益气固表，止汗收涩。

【适应证】**产后汗证**。症见：产后睡中汗出，醒来自止，面色潮红，头晕耳鸣，口燥咽干，渴不思饮，或有五心烦热，午后较甚，腰膝酸软，舌嫩红或绛、少苔或无苔，脉细无力。

【疗效】显效 56 例，有效 126 例，无效 18 例，总有效率为 91%。

【来源】卢春芬. 当归六黄汤加减敷脐治疗产后盗汗 200 例疗效观察［J］. 浙江中医杂志，2014，49（6）：412.

五倍子粉穴位贴敷

五倍子

【用法】将五倍子研粉，取 2g 粉末加温水适量调和成糊状，产妇取仰卧位，暴露腹部。检查局部皮肤无破损、感染等外伤及皮肤疾患，将备好的药物置于 5cm×5cm 的敷贴中间，将敷贴贴在脐部神阙穴上，轻轻按压，使药物与穴位充分接触即可。每晚临睡前贴敷,次日晨取下,1 次/日,持续时间 8 小时以上,3 天为 1 个疗程。

【功效】收敛止汗。

【适应证】**产后褥汗**。

【注意事项】穴位贴敷前向产妇做好解释工作,取得产妇的配合,询问有无过敏史;检查局部皮肤有无破损,皮肤有破损者禁用;敷药时用 0.9% 氯化钠注射液棉球清洁脐部,局部避免使用肥皂、浴液等刺激性物品,取下敷贴时做好局部皮肤清洁,观察皮肤情况,如出现皮肤发红或其他过敏症状时,应停止使用;在贴敷过程中如遇汗液过多致敷贴潮湿,应及时予以更换,防止敷贴脱落。中药穴位贴敷期间禁食生冷、油腻、辛辣刺激性食物。

【疗效】显效 27 例,有效 24 例,无效 5 例,总有效率为 91.07%。

【来源】戴淑艳. 五倍子粉穴位贴敷治疗产后褥汗的效果观察 [J]. 现代实用医学,2014,26 (2):230 – 231.

第三节　内外同治方

🪷 益气温阳生津敛汗方加减合敷脐

黄芪 30g　浮小麦 30g　党参 20g　白芍 20g　煅龙牡各 20g　白术 15g　麦冬 15g　沙参 15g　玉竹 15g　龟板 10g　鳖甲 10g　炙甘草 10g　桂枝 6g

【用法】水煎服,每天 2 次,每日 1 剂。另五倍子 15g、龙骨 9g 共研细末,醋调,贴于脐中,每帖需贴 24 小时。

【功效】益气温阳,生津敛汗。

【适应证】**产后汗证**。症见:产后汗出过多,不能自止,动则加剧;时有恶风寒冷,气短懒言,面色㿠白,倦怠乏力;舌质淡、苔薄白,脉细弱。

【疗效】显效 76 例,有效 58 例,无效 11 例,总有效率为 92.41%。

【来源】孙素红. 益气温阳生津敛汗方加减联合中药外敷治疗产后汗证的疗效研究 [J]. 临床医药文献杂志,2015,2 (10):1805.

🪷 加味养荣汤合龙骨散敷脐

内服方:黄芪 30g　当归 12g　熟地黄 15g　白术 12g　白芍 12g

桂枝 5g　茯苓 10g　人参 10g　五味子 15g　防风 10g　麦冬 10g　煅牡蛎 15g　远志 12g　炙甘草 6g

外敷方：龙骨 9g　五倍子 15g

【用法】内服方：水煎服，每天 2 次，每日 1 剂。外敷方：研为细末，醋调，贴脐中，24 小时换 1 次。

【功效】益气养阴，宁心止汗。

【适应证】**产后汗证**。症见：产后睡中汗出，甚则湿透衣衫，醒后即止，面色潮红，头晕耳鸣，伴口燥咽干，渴不欲饮，或五心烦热，舌质红、苔少，脉细数。

【疗效】痊愈 53 例，好转 20 例，无效 3 例，总有效率 96.05%。

【来源】付静.加味养荣汤合龙骨散敷脐治疗产后汗证 76 例［J］.中医外治杂志，2008，17（4）：5.

第二十九章 产 后 缺 乳

产后哺乳期内，乳腺无乳汁分泌，或泌乳量少，不能满足喂养婴儿者，称为产后缺乳。多发生在产后 2～3 天或半个月内，也可发生在整个哺乳期。正常情况下，妊娠晚期即可分泌少量的"初乳"，产后 1～2 天增多，3～4 天为移行乳，4 天后即为成熟乳。

中医学称本病为"产后缺乳""产后乳汁不足""产后乳汁不行"等。并认为乳房属阳明胃经，乳头属厥阴肝经。乳汁由气血化生，来源于中焦脾胃，赖于肝气疏泄与调节。只有脾胃健旺，气血充足，肝气调达，疏泄有常，乳汁才能正常分泌。缺乳的主要病机包括气血化源不足之虚证和肝气郁结、乳汁运行受阻之实证。辨证要点：应根据乳房有无胀痛及乳汁的稀稠，结合其他症状与舌脉辨虚实。乳房柔软，乳汁清稀，面色少华，舌淡、少苔，脉虚细者，属气血虚弱证；乳房胀硬或疼痛，乳汁浓稠，伴胸胁胀闷，情志不遂，舌苔薄黄，脉弦者，为肝郁气滞证。主要治疗原则为调补气血，通络下乳。临床辨治时发现，除气血虚弱型及肝郁气滞型外，痰湿壅阻乳络者也不少见。

第一节 内 治 方

圣愈增乳饮

黄芪 30～50g　党参 30g　王不留行 30g　熟地黄 15g　当归 15g　白芍 15g　穿山甲 15g　漏芦 15g　川芎 6g　通草 6g　甘草 6g

【用法】水煎服，每天 2 次，每日 1 剂。

【功效】峻补气血。

【适应证】**产后缺乳（气血虚弱证）**。症见：产后乳汁过少而清稀，甚或全无，乳房柔软干瘪，多伴面色少华，神疲乏力，眩晕，舌淡，脉细而弱。

【临证加减】情志不舒，乳房及胸胁作胀者加青皮 12g、柴胡 12g；阴虚血亏便干者加麦冬 15g、制何首乌 15g。

【疗效】104 例患者中，治愈 84 例（占 80.8%），其中服药 2～4 剂者 50

例，服药 5~6 剂者 25 例，服药 7 剂以上者 9 例；好转 15 例（占 14.4%）；无效 5 例（占 4.8%）。

【来源】陈立富，郑林. 圣愈增乳饮治疗产后缺乳 104 例 [J]. 吉林中医药，1999，(4)：27.

温胆汤加减

陈皮 10g　茯苓 15g　枳实 10g　竹茹 10g　漏芦 30g　通草 30g　黄芩 12g　路路通 10g　炮穿山甲 10g　王不留行 10g

【用法】水煎服，每天 2 次，每日 1 剂。连服 7 天为 1 个疗程。

【功效】化痰清热，祛湿通乳。

【适应证】**产后缺乳（湿浊阻滞证）**。症见：产后 3 天以上，乳汁少稠甚或全无，乳房胀痛或乳房柔软无胀感，不能满足婴儿哺乳需要；恶露黏稠，有秽臭；少腹胀痛，口苦黏腻，口气秽臭，纳差，便溏或干结，舌红、苔黄腻，脉滑数。

【临证加减】大便溏烂者去通草，枳实改为枳壳；乳房胀痛热肿甚者加浙贝母、蒲公英、木贼；乳房柔软者加黄芪、党参；口气秽臭明显加黄连。

【疗效】共治疗本病 56 例，显效 38 例，有效 13 例，无效 5 例，总有效率为 91.1%。

【来源】苏惠萍. 温胆汤化裁治疗痰热湿阻型产后缺乳 56 例 [J]. 广西中医药，1999，(6)：19.

六味通乳汤

黄芪 40g　当归 12g　白芍 15g　王不留行 15g　炙穿山甲 10g　桔梗 9g

【用法】水煎服，每天 2 次，每日 1 剂。7 天为一疗程。服药期间多服鱼汤类食品。

【功效】补气和血。

【适应证】**产后缺乳（气血虚弱证）**。症见：产后乳汁少，乳汁稀薄，乳房无胀满感，伴有头晕纳差，神疲乏力，面色无华，舌淡、苔少，脉细弱。

【疗效】60 例病人治愈 48 例（占 80%），好转 10 例（占 17%），无效 2 例（占 3%），总有效率为 97%。

【来源】程德华. 六味通乳汤治疗产后缺乳 60 例报道 [J]. 甘肃中医，1999，12 (1)：30-31.

催乳饮

黄芪 30g　桔梗 12g　瓜蒌 12g　穿山甲 12g　玄参 12g　麦冬 12g
炒白芍 21g　藕节 21g　炒川芎 9g　路路通 9g　王不留行 9g　漏芦 9g
桃仁 4.5g　通草 4.5g

【用法】水煎服，每天 2 次，每日 1 剂。

【功效】益气养血，健脾补肾，化瘀通络。

【适应证】**产后缺乳（气血不足型）**。症见：乳汁分泌甚少，不足哺乳之用，感疲倦乏力，四肢不温，纳呆，舌淡、苔薄，脉沉细无力。

【临证加减】若脾胃虚弱、纳呆者加鸡内金、焦山楂、焦神曲；脾肾阳虚，腰背酸痛，手足发凉者加续断、菟丝子、吴茱萸、桂枝；阴虚内热，心烦、失眠、健忘者加知母、何首乌、枸杞子、酸枣仁、远志等。

【疗效】69 例患者均服 1～7 剂后乳汁分泌增多。其中服 1 剂下乳者 9 例，服 2 剂下乳者 18 例，服 3 剂下乳者 25 例，服 4～7 剂下乳者 17 例。

【来源】王贵. 催乳饮治疗产后缺乳 69 例［J］. 中医函授通讯，2000，19（6）：23.

化痰通乳汤

漏芦 12g　瓜蒌 30g　茯苓 15g　半夏 12g　当归 12g　制天南星 9g
陈皮 12g　穿山甲 10g　王不留行 12g

【用法】水煎服，每天 3 次，每日 1 剂。7 天为一疗程。

【功效】化痰利湿，疏通乳络。

【适应证】**产后缺乳（痰湿壅阻证）**。症见：乳汁分泌甚少或全无，乳胀而不下乳；或乳汁清稀量少，伴见形体肥胖，胸闷不舒，泛恶纳差，舌淡红、苔白腻，脉滑。

【临证加减】乳胀，纳少便溏，身困倦怠，恶露色淡质稀、淋沥不净者去瓜蒌，加黄芪 30g、白术 15g；乳房胀硬有块，情绪抑郁，恶露量少色暗质稠者加柴胡 12g、青皮 12g、皂角刺 12g；乳房胀而泛痛，神疲乏力，四肢欠温，恶露清稀量多者去瓜蒌，加熟附片 15g（先煎）、桂枝 12g、干姜 9g；乳房胀痛有热感，伴畏寒发热，口苦黏腻，恶露黏稠者加黄芩 10g、浙贝 12g、蒲公英 15g；乳房刺痛，或有硬块，少腹胀痛拒按，恶露夹血块者加桃仁 12g、红花 8g、川芎 12g。偶有服药后轻度腹泻者，减漏芦量或酌加砂仁、干姜温中祛寒制其寒凉。

【疗效】显效（服药 1 个疗程后乳汁分泌充足，能满足婴儿需要，兼症消失）20 例，占 40%；有效（服药 1 个疗程后，乳汁量明显增加，或从无到有，或由清变稠，但尚不足予婴儿食饱，兼症缓解）26 例，占 52%；无效（服药 1 个疗程后，乳汁分泌无增多，兼症无改变）4 例，占 8%。总有效率 92%。

【来源】杨剑萍．自拟化痰通乳汤治疗产后缺乳 50 例［J］．广西中医药，2000，23（6）：24．

赤豆归芪汤

赤小豆 30g　黄芪 30 ~ 40g　当归 10g　炮穿山甲^{研末冲服}6g　路路通 10g　通草 5g　柴胡 3g

【用法】水煎服，每天 2 次，每日 1 剂。连服 3 ~ 5 天。

【功效】补气养血，通络下乳。

【适应证】**产后缺乳（气血虚弱、脉络不通证）**。症见：产后乳汁少甚或全无，乳汁稀薄，乳房柔软无胀感，面色少华，倦怠乏力，舌淡、苔薄白，脉细弱。

【临证加减】乳房柔软、身体乏力者加党参；乳房胀痛者加川楝子；腰痛者加续断、菟丝子。

【疗效】显效 32 例，好转 22 例，无效 10 例。总有效率为 84.4%。无效者剖腹产占 7 例。

【来源】赵瑞芬，王洪燕．赤豆归芪汤治疗产后缺乳 64 例［J］．新中医，2001，33（12）：53 - 54．

升清下乳汤

党参 30g　黄芪 30g　益母草 30g　白术 15g　麦冬 15g　当归 10g　川芎 10g　桃仁 10g　炮姜 10g　陈皮 6g　桔梗 6g　通草 6g　炙甘草 6g　升麻 3g　柴胡 3g

【用法】水煎服，每天 2 次，每日 1 剂。7 天为 1 个疗程。

【功效】补气养血，化瘀通络。

【适应证】**产后缺乳（气弱血亏、脉络瘀阻证）**。症见：乳房柔软，乳汁清稀量少或点滴俱无（排除各种器质性病变），舌苔薄白，脉沉细无力。

【临证加减】恶露不绝者，加乌贼骨 15g、茜草 10g；腹痛者，加蒲黄（包煎）10g、五灵脂 10g。

【疗效】服药 2 个疗程后观察结果，78 例中，治愈（乳汁量多充足者）

65 例，好转（乳汁量增加但仍不足以哺育婴儿者）13 例。所有病人全部有效。服药最少 3 剂，最多 15 剂，平均 9 剂。

【来源】庞庆平，李猷河．升清下乳汤治疗产后缺乳 78 例 ［J］．四川中医，2003，21（7）：66.

生乳通乳汤

穿山甲 10g　王不留行 30g　漏芦 10g　路路通 10g　通草 10g

【用法】水煎服，每天 2 次，每日 1 剂。1～3 剂为一疗程。

【功效】疏通乳络，生乳下乳。

【适应证】**产后缺乳**。症见：乳汁甚少或全无。

【临证加减】乳房柔软、乳汁甚少、质稀或全无者加人参、黄芪、生地黄、当归入猪蹄 1 只同煎煮；若乳房红肿胀痛、微热者可酌加白芷、蒲公英、金银花；扪之有硬结者酌加夏枯草、皂角刺、瓜蒌，同时用如意金黄散外敷；若因情志抑郁而致者可加青皮、柴胡。

【疗效】显效：乳汁充沛，能满足婴儿需要 87 例，占 76.99%；好转：乳汁较前增多，但尚不能满足婴儿需要者 21 例，占 18.58%；无效：乳汁无明显增多者 5 例，占 4.4%。

【来源】姜桂花，姜文峰．生乳通乳汤治疗产后缺乳 113 例 ［J］．实用乡村医生杂志，2002，9（2）：10.

黄芪内托散

黄芪 12g　白术 12g　茯苓 12g　炙甘草 6g　党参 12g　当归 10g
炒王不留行 15g　通草 6g　炒穿山甲 10g　漏芦 10g　皂角刺 10g　益母草 10g

【用法】水煎服，每天 2 次，每日 1 剂。连服 7 天。

【功效】补益脾气，疏通乳络。

【适应证】**产后缺乳**。症见：产后乳汁少，甚或全无；乳房柔软，无胀感或乳房胀硬。

【疗效】48 例中，治愈 38 例，有效 7 例，无效 3 例，总有效率 93.75%。

【来源】李春华，肖舜洪．黄芪内托散治疗缺乳 48 例 ［J］．中国中医药现代远程教育，2015，13（5）：140－141.

催乳方

生黄芪 30g　白术 15g　当归 15g　川芎 15g　白芍 15g　柴胡 15g

通草 20g　王不留行 10g　穿山甲 15g　漏芦 10g　路路通 15g　天花粉 15g　桔梗 10g　炙甘草 6g

【用法】水煎服，每天 2 次，每日 1 剂。疗程 5 天～8 周，平均 19 天。

【功效】补气养血，通络下乳。

【适应证】**产后缺乳（气血虚弱证）**。症见：乳汁甚少，不足以喂养婴儿或全无乳汁，检查乳腺发育正常，乳房柔软无胀痛，或硬胀而痛；乳汁清稀，或浓稠；或有乳腺发育不良者。

【临证加减】食少倦怠，面色无华，双乳扪之柔软者加党参 20g、熟地黄 15g、阿胶 10g；情志抑郁，胸胁胀闷，乳房胀硬疼痛者加青陈皮各 10g、枳壳 15g、丝瓜络 10g、制香附 15g；乳房局部红肿者加败酱草 15g、蒲公英 10g、赤芍 15g。

【疗效】56 例患者中治愈 22 例（39.3%），好转 27 例（48.2%），无效 7 例（12.5%），总有效率 87.5%。

【来源】谷蓓蓓. 自拟催乳方治疗产后缺乳 56 例疗效观察［J］. 临床合理用药，2014，7（5）：79.

🪷 花生红糖饮

生花生仁 60g　红糖 30g

【用法】将花生仁捣为碎面，投入 400ml 沸水中，煮沸后离火，放入红糖溶化，趁热一次饮尽。一天 2～3 次，饭前服。

【功效】催乳。

【适应证】**适用于各型缺乳者，而尤以气滞型缺乳效果最为明显。**

【疗效】用此方治疗 85 例缺乳患者，疗效显著。

【来源】潘成轩. 花生红糖饮治缺乳［J］. 浙江中医杂志，1994，(1)：41.

🪷 下乳汤

生黄芪 20g　党参 15g　当归 15g　炮穿山甲 15g　木通 6g　通草 6g　漏芦 6g　甘草 6g

【用法】将诸药共置于一煎药容器中，加凉水适量，文火煎煮 20 分钟，取汁 300ml，二煎煎煮 15 分钟，取汁 200ml，两煎混合分 3 次温服，1 剂/日，连服 4 天为 1 个疗程。服药期间忌食生冷及具刺激性和过油腻的食物，同时让产妇树立起足够的信心，调节好心态，掌握正确的哺乳方法，早期哺乳，定时哺乳，坚持母乳喂养，哺乳期间保持心情舒畅、生活规律、睡眠充足，加强营养。

【功效】 补气养血，疏肝解郁，通络下乳。

【适应证】 **无乳。**症见：产后 2～3 天产妇自觉乳房不胀，无乳汁排出，检查乳房松软，挤压时仍无乳汁排出。**少乳。**症见：产后 2～3 天产妇自觉乳房不胀不痛，乳汁稀少，新生儿需频繁长时间吸吮，持续超过 20 分钟，间隔 <1 小时，检查时乳房充盈不明显，挤压时有少量乳汁。排除因乳头凹陷和乳头皲裂造成的乳汁淤积不通，哺乳困难。

【临证加减】 气血虚弱加熟地黄 20g、白术 15g；肝气郁结加柴胡 10g、郁金 10g、王不留行 10g；恶露阻滞加炮姜 10g、桃仁 10g；乳房肿胀者加蒲公英 10g、全瓜蒌 10g。

【疗效】 治愈 154 例，显效 198 例，有效 231 例，无效 42 例，总有效率 93.28%。

【来源】 李瑞. 自拟下乳汤治疗产后缺乳 625 例 ［J］. 亚太传统医药，2011，7（11）：63.

🪷 通乳增液汤

炒枳壳 9g　柴胡 9g　醋香附 9g　当归 9g　红花 6g　丝瓜络 6g　通草 6g　炒王不留行 12g　黄芪 12g　生地黄 12g　山药 12g　麦冬 15g　石斛 15g　玉竹 15g

【用法】 将药物进行 20 分钟的文火煎煮，取汁 300ml，进行 15 分钟的二煎煎煮时，也可得 200ml 药汁，然后混合两煎，1 剂/日，分 3 次温服，1 周为 1 个疗程。

【功效】 补气养血，疏肝解郁，通络下乳。

【适应证】 **产后缺乳。**症见：产后排出的乳汁量极少甚或全无；乳房胀硬，乳汁经挤压难出且疼痛，质稠；或乳房不痛不胀，相对过于松软，乳汁经挤压点滴而出，质稀。并排除乳头皲裂和乳头凹陷哺乳不便且乳汁壅积不通；排除乳痈（急性乳腺炎），乳房疾病、发育不良或有乳房手术史致缺乳等。

【临证加减】 恶露阻滞加炮姜 10g、桃仁 10g；气血虚弱加白术 15g、熟地黄 20g；乳房肿胀者加全瓜蒌 10g、蒲公英 10g；肝气郁结加郁金 10g。

【疗效】 治愈 58 例，好转 2 例，总有效率为 96.7%。

【来源】 丁蕾. 自拟通乳增液汤治疗产后缺乳 60 例 ［J］. 中国实用医药，2012，7（21）：145－146.

🪷 通乳汤

黄芪　党参各 30～50g　当归 8g　何首乌 20g　枸杞子 20g　王不留行 20g　冬葵子 20g　木瓜 20g　炮穿山甲 20g　通草 15g　阿胶 30g　红枣　黑枣各 10 枚　甘草 6g　猪蹄 300～500g（或章鱼干 50～100g）

【用法】先将药品用清水 2500ml，文火煎 30～40 分钟，纱布过滤取药液约 2000ml，加入猪蹄或章鱼干，姜、酒、盐适量炖服。每日 1 剂，分 3 次汤及猪蹄或章鱼干同服，或饮汤亦可。

【功效】大补气血，通络泌乳。

【适应证】**产后缺乳**。症见：无乳汁分泌，或虽有泌乳，但乳汁甚少，不能满足婴儿需要者。

【临证加减】若心气虚弱，心气涣散加远志、酸枣仁；肝郁气滞加柴胡、郁金。

【疗效】痊愈 85 例，显效 33 例，无效 2 例，总有效率 98%。

【来源】莫子华．自拟通乳汤治疗产后缺乳症 120 例［J］．广西中医药，1998，(5)：33.

🪷 下乳涌泉散

当归 10g　川芎 10g　白芍 10g　生地黄 10g　柴胡 10g　青皮 10g　通草 15g　桔梗 6g　白芷 10g　山甲珠^{研末,兑服}10g　王不留行 10g　甘草 6g

【用法】以上药物加水适量，煮开后以文火煎煮 20 分钟，煎药汁至 300ml；剩余药渣再加水，煮开后以文火煎煮 15 分钟，煎药汁至 200ml；将两次药汁混合。每日 1 剂，每日 3 次，温服。3 天为 1 个疗程。服药的同时还应适当补充豆类、鸡、鱼等营养物质，注意培养、锻炼婴儿吸吮母乳的能力和习惯，采用正确的哺乳姿势。

【功效】疏肝解郁，活络通乳。

【适应证】**产后缺乳（肝气郁滞型）**。症见：产后乳汁涩少、浓稠，或乳汁不下，乳房胀硬疼痛，情志抑郁，胸胁胀闷，食欲不振，或身有微热，舌质正常、苔薄黄，脉弦细或弦数。

【临证加减】气血虚弱，加党参 15g、黄芪 15g；兼肾气不足，加鹿角霜 12g、巴戟天 15g、熟地黄 12g；食欲不振、大便溏泄，加茯苓 15g、淮山药 15g；身热，加黄芩 12g、蒲公英 12g；乳房胀硬，加橘络 10g、路路通 12g；乳房肿胀，加蒲公英 12g、全瓜蒌 12g。

【疗效】显效 40 例，有效 18 例，无效 2 例，总有效率为 96.67%。

【来源】安莲英，石国令．下乳涌泉散治疗产后缺乳 60 例［J］．中医研究，2011，24（10）：52 - 53.

透脓散加味

黄芪 12g　当归 6g　穿山甲 3g　皂角刺 5g　川芎 9g　王不留行 12g　漏芦 10g　通草 10g　猪前蹄 1 对

【用法】猪前蹄煮烂后取出，去浮油，以猪蹄汤煎上药，每日 1 剂，早、晚分 2 次温服。5 天为 1 个疗程。

【功效】益气养血，通络下乳。

【适应证】**产后缺乳**。症见：产后排出乳汁量少，甚或全无，不够喂养婴儿。排除乳痈缺乳。

【临证加减】伴肝郁气滞加香附、郁金、柴胡；气血不足加党参、白术、丹参。

【疗效】治愈 59 例，显效 6 例，无效 1 例，治愈率为 89.39%。

【来源】邱兆利，郭玉玲，荆玉玲．透脓散加味治疗产后缺乳 66 例［J］．吉林中医药，2005，25（1）：28.

通乳活络汤加减

生麦芽 30 ~ 50g　苍术 15g　厚朴 10g　陈皮 15g　白芥子 10g　山甲片 10g　王不留行 20g　木通 5g　甘草 10g

【用法】水煎服，每天 2 次，每日 1 剂。

【功效】和脾胃，化痰湿，利气机，通经下乳。

【适应证】**产后缺乳**。症见：产后乳汁少或完全无乳者。

【临证加减】湿郁化热，见舌红、苔黄腻，脉滑数者，加黄连 10g、竹茹 10g；气血不足，见气促乏力，舌淡胖齿印，脉虚弱者，加人参 10g、黄芪 20g、当归 20g。

【疗效】治愈 26 例，好转 3 例，未愈 1 例，总有效率为 96.67%。

【来源】于邦寅．通乳活络汤加减治疗产后缺乳［J］．中医中药，2011，18（13）：101.

乳宝宁方

一方：炙黄芪 30g　麦冬 15g　当归 12g　党参 15g　通草 6g　桔

梗 6g　熟地黄 12g　川芎 9g　柴胡 12g　白芷 6g　天花粉 15g　青皮 12g　王不留行 12g　路路通 12g　炮山甲^{先煎}9g　地龙 15g

二方：路路通 12g　王不留行 15g　炮山甲^{先煎}12g　猪蹄

【用法】一方：水煎服，每天 2 次，每日 1 剂。二方：诸药与猪蹄同炖，喝汤，食肉。

【功效】补益气血，通经下乳。

【适应证】**产后缺乳**。症见：产后排出的乳汁量少，甚或全无，不够喂养婴儿。乳房检查松软，不胀不痛，挤压乳汁点滴而出，质稀；或乳房丰满，乳腺成块，挤压乳汁疼痛难出，质稠。排除因乳头凹陷和乳头皲裂造成的乳汁壅积不通，哺乳困难。

【疗效】治愈 19 例，显效 8 例，有效 2 例，无效 1 例，总有效率为 96.67%。

【来源】丁怡，刘金星．乳宝宁方治疗产后缺乳 30 例疗效观察［J］．长春中医药大学学报，2009，25（3）：401.

加味通肝生乳汤

当归 15g　白术 15g　熟地黄 10g　甘草 6g　麦冬 15g　通草 3g　柴胡 3g　穿山甲 10g　王不留行 10g

【用法】水煎服，每天 3 次，每日 1 剂。趁热用纱布包好药渣轮流热敷两侧乳房，连用 7 天为 1 个疗程。

【功效】补益气血，疏肝解郁，通乳。

【适应证】**产后缺乳**。症见：产后乳少，甚或全无；乳房柔软无胀感或乳房胀硬为主症，并伴面色无华；神疲乏力；情志抑郁、胸胁胀满；舌质淡红、苔薄白，脉细弱或细弦。且应排除妊娠合并症及由于乳腺发育欠佳引起的产后缺乳患者。

【临证加减】若气血亏虚为主，酌加人参、黄芪、川芎等补气和血之品；若肝郁气滞为主，酌加白芍、青皮等疏肝解郁之物；若乳房胀痛甚者，可加丝瓜络、香附等；若乳房胀硬结块，局部生热触痛者，酌加蒲公英、败酱草等以凉血散结、清热消肿。

【疗效】治愈 26 例，好转 13 例，未愈 1 例，总有效率为 97.5%。

【来源】曾小吉，李伟斌．加味通肝生乳汤治疗剖宫产术后缺乳 40 例［J］．中医药报道，2014，20（1）：56－58.

🪷 补气通乳汤

党参 30g　黄芪 30g　漏芦 15g　炮穿山甲 15g　当归 12g　炒王不留行 12g　香附 12g　桔梗 10g　白通草 6g　木通 6g　甘草 6g　猪蹄 2 只

【用法】每天 1 剂，先将猪蹄煎汤，水煮至肉烂熟后取汤再煎上述诸药。宜温热频服。

【功效】补气血，舒肝气，调情志，行气活血通络。

【适应证】**产后缺乳**。症见：乳房柔软，乳汁清稀，量少或点滴俱无。

【临证加减】气血虚弱甚者加熟地黄、阿胶（烊化）各 12g，党参易为人参 10g，以增强补气补血的作用；食少便溏者加茯苓、白扁豆各 10g，山楂 15g，以健脾补中止泻；恶露阻滞加炮姜 10g、川芎 12g、益母草 30g；肝郁气滞者加柴胡、青皮各 9g；乳房胀加白芷 10g、路路通 12g。

【疗效】治愈 27 例，有效 18 例，无效 3 例，总有效率为 93.75%。

【来源】瓮恒，曲中平，刘俊丽．补气通乳汤治疗产后缺乳 48 例［J］．新中医，2008，40（10）：89-90.

🪷 当归补血汤加味

黄芪 30g　当归 15g　赤小豆 15g　党参 15g　阿胶^{烊化,兑服}6g　穿山甲 6g　路路通 6g　漏芦 6g　柴胡 3g　桔梗 3g　甘草 3g

【用法】水煎服，每天 2 次，每日 1 剂。

【功效】补气养血，通络下乳。

【适应证】**产后缺乳**。症见：产后乳汁少，乳汁稀薄乳房无胀满感，伴有头晕纳差，神疲乏力，面色无华，舌淡、苔少，脉细弱。除外因乳头凹陷、乳腺导管不通及乳腺炎硬结红肿等所致的乳汁不畅者。

【临证加减】纳少便溏者加山药 10g、白术 10g、茯苓 10g、鸡内金 15g；便秘者加肉苁蓉 30g、郁李仁 15g；心悸多梦者加五味子 15g、远志 15g；乳房胀痛者加白芍 10g、香附 10g、陈皮 6g。

【疗效】治愈 90 例，好转 30 例，无效 10 例，总有效率 92.3%。

【来源】孙红心．当归补血汤加味治疗产后缺乳［J］．山西中医，2009，25（9）：32.

🪷 黄芪阿胶汤

黄芪 25g　党参 15g　阿胶^{烊化,兑服}15g　王不留行 30g

【用法】水煎服，每日2次，先服3剂后，若乳汁明显增多，能保证新生儿基本需要，则以后只用基本方调理。若乳汁有增但不多或无明显变化，则继服上方。另嘱产妇多饮鲫鱼汤、猪蹄花生汤、鸡汤等含蛋白质丰富的汤汁。并取药渣热敷患乳，待乳房变软后，用吸奶器吸出乳汁免乳汁潴留。

【功效】补气养血，通络下乳。

【适应证】**产后乳汁过少。**

【临证加减】乳房胀满，触痛明显加蒲公英15g、穿山甲9g、通草15g、生甘草10g；乳房软绵，乳汁清淡者加当归15g、熟地黄15g、鹿角胶15g；体胖，饮食欠佳者加白术12g、茯苓15g、山楂15g、麦芽15g、炙甘草5g；胸闷不舒，情志不畅者减黄芪、党参，加柴胡15g、香附15g、陈皮12g、薄荷12g、生甘草10g。

【疗效】显效8例，有效20例，无效2例，总有效率93.3%。

【来源】夏雨.黄芪阿胶汤治疗产后乳汁过少30例［J］.实用中医药杂志，2011，27（10）：680－681.

🪷 加味生化汤

当归25g　川芎12g　桃仁12g　炮姜4g　炙甘草4g　益母草30g
穿山甲10g　王不留行20g　通草6g　猪蹄2只

【用法】猪蹄熬汤代水煎药，日服1剂，2次分服，不能服用猪蹄汤的患者可用黄豆芽（每剂500g）煎汤代之。服本方3~6剂后，若少腹块痛消失，而泌乳仍不明显者，可于方中加入太子参、黄芪、升麻等升补通乳之品，以利于乳汁的生成。

【功效】活血化瘀，通络下乳。

【适应证】**产后缺乳（瘀血型）。**症见：产后乳汁不行或行而甚少，乳房硬痛而拒按，或乳房柔软，少腹块痛拒按，恶露不行或恶露不绝而量少，色紫暗而有块，面色青白，舌质紫暗或舌边有瘀斑，脉沉紧或弦涩。

【疗效】治愈78例，其中服药2剂痊愈者18例，服药3剂痊愈者21例，服药4剂痊愈者17例，服药6剂痊愈者20例，服药9剂痊愈者2例；服药9剂无效而改服他药者2例。治愈率为97.5%。

【来源】张令柱.加味生化汤治疗瘀血型产后缺乳80例［J］.吉林中医药，2003，23（3）：24.

第二节 外 治 方

通乳合剂

柴胡 30g 白芷 30g 川芎 30g 赤芍 30g 漏芦 20g 三棱 20g 红花 10g 通草 5g

【用法】加水 1000ml，煎熬 40 分钟后，取药汁擦洗乳房，每 2 小时 1 次，每日 1 剂。

【功效】疏肝解郁，行气散结。

【适应证】**产后缺乳（肝气郁滞证）**。症见：产后乳汁分泌少，甚或全无，乳房胀硬、疼痛，乳汁稠；伴胸胁胀满，情志抑郁，食欲不振；舌质正常、苔薄黄，脉弦或弦滑。

【疗效】90 例中症状疗效总有效率为 90%。显效时间 2～4 小时 78 例，12～24 小时 84 例。

【来源】张根萍，郑凤莲，禹彦. 通乳合剂治疗产后缺乳 90 例 [J]. 湖南中医杂志，2002，18（6）：42.

第三十章 产后乳汁自溢

产后乳汁自溢，是指哺乳期的妇女，不经婴儿吸吮而乳汁自行流出。若产妇体质强壮，气血充足，乳房饱满而乳汁溢出，或哺乳时间已到，而未按时哺乳，以致乳汁外溢者，则不属于病态。

产后乳汁自溢属中医学"乳泣""乳溢""乳汁自溢""泌溢"等范畴。其病因病机包括：①产后素体羸弱，气虚血亏，气不摄血，固摄无权，而致乳汁自溢。②胃属阳明，阳明经是多气多血之经，若胃经血热上冲，乳腺扩张，亦致热迫乳汁外溢。③肝藏血而主疏泄条达，暴怒伤肝，疏泄太过，乳汁为肝火所迫而妄行。主要临床分型：①气血不足证：乳汁自溢，清稀淋沥，倦怠乏力，时或头晕心悸，月经量少色淡或闭经不行，食少，舌淡，脉细弱。治拟益气养血，健脾固摄。②肝经郁热证：乳汁溢出，色黄质稠，乳房胀痛，急躁易怒，心烦不寐，口苦咽干，大便干，小便黄，舌红、苔黄，脉弦。治拟疏肝解郁，益阴清热。③肝肾不足，冲任失调证：乳汁外溢，质清稀，心烦潮热，夜寐不安，咽干，腰酸腿软，月经不调，舌红、苔薄，脉细数。治拟滋养肝肾，调理冲任。④气滞血瘀证：乳汁时溢时止，量少，两胁乳房胀痛，月经量少见有瘀块，舌质紫暗或瘀斑、苔薄，脉细涩。治拟疏肝理气，活血化瘀。

❀ 补气摄乳汤

黄芪　党参各 20～30g　当归 10g　白术 15g　山药 15g　益智仁 10g　山萸肉 10g　五味子 8g　桔梗 6g　甘草 5g

【用法】水煎服，每天 2 次，每日 1 剂。

【功效】补气摄乳。

【适应证】**产后乳汁自溢**。症见：产后乳汁自出，量少质清稀，乳房柔软无胀感；面色无华，神疲乏力；舌质淡、苔薄白，脉细弱。

【疗效】痊愈 14 例，有效 2 例，无效 1 例。

【来源】渠敬文．补气摄乳汤治乳汁自溢症 17 例［J］．江西中医杂志，1992，23（4）：61.

补中益气汤

炙黄芪15g　白术10g　党参15g　炙甘草10g　当归10g　陈皮6g
升麻6g　大枣6枚　生姜10g　柴胡10g

【用法】水煎服，每天3次，每日1剂。服药期间忌食辛辣刺激食物。

【功效】补气健脾，升提中气。

【适应证】**产后乳汁自溢**。症见：平素身体较虚弱，产后精神不振，疲倦乏力，食欲差，面色萎黄或苍白，气短自汗，舌苔薄白，脉细弱，双乳柔软，流出乳汁质稀量少。

【疗效】48例患者1个疗程痊愈32例，占66.7%；2个疗程治愈12例，占25%；3个疗程治愈4例，占8.3%。

【来源】唐燕.补中益气汤治疗产后溢乳48例体会［J］.中医临床研究，2014，6（13）：108.

补气敛乳汤

党参15g　黄芪15g　玄参10g　芡实10g　五味子10g　山药10g
麻黄根10g　麦冬10g　山萸肉10g　桔梗5g　柴胡5g

【用法】水煎服，每天2次，每日1剂。

【功效】补益元气，滋养津血，收敛固摄。

【适应证】**产后乳汁自溢**。症见：神疲乏力，面色少华，体虚多汗（自汗或盗汗），乳汁缺少及乳汁自下，其他兼症可见食欲不振、抑郁胸闷、大便秘结或溏薄、阴虚低热、失眠胆怯等。

【临证加减】抑郁胸闷加川厚朴、陈皮、佛手、苏梗；食欲不振加砂仁、鸡内金；便秘加火麻仁、郁李仁、肉苁蓉；脾虚便溏去玄参、麦冬，加补骨脂、诃子、炒白术；失眠胆怯或夜眠不宁者加炮附片、远志、酸枣仁；阴虚潮热加银柴胡、白薇。

【疗效】54例全部治愈。服药2剂获愈者10例；3剂获愈者14例；5剂获愈者26例，8剂获愈者4例。

【来源】陈乃巩.补气敛乳汤治疗产后乳汁自出症54例［J］.四川中医，1995，（5）：40.

补益气血固摄止流方合针灸

红参[另煎兑服]15g　黄芪45g　白术15g　当归25g　白芍15g　桑螵蛸

10g　莲须 10g　牡蛎 30g　麦芽（炒焦）30g　香附（醋炒）10g

【用法】水煎服，每天 2 次，每日 1 剂。

【功效】补益气血，固摄止流。

【适应证】**产后乳汁自溢（气血虚证）**。症见：产后乳汁自出，量少质清稀，乳房柔软无胀感；面色无华，神疲乏力；舌质淡、苔薄白，脉细弱。

【针灸治疗】取内关（双侧）、足三里（双侧）、三阴交（双侧）。用提插补泻法，留针 30 分钟，每间隔 5 分钟提插 1 次。针后艾条灸。每天 1 次。

【疗效】5 例均痊愈。

【来源】李永虞. 针灸药物并用治疗产妇乳汁自出 5 例. 四川中医，2002，20（9）：79.

八珍汤加减

党参 15g　白术 10g　黄芪 30g　炙甘草 6g　当归 10g　熟地黄 15g 白芍 10g　枸杞子 15g　山茱萸 10g　补骨脂 10g

【用法】水煎服，每天 2 次，每日 1 剂。

【功效】补气生血，益肾养肝固摄。

【适应证】**产后乳汁自溢（气血亏虚证）**。症见：产后乳汁稀少，自行流出，面唇无华，腰背酸痛，头晕耳鸣，舌质淡红，脉细。

【来源】陈纪明. 产后乳汁自出症治验［J］. 江西中医药，1989，（5）：44.

圣愈汤加减

党参 20g　制黄芪 20g　熟地黄 15g　生牡蛎 15g　芡实 15g　白芍 12g　当归 12g　生龙骨 12g　桑螵蛸 6g

【用法】水煎服，每天 2 次，每日 1 剂。

【功效】益气养血，佐以固摄。

【适应证】**产后乳汁自溢（气血虚弱证）**。症见：产后月余，乳汁自出，量少色泽清稀，乳房无胀满，面色苍白，心悸气短，肢体乏力，舌质淡、苔薄白，脉细弱。

【来源】吴品琮，吴毓雕，吴素娟. 产后乳汁自出验案三则［J］. 浙江中医杂志，2008，43（1）：54.

保阴煎加减

生地黄 12g　熟地黄 12g　白芍 12g　怀山药 12g　续断 12g　生谷

芽 12g　芦根 10g　荷叶 10g　生甘草 5g

【用法】水煎服，每天 2 次，每日 1 剂。

【功效】清热养阴，佐以清导。

【适应证】**产后乳汁自溢（胃热上冲证）**。症见：产后月余乳汁自出，质稠浓，乳房胀痛而灼热，口苦咽干，舌苔黄而干、边尖红，脉滑数。

【来源】吴品琼，吴毓骅，吴素娟．产后乳汁自出验案三则［J］．浙江中医杂志，2008，43（1）：54．

丹栀逍遥散加减

牡丹皮 12g　白芍 12g　白术 12g　怀山药 12g　夏枯草 12g　山栀 9g　当归 9g　茯苓 10g　合欢花 6g　柴胡 6g　糯稻根 20g　生甘草 3g

【用法】水煎服，每天 2 次，每日 1 剂。

【功效】疏肝清热，佐以清敛。

【适应证】**产后乳汁自溢（肝阳上亢证）**。症见：产后月余，因恼怒生气后，虽按时喂乳，但乳房胀痛，乳汁自出，量少质稠浓，心烦易怒，夜难入寐，咽干口苦，舌红、苔薄白，脉弦数。

【来源】吴品琼，吴毓骅，吴素娟．产后乳汁自出验案三则［J］．浙江中医杂志，2008，43（1）：54．

疏调并用汤

党参 15～30g　炙黄芪 15g　熟地黄 15g　当归 9g　怀山药 15g　牡蛎 24g　五味子 5g　山茱萸 9g　白芍 9g　柴胡 3g

【用法】水煎服，每天 2 次，每日 1 剂。

【功效】疏调并用。

【适应证】**产后乳汁自溢**。症见：产乳汁自出，量少色泽清稀，乳房无胀满，伴两胁胀痛，情志不舒，心悸气短，肢体乏力，舌质淡、苔薄白，脉细弱。

【来源】张善扬，罗警艺．疏调并用治疗产后乳汁自溢［J］．光明中医，2010，25（12）：2301－2302．

龙胆泻肝汤加减

龙胆草 9g　柴胡 9g　栀子 12g　黄芩 15g　当归 15g　生地黄 30g　木通 6g　赤芍 10g　牡丹皮 10g　大黄 10g

【用法】水煎服，每天 2 次，每日 1 剂。

【功效】清热泻火，舒肝通络。

【适应证】**产后乳汁自溢（肝郁化火证）**。症见：产后乳汁自出，量多质稠，乳房胀痛，情志抑郁或烦躁易怒，口苦咽干，大便秘结，小便黄赤，舌质红、苔薄黄，脉弦数。

【来源】张衍德. 乳汁自溢二则［J］. 四川中医，1992，(2)：45.

补肾益气汤

大熟地 20g　党参 20g　黄芪 20g　淮山药 20g　山萸肉 10g　当归 10g　白术 10g　杜仲 10g　续断 15g　甘草 6g　五味子 6g

【用法】水煎服，每天 2 次，每日 1 剂。

【功效】益气补肾。

【适应证】**产后乳汁自溢（肾气亏损、气血亏虚型）**。症见：乳汁淋沥外溢，乳房柔软，无胀满感，腰痛如折，屈伸艰难，舌淡红、苔薄白。

【来源】沈才栋. 乳汁自溢治验［J］. 天津中医，1990，(4)：42.

健脾益气固摄汤

黄芪 30g　山药 30g　党参 15g　白术 15g　白芍 12g　当归身 10g　陈皮 10g　升麻 6g　柴胡 6g　炙甘草 6g　五味子 6g　生姜 1 片　大枣（去核）7 枚

【用法】水煎服，每天 2 次，每日 1 剂。

【功效】健脾益气固摄。

【适应证】**产后乳汁自溢（脾胃虚弱、气血两虚型）**。症见：产后乳汁自出，量少质清稀，乳房柔软无胀感；面色无华，神疲乏力，舌质淡、苔薄白，脉细弱。

【来源】张子惠. 乳汁自溢治验［J］. 北京中医杂志，1987，(1)：17.

第三十一章 产后泄泻

产后大便次数增多，粪便稀溏，甚或泻下如水样，称为"产后泄泻"。产褥期产妇脏腑本虚，脾运未复，如饮食失节或感受寒湿、湿热之邪，均可使脾胃受困，水谷下走肠道而致本病；也可因素体脾肾虚弱，产劳伤气，运化不健，或脾虚久结伤肾，火不生土所致。其病因病机如下：①伤食：产后饮食失节，生冷不慎，重伤脾胃，水谷相杂而下。②寒湿：脾虚恶湿，寒湿内盛，水谷下走肠道。③湿热：产后脾运未复，夏秋受邪，暑湿蕴结化热，湿热下注肠道。④脾虚：素体脾虚或产前泄泻未愈，复因产劳伤气，运化不健而致。⑤肾虚：素体肾虚，产后肾阳更虚，或脾虚久结伤肾，命门火衰不能暖土等。其辨证分析治法如下：①伤食：产后大便次数增多，粪便臭秽，腹痛即泻，泻后痛减，脘腹痞满，嗳腐不食，舌苔垢腻，脉滑数。治以消食导滞止泻。②寒湿：产后腹痛，肠鸣泄泻，纳少胸闷，倦怠乏力，舌苔白腻，脉濡细。治以温中健脾，燥湿止泻。③湿热：产后大便频下，腹痛即泻，便稀臭黄，肛门灼热，心烦口渴，小便短赤，舌苔薄厚腻，脉数。治以清热利湿止泻。④脾虚：产后大便次数增多，时溏时干，脘腹满胀，纳谷不佳，神疲倦怠，舌苔薄白、质淡，脉缓弱。治以健脾渗湿，和中止泄。⑤肾虚：产后泄泻，脐下作痛，泻后痛减，完谷不化，腹部畏寒，肢冷，舌淡、苔白，脉沉迟而细。治以温肾健脾，固涩止泻。

产后泄泻，关系到母子安康。此时产妇体弱脏虚，稍有失误，则气血阴阳层层相伤，五脏贼相为病，若有迁延，则贻误终生，而成痼疾。因此，切不可等闲视之。

❀ 真武汤加减

制附子 4~6g　炒白术 15g　茯苓 15g　炒白芍 9g　五味子 9g　砂仁 9g　炮姜 6g

【用法】水煎服，每天 2 次，每日 1 剂。

【功效】温肾暖脾，利湿化浊，涩肠止泻。

【适应证】**产后泄泻（脾肾阳虚证）**。症见：大便时溏时泻，水谷不化，稍进油腻之物，则大便次数增多，饮食减少，脘腹胀闷不舒，面色萎黄，肢倦乏力，舌淡、苔白，脉细弱。

【临证加减】病程长，泄泻较甚者加诃子 5 ~ 9g、炒芡实 30g；腹痛甚者加乌药 9g、炒小茴香 9g、延胡索 9g；腰膝酸软加炒杜仲 12g、川续断 12g。

【疗效】42 例痊愈（泄泻停止，症状消失），6 例好转（泄泻次数减少，症状减轻），2 例无效（症状无明显改善）。

【来源】刘进书. 真武汤加减治疗产后泄泻 50 例［J］. 实用中医药杂志，1994，(1)：29.

🪷 产泄复元汤

人参 6g（或党参 9 ~ 12g）　　炒白术 9g　炒扁豆 12g　益母草 12g　酒川芎 4.5g　炮姜炭 9g　炙甘草 6g　缩砂仁 6g　陈粳米 15g

【用法】水煎服，每天 2 次，每日 1 剂。

【功效】健脾祛湿，行瘀和气。

【适应证】**产后泄泻（体虚瘀滞型）**。症见：大便时溏时泻，水谷不化，稍进油腻之物，则大便次数增多，饮食减少，脘腹胀闷不舒，恶露色暗有块，小腹疼痛拒按，面色无华，肢倦乏力，舌质暗、苔白，脉细弱。

【临证加减】风寒致泻，风邪偏盛者，加羌活、防风、荆芥、藁本；寒邪偏盛者，加高良姜、附片、官桂、艾叶、生姜；湿热积滞者，加滑石、酒炒芩连，于诸药中制之以酒，或兑以黑糖，使湿热得去；若湿热已去，阴血受伤，出现口渴舌红，泄泻不止者，当于基础方加乌梅、白芍、阿胶；产后饮食自倍，难于克制者，加鸡内金（研末冲服）、山楂、炒莱菔子、炒神曲；若食积化热者再加姜炒黄连；脾虚肝乘，加人参、白芍、乌梅、吴茱萸；肾阳虚馁，加胡芦巴子、肉豆蔻、赤石脂、硫黄（研末冲服）。

【来源】梅建国. 产后泄泻证治［J］. 天津中医，1989，(5)：15.

🪷 产后泄泻方

黑附子 15g　肉桂 5g　干姜 9g　白术 12g

【用法】水煎服，每天 2 次，每日 1 剂。

【功效】温阳散寒健脾。

【适应证】**产后泄泻（多虚多寒证）**。症见：泄泻清稀，甚则如水样，腹痛肠鸣，脘闷食少，或伴形寒肢冷，四肢不温，舌苔薄白或白腻，脉沉细。

【临证加减】食滞加焦山楂、鸡内金；纳差气滞加木香、香附；吐酸加吴茱萸、炒黄连；腰酸加补骨脂、杜仲。

【来源】黄爱花，刘秀英，王焕然. 产后泄泻验方［J］. 河南中医药学刊，1994，9（6）：55.

壮补脾肾方

党参 20g　焦白术 10g　焦苍术 10g　茯苓 15g　淮山药 20g　炒扁豆 15g　熟地黄 15g　甘枸杞子 10g　补骨脂 10g　制附片 5g　干姜 5g　肉桂子 5g　黄连^{后下}3g

【用法】水煎服，每天 3 次，早、中、晚饭前服，每日 1 剂。

【功效】温补脾肾，温中化湿。

【适应证】**产后慢性泄泻（脾肾阳虚、寒湿凝滞型）**。症见：每日腹泻 3～5 次，便溏稀。一遇情志紧张或受风寒，或多食油腻，腹泻加重。四肢倦怠，面黄少华，腰酸背痛，纳呆，舌苔白厚腻，脉濡缓。

【临证加减】腹痛加木香 10g、白芍 10g；便稀水加藿香 10g；便中夹不消化物加焦山楂 10g、焦神曲 10g。

【疗效】治疗 100 例，痊愈 78 例，大便日 1 次，精神饮食正常，随访 2 年未复发；显效者 22 例，大便每日 1～2 次，有时便溏，受风寒后腹部胀气，精神饮食正常。

【来源】郭红艳. 壮补脾肾治疗产后慢性泄泻 100 例临床总结［J］. 中国中医药信息杂志，1998，5（4）：38.

第三十二章　产后抑郁症

产后抑郁症是指在产后 6 周内首次发病（既往无精神障碍史），表现为抑郁、悲伤、沮丧、易激惹、烦躁等，重者出现幻觉或自杀等一系列临床症状。近年来关于产后抑郁症的报道不断增加，其不仅严重影响产妇的心身健康，同时也影响婴幼儿的健康成长。

产后抑郁症的诊断至今无统一的判断标准，目前应用较多的是美国精神学会（1994）在《精神疾病的诊断与统计手册》中制定的产后抑郁症的诊断标准：（1）在产后 2 周内出现下列 5 条或 5 条以上的症状，必须具备①、②两条。①情绪抑郁；②对全部或多数活动明显缺乏兴趣或愉悦；③体重显著下降或增加；④失眠或睡眠过度；⑤精神运动性兴奋或阻滞；⑥疲劳或乏力；⑦遇事皆感毫无意义或自罪感；⑧思维力减退或注意力涣散；⑨反复出现死亡想法。（2）在产后 4 周内发病。

产后抑郁症属中医学"郁证""脏躁"等范畴。其病因多由产时失血，血不养心，心神失养或过度思虑，损伤心脾；产后多瘀，瘀血停滞，上攻于心；或肝气郁结，肝血不足，魂失潜藏，发为本病。产后抑郁症病位在心、脾，与肝、脑、肾密切相关，心气血虚、心肾不交、肝气郁结为其主要病机，产时产后气血俱伤，脏腑皆虚，则易夹瘀、夹湿，邪郁化火，则为正虚邪实、本虚标实，气血俱虚为本，夹瘀、夹痰、夹火为标。治宜宁心安神、健脾养血、疏肝解郁、安神定志。现代医学认为，其发病主要与内分泌因素、遗传因素、心理因素及社会因素有关，目前治疗主要采用心理疏导治疗及药物治疗。

🪷 酸枣仁汤加减

酸枣仁 30g　茯苓 10g　川芎 10g　知母 10g　郁金 10g　当归 10g　甘草 3g　柴胡 15g

【用法】水煎服，每天 2 次，每日 1 剂。

【功效】疏肝解郁，养血安神，清热除烦。

【适应证】**产后抑郁症**。症见：产后心情抑郁，心神不安，入寐困难，或恶梦纷纭，惊恐易醒；胸闷纳呆，善太息；恶露量或多或少，色紫暗有块，舌苔薄，脉弦等症状。

【疗效】治疗 32 例，显效 17 例，有效 11 例，无效 4 例，总有效率 87.5%。

【来源】朱晶萍. 酸枣仁汤加减治疗产后抑郁症疗效观察［J］. 新中医，2014，46（7）：105－106.

四逆散合甘麦大枣汤

柴胡 10g　白芍 12g　枳壳 10g　炙甘草 6g　浮小麦 15g　大枣 5 枚　黄芪 30g　当归 5g　西洋参[先煎]10g　百合 10g　知母 12g　川芎 10g

【用法】水煎服，每天 2 次，每日 1 剂。

【功效】疏肝理气，养心安神，补气益阴。

【适应证】**产后抑郁症**。症见：产后心情抑郁，心神不安，或烦躁易怒，夜不入寐，或噩梦纷纭，惊恐易醒；恶露量或多或少，色紫暗有块；胸闷纳呆，善太息；舌苔薄，脉弦。

【临证加减】阴血不足者加生地黄 15g、菟丝子 15g；产后恶露不尽加益母草 20g、桃仁 10g；失眠重者加酸枣仁 20g、夜交藤 15g、合欢花 15g；情绪抑郁重者加郁金 15g、石菖蒲 12g、远志 15g；急躁易怒者加焦栀子 6g、牡丹皮 12g；纳呆者加神曲 12g。

【来源】王勇. 四逆散合甘麦大枣汤治疗产后抑郁症的探讨［J］. 现代养生，2014，（6）：258.

大定风珠

生地黄 18g　麦冬 18g　白芍 18g　当归 15g　牡蛎 15g　制龟板 15g　制鳖甲 15g　五味子 9g　阿胶[烊化，兑服]9g　炙甘草 9g　鸡子黄 1 个

【用法】水煎服，每天 2 次，每日 1 剂。14 天为 1 个疗程，连用 2~3 个疗程。配合心理治疗，调整患者情绪。

【功效】滋阴添液，柔肝息风，安神定惊。

【适应证】**产后抑郁症**。症见：精神恍惚，情绪低落，无故悲伤欲哭，表情淡漠，多疑善感，严重者可有自杀倾向等症状。

【临证加减】伴口苦、小便短赤，加牡丹皮、知母各 10g；体倦乏力、纳差、脉细弱，加黄芪、党参各 15g；大便干结加火麻仁 9g。

【疗效】治愈 18 例，好转 13 例，无效 7 例，总有效率为 81.6%。

【来源】李艳萍. 大定风珠治疗产后抑郁症 38 例疗效观察［J］. 中医药学刊，

2005，23（8）：1491.

逍遥散加减

　　柴胡9g　当归12g　茯神12g　白芍15g　炒白术15g　酸枣仁15g
浮小麦30g　夜交藤30g　炙甘草6g

【用法】水煎服，每天2次，每日1剂。

【功效】疏肝解郁，养血柔肝，健脾祛湿。

【适应证】**产后抑郁症**。症见：心情压抑，情感淡漠，自我评价较低，自暴自弃，敌对情绪，创造性思维受损，反应迟钝，对生活缺乏信心、厌食、疲倦、睡眠障碍、性欲减退，伴随明显躯体症状，重者出现自杀倾向等。

【临证加减】面色少华、头晕神疲、舌淡脉细等心脾两虚证加黄芪、党参、龙眼肉、郁金等；头晕脑胀、胸脘痞闷、纳呆便秘等气滞痰瘀证加陈皮、法半夏、竹茹、合欢皮、磁石等。

【疗效】治愈20例，显效8例，好转3例，无效3例，总有效率91.2%。

【来源】丁小玲．逍遥散加减治疗产后抑郁症34例［J］．浙江中西医结合杂志，2005，15（6）：367.

养血调肝汤

　　当归15g　白芍15g　柴胡10g　牡丹皮10g　牡丹参15g　竹茹6g
台乌药10g　佛手15g　郁金10g　酸枣仁15g　合欢皮15g　远志6g

【用法】水煎服，每天2次，每日1剂。忌服香燥厚腻之物。

【功效】养血调肝，安神宁智。

【适应证】**产后抑郁症**。症见：情志异常变化，精神抑郁，闷闷不舒，多疑善虑，悲伤欲哭，乳汁减少或乳房胀痛，月经不调；伴见头晕目眩，食欲不振，失眠多梦，舌质青紫、边有瘀点、尖红等。

【疗效】治愈22例，显效10例。

【来源】罗幼锐．养血调肝汤治疗产后抑郁症32例［J］．云南中医中药杂志，2006，27（2）：62.

柴胡疏肝散合甘麦大枣汤加减

　　柴胡15g　枳壳12g　香附10g　陈皮15g　白芍12g　川芎10g
甘草12g　浮小麦30g　大枣15g

【用法】水煎服，每天 2 次，每日 1 剂。

【功效】养心补脾，疏肝解郁。

【适应证】**产后抑郁症**。症见：抑郁、悲伤、沮丧、易激惹、烦躁，重者出现幻觉或自杀等。

【临证加减】肝气郁结加郁金 10g、青皮 15g；气郁化火加黄连 6g、龙胆草 15g；气滞痰郁加半夏、厚朴各 10g，茯苓 15g；忧郁伤神加小麦 30g、茯神 15g；心脾两虚加党参 20g，茯神、当归、远志各 15g；阴虚火旺加熟地黄 30g、山茱萸 15g、黄柏 12g。

【疗效】痊愈 11 例，显效 16 例，有效 6 例，无效 5 例，总有效率 86.8%。

【来源】郭建红，王顺顺，范荣. 柴胡疏肝散合甘麦大枣汤加减治疗产后抑郁症的临床观察［J］. 北方药学，2011，8（2）：18 – 19.

逍遥散合甘麦大枣汤加减

柴胡 12g　当归 12g　白芍 24g　茯神 30g　炒白术 15g　薄荷 12g　煨生姜 3 片　甘草 12g　浮小麦 30g　大枣 15g

【用法】水煎服，每天 2 次，每日 1 剂。

【功效】疏肝健脾，养血安神。

【适应证】**产后抑郁症**。症见：情绪低落、疲乏、爱哭、孤僻、焦虑、失眠、厌世悲观等。

【临证加减】气虚者加黄芪 30g、党参 15g；阴血不足者加熟地黄 15g、桑椹 12g；产后恶露不尽加益母草 20g、炒茜草 15g；失眠重者加酸枣仁 30g、夜交藤 15g；情绪抑郁者加郁金 15g、合欢皮 15g；急躁易怒者加焦栀子 10g、牡丹皮 12g。

【疗效】治愈 27 例，显效 11 例，有效 14 例，无效 4 例，总有效率 92.9%。

【来源】雷福云. 逍遥散合甘麦大枣汤加减治疗产后抑郁症 56 例［J］. 中国民族民间医药，2009，（15）：60.

舒利欣汤

炙黄芪 30g　当归 10g　桔梗 10g　升麻 6g　柴胡 6g　白芍 20g　熟地黄 10g　五味子 6g　甘草 10g　瓜蒌 10g　桑白皮 10g　玉竹 10g　茯苓 10g　泽泻 6g　黄连 6g　丹参 20g　竹叶 10g　牡丹皮 10g　赤芍

10g　山茱萸 10g　郁金 10g　焦三仙各 10g　远志 10g　酸枣仁 10g

【用法】水煎服，每天 2 次，每日 1 剂。

【功效】补气滋阴，活血化瘀。

【适应证】**产后抑郁症**。症见：精神抑郁，情绪低落，伤心落泪，烦躁易怒，神疲乏力，失眠等。

【疗效】痊愈 23 例，显效 3 例，有效 1 例，无效 1 例，愈显率 92.86%，总有效率 96.43%。

【来源】李彩勤，李惠敏，王彤，等．舒利欣汤治疗产后抑郁症 28 例临床观察 [J]．河北中医，2008，30（11）：1155 - 1156.

🪷 茯神散

茯神 30g　人参 3g　黄芪 15g　赤芍 10g　牛膝 12g　琥珀 5g　龙齿 15g　生地黄 8g　桂心 3g　当归 12g

【用法】水煎服，每天 2 次，每日 1 剂。

【功效】健脾益气，养心安神，活血化瘀。

【适应证】**产后抑郁症**。症见：落泪悲伤、情绪不稳定、罪恶感、畏食、睡眠障碍、集中和记忆困难、疲乏、易激动、应付婴儿不适当等。

【临证加减】若失血过多加阿胶、白芍；伴恶露淋沥不尽者加益母草；伴乳汁不行者加王不留行、炮穿山甲；伴纳差食少者加砂仁、藿香；若气短懒言者加炙甘草；若寐差多梦加炒酸枣仁、合欢皮。

【疗效】痊愈 33 例，显效 8 例，有效 4 例，无效 3 例，总有效率 93.75%。

【来源】王秋凤．茯神散治疗产后抑郁 48 例临床观察 [J]．光明中医，2010，25（9）：1630 - 1631.

🪷 毓麟珠汤加减

鹿角霜 10g　菟丝子 15g　熟地黄 15g　当归 15g　白芍 10g　川芎 6g　党参 10g　白术 10g　茯苓 10g　杜仲 10g　巴戟天 10g　香附 12g　炙甘草 3g

【用法】水煎服，每天 2 次，每日 1 剂。

【功效】补血益气，养心定志。

【适应证】**产后抑郁症**。症见：情绪低落、易激惹、厌食、疲乏、睡眠障碍、注意力不集中、应付婴儿不适当等。

【临证加减】气滞血瘀型加延胡索15g、桃仁10g、红花10g；气血亏损型加黄芪15g、砂仁10g；肝气郁结型加瓜蒌15g、郁金10g；心脾两虚型加百合15g、龙眼肉30g；心肾不交型加黄连6g、肉桂3g、夜交藤30g。

【疗效】痊愈33例，有效2例，无效1例，总有效率97.2%。

【来源】高洪生．毓麟珠汤加减治疗产后抑郁症疗效观察［J］．湖北中医杂志，2010，32（4）：42－43.

第三十三章 产后足跟痛

产后足跟痛在产妇中经常见到，虽然包括在产后关节痛一病中，但往往见到其他关节无病变。该症多在产后 1 个月左右出现，劳累后疼痛亦渐增。但有些产妇不晓其调养之机理，以其年轻体壮而任其性行之，穿拖鞋而赤足，不避寒凉；或产后无人护理，早操家务，产后过劳，站立或步履时久，不注意休息，以致足跟疼痛，步履艰难，影响其生活与工作。产后足跟痛多因产后气血大伤，经脉空虚，营卫失和，腠理不固，感受风、虚、湿外邪所致，邪气阻滞经脉之间，使络脉不通，气血运行不畅，故而发生痹痛。足跟是足三阴经脉所过处，肾藏精、主骨生髓，肾虚骨节失养则足跟痛。

第一节 内 治 方

舒筋散方

鸡血藤 15g　络石藤 15g　海风藤 15g　青风藤 15g　天仙藤 10g
伸筋草 15g　鹿衔草 10g　当归 10g　赤白芍各 10g　续断 10g　杜仲
10g　桑寄生 10g

【用法】水煎服，每天 2 次，每日 1 剂。

【功效】舒筋活络，祛风除湿，补肾益精。

【适应证】**产后足跟痛（肾虚型）**。症见：产后出现足跟痛，呈针刺样疼痛或隐痛，足跟有空虚感，不能久蹲久立，卧床休息后缓解，着地即痛，行走加剧，痛处无红肿，伴无力，偶有腰膝酸软，舌质红、苔白，脉沉细。

【临证加减】乏力明显者可加黄芪 10～20g；腰膝酸软者加龟板 6～8g；伴四肢关节痛者加用威灵仙、路路通、桑枝等。

【疗效】痊愈（足跟痛完全缓解）28 例，有效（疼痛明显缓解）9 例，无效（疼痛无缓解）1 例，总有效率为 97.4%。

【来源】徐俊. 舒筋散方治疗肾虚型产后足跟痛 38 例［J］. 现代中西医结合杂志，2002，11（9）：39.

🪷 产后足跟痛便方

丹参 10g　当归 10g　赤芍 10g　杜仲 10g　续断 10g　独活 10g

防风 10g　桑寄生 30g　鸡血藤 30g　黄芪 30g　肉桂 3g　细辛 3g

【用法】水煎服，每天 2 次，每日 1 剂。

【功效】补肾活血，舒筋活络。

【适应证】**产后足跟痛。**症见：产后出现足跟痛，呈针刺样疼痛不能久蹲久立，卧床休息后缓解，着地即痛，行走加剧，伴恶露色紫暗有块，小腹疼痛拒按，舌质暗、苔薄白，脉沉涩。

【来源】虞永水. 治产后病便方四则［J］. 开卷有益，2005，(8)：35.

🪷 桂枝汤

桂枝 15g　白芍 15g　炙甘草 10g　生姜 3 片　大枣 5 枚

【用法】水煎服，每天 2 次，每日 1 剂。服药后温覆衣被，啜热粥取微汗，汗后避风。

【功效】调和营卫，透达风寒，调和气血。

【适应证】**产后足跟痛（营卫失和证）。**症见：产后出现足跟痛及项背强直不舒，伴头痛发热，汗出恶风，鼻鸣干呕，口不渴，舌苔薄白，脉浮缓。

【来源】杜昕，史业骞，李静雅. 袁红霞桂枝汤新用验案举隅［J］. 江苏中医药，2010，42（2）：44.

第二节　外　治　方

🪷 外擦止痛方

生半夏 30g　生南星 30g　生草乌头 25g

【用法】将上述药物用 75% 酒精浸泡 5 天后，用药棉蘸药液涂擦患处，每日 2~3 次。

【功效】止痛。

【适应证】**产后足跟痛。**

【来源】南郡. 产后足跟痛简易疗法［N］. 农村医药报（汉），2009：5.

第三十四章　产后身痛

产后身痛，是指在产褥期内，出现肢体或关节酸楚、疼痛、麻木、重着感者，又称为"产后遍身疼痛""产后关节痛""产后痹证""产后痛风"，俗称"产后风"。本病多突发，常见于冬春严寒季节分娩者。产后身痛的主要临床表现是：产褥期间出现肢体关节酸楚、疼痛、麻木、重着、畏寒恶风，关节活动不利，甚者关节肿胀。多数患者可出现上述症状。病久不愈者可出现肌肉萎缩、关节变形等症状。

产后身痛的发生，与产褥期的生理密切相关。产后身痛的发病机理主要是产后营血亏虚，经脉失养或风寒湿邪乘虚而入，稽留关节、经络所致。本病的主要病因有血虚、风寒、血瘀、肾虚四方面：①血虚：素体血虚，或产时产后失血过多，或产后发热虚损未复，阴血亏虚，四肢百骸空虚，经脉关节失于濡养，以致关节酸楚、麻木、疼痛。②风寒：产后百节空虚，营卫失调，腠理不固，若起居不慎，风寒湿邪乘虚而入，使气血运行不畅，瘀阻经络而痛。此即《内经》所云："风寒湿三气杂至，合而为痹。"③肾虚：素体肾虚，复因产伤动肾气，耗伤精血，腰为之府，膝属肾，足跟为肾经所过，肾之精气血亏虚，失于濡养，故腰膝疼痛，腿脚乏力或足跟痛。④血瘀：产后余血未净了，留置经脉，或因难产手术，耗气动血，或因感受寒热，寒凝或热灼致瘀，瘀阻经脉、关节，而发为疼痛。

临床上，产后身痛的治疗主要有针刺、艾灸、按摩推拿，以及最常用的中药口服内治法。治疗当以益气养血、补肾为主，兼以活血通络、祛风止痛。养血之中，应佐以理气通络之品以标本同治；祛邪之时，当配以养血补虚之药以助祛邪而不伤正。

加味黄芪五物汤

黄芪 20g　桂枝 10g　白芍 12g　当归 15g　白术 12g　秦艽 12g　陈皮 6g　生姜 9g　大枣（去核）10 枚

【用法】水煎服，每天 2 次，每日 1 剂。

【功效】养血益气，温经通络。

【适应证】**产后身痛**。症见：产后遍身关节疼痛、酸楚，肢体麻木；面色萎黄，头晕心悸；舌淡苔白，脉细弱。

【临证加减】补气血加党参、熟地黄；补肝肾加杜仲、山萸肉；寒甚者加附子；祛风加桂枝。

【疗效】治愈 97 例中，服 12 剂治愈 67 例，服 18 剂治愈 30 例；好转 9 例中，6 例服药 12 剂症状减轻未再复诊，3 例治愈后半年后随访复发；无效者无。

【来源】程术芹. 加味黄芪五物汤治疗产后身痛 106 例临床观察 ［J］. 时珍国医国药，1999，（2）：59－60.

🪷 独活寄生汤

　　　　独活 12g　防风 6g　桂枝 12g　细辛 3g　秦艽 12g　杜仲 15g　桑寄生 15g　牛膝 12g　党参 15g　生黄芪 24g　熟地黄 15g　白芍 15g　鸡血藤 15g　甘草 6g

【用法】水煎服，每天 2 次，每日 1 剂。

【功效】养血祛风，散寒除湿。

【适应证】**产后身痛**。症见：产后肢体关节疼痛，屈伸不利，或痛无定处，或冷痛剧烈，宛如针刺，得热则舒，或关节麻木，肿胀，重着，伴恶寒怕风，舌淡、苔薄白，脉濡细。

【临证加减】风寒甚者加制附片 10～20g，重用桂枝、防风；湿甚加木瓜 15g、苍术 15g、薏苡仁 15g；痛甚加制川乌 10g、制草乌 10g；上肢痛甚加羌活 6g、桑枝 15g；下肢痛甚重用牛膝。

【疗效】40 例患者中，痊愈 24 例（占 60%），服药最短 1 个疗程，显效 8 例（占 20%），好转 6 例（占 35%），无效 2 例（占 5%），总有效率为 95%。

【来源】董建武，何桂娟，崔云. 独活寄生汤治疗产后身痛 40 例 ［J］. 中外健康文摘，2011，8（8）：415－416.

🪷 补肾填精汤

　　　　杜仲 28g　续断 16g　桑寄生 16g　狗脊 16g　独活 16g　川木瓜 16g　熟地黄 18g　当归 11g　海风藤 28g

【用法】水煎服，每天 2 次，每日 1 剂。

【功效】强腰壮骨，补肾养血。

【适应证】**产后身痛（肾虚型）**。症见：产褥期间腰脊疼痛，腿脚乏力，或足跟痛，艰于俯仰，头晕耳鸣，夜尿频多，舌淡暗、苔薄白，脉沉细。

【来源】赵国东.妇科病药方大全［M］.武汉：湖北科学技术出版社，2014：74.

🪷 化瘀通络汤

川芎14g　五灵脂14g　地龙14g　羌活14g　当归16g　桃仁11g
红花6g　牛膝16g　没药6g　大血藤28g　秦艽11g

【用法】水煎服，每天2次，每日1剂。8天为1个疗程。

【功效】养血活血，通络止痛。

【适应证】**产后身痛（血瘀型）**。症见：产后遍身疼痛，四肢关节屈伸不利，按之痛甚，或肢体皮肤轻度紫暗，或兼小腹疼痛，恶露量少色暗，舌紫暗、有瘀点瘀斑、苔薄白，脉弦细或涩。

【来源】赵国东.妇科病药方大全［M］.武汉：湖北科学技术出版社，2014：76.

🪷 加味补阳还五汤

黄芪50g　桂枝10g　白芍15g　当归15g　川芎10g　地龙5g　甘草6g　桃仁10g　五爪金龙30g　牛大力30g　续断15g　独活10g

【用法】水煎服，每天2次，每日1剂。一般10～30剂为1个疗程，药渣用布袋包，热敷患处，每次热敷30分钟。热敷患部时要保持室内温暖无风，以免患者感受风寒。热敷的温度以患者能忍受为限，要防止烫伤和晕厥，药渣凉了可加少量水煎热再敷。

【功效】补气活血，通络止痛。

【适应证】**产后身痛（血瘀型）**。症见：产后遍身疼痛，四肢关节屈伸不利，按之痛甚，或肢体皮肤轻度紫暗，或兼小腹疼痛，恶露量少色暗，舌紫暗、有瘀点瘀斑、苔薄白，脉弦细或涩。

【临证加减】血虚明显加鸡血藤30g；血瘀明显加益母草30g；兼外感加防风15g；肾虚加杜仲15g。

【疗效】45例患者中，10剂内治愈者5例，20剂内治愈者10例，30剂内治愈者17例，共治愈32例，占71.1%；好转11例，占24.4%；无效2例，占4.4%。总有效率95.6%。

【来源】周凤洁.加味补阳还五汤治疗产后身痛45例临床观察［J］.四川中医，2008，26（2）：70－71.

第三十五章 产后乳痈

产后乳痈相当于西医学的急性化脓性乳腺炎，俗称"奶疮"，乃由于乳汁淤积或乳头有小裂口，化脓性细菌进入乳腺组织所引起的急性化脓性感染，多发生在产后 1~2 个月哺乳期，多见于初产妇。

本病的主要临床表现为：由于乳腺管阻塞，早期乳汁排出不畅，乳房有界限不清的硬块，局部胀痛，并伴有低热。以后疼痛可加重，全身发冷、高热。局部皮肤红肿，压痛明显，同侧腋窝淋巴结肿大，有压痛。如果炎症位于乳腺深部，开始局部体征可不明显。如不及时处理，可形成脓肿或引起败血症。

本病的治疗主要以中药内服配合中药膏药贴敷及推拿按摩法为主。

奶刺汤

奶汁草 30g　漏芦 15g　全瓜蒌 15g　紫花地丁 10g　六月雪 10g
露蜂房 10g　皂角刺 10g　郁金 10g　赤芍 10g　当归尾 10g　王不留行
10g　丝瓜络 10g　鹿角霜 10g

【用法】水煎服，每天 2 次，每日 1 剂。若患者不省人事，可予以鼻饲给药。

【功效】清热解毒，活血通乳。

【适应证】**产后乳痈**。症见：产褥期乳房局部红肿热痛，可触及乳房硬块结节，红肿边界不清，硬而拒按，疼痛剧烈，伴有食欲不振、大便秘结、小便短赤。伴口干口苦、心烦少眠，舌红、苔薄黄、脉弦细微。

【疗效】治疗 51 例中，治愈 41 例（占 80.4%），好转 7 例（占 13.7%），无效 3 例（占 5.9%）。

【来源】郑杰. 奶刺汤治疗外吹乳痈五十一例［J］. 浙江中医学院学报，1989，(3)：16 - 17.

加味瓜蒌散

瓜蒌 30g　甘草 3g　当归 10g　制乳香 3g　制没药 3g　金银花 15g

白芷 6g 青皮 3g 漏芦 10g 蒲公英 15g 紫花地丁 10g 橘叶 10g

【用法】水煎服，每天 2 次，每日 1 剂。

【功效】疏肝清胃，通乳消肿。

【适应证】**产后乳痈**。症见：产褥期乳房可触及硬块结节，硬而拒按，疼痛剧烈，皮色不变或微红，伴恶寒，舌质淡暗、苔薄白，脉弦数。

【疗效】治疗 42 例中，治愈 20 例（占 47.6%），显效 19 例（占 45.2%），有效 1 例（占 2.4%），无效 2 例（占 4.8%）。

【来源】沈胡刚，顾建伟. 加味瓜蒌散联合金黄膏治疗产后乳痈初起临床观察［J］. 中国中医药信息杂志，2014，（6）：100－101.

阳和二陈汤

麻黄 2g 炮姜炭 2g 肉桂^{后下}3g 生甘草 6g 炒白芥子 9g 茯苓 9g 姜半夏 15g 浙贝 15g 化橘红 15g 熟地黄 30g 生大黄^{后下}3g

【用法】除肉桂、生大黄后下外，其余药先入锅浸 15 分钟后放火上煎，先武火后改为文火煎 20 分钟，再下肉桂、生大黄煎 5 分钟取出药汁为一煎，后再加温水用文火煎 20 分钟为二煎。分上、下午服用。

【功效】温经通络，通乳消肿。

【适应证】**产后乳痈**。症见：产褥期乳房可触及硬块结节，局部红肿热痛，红肿边界不清，硬而拒按，疼痛剧烈，舌质淡暗、苔薄白，脉弦数。

【临证加减】化脓者加忍冬藤；大便干结加生大黄。

【疗效】治疗 70 例中，21 例未化脓的早期患者用该方 4～8 剂即趋消散；24 例有发热并已趋化脓患者在服用本方 15～20 剂后身热消退，波动感消失，病症消散；另有 25 例患者因有发热、化脓明显者在服中药基础上加抗生素静脉滴注，一般 5 天左右，脓腔趋于表浅即可行切排手术，术后再内服本方加味 7～14 剂，创面可渐趋愈合，部分体虚患者再进人参养荣汤加减 5～10 剂促身体恢复。

【来源】孙丰雷，田林. 二陈汤［M］. 北京：中国医药科技出版社，2009：194.

第三十六章　产后尿失禁

产后小便次数增多，甚至日夜达数十次之多者，称为"产后小便频数"。产后不能约束小便而自遗者，称为"产后尿失禁"。产后小便频数与失禁，虽然临床表现不同，但病理机制基本一致，多因脏腑失调，膀胱气化失常，或因产损伤胞道所致，故合并讨论之。

产后小便频数与失禁始见于隋代《诸病源候论》中"产后小便数候""产后遗尿候"。前者乃"胞内宿有冷，因产气虚而冷发动，冷气入胞，虚弱不制其小便"；后者"多因产难所致""胞囊缺漏不禁小便"。

本病的辨证要点是：凡分娩以后于产褥期中，出现小便次数增多或不能约束小便而自遗者，即可诊为本病。产后小便频数、失禁，如伴见面色少华，倦怠懒言，小腹坠胀，舌质淡、苔薄白，脉缓弱者，属气虚证。产后小便频数，失禁，如伴见面色晦暗，头晕耳鸣，腰膝酸软，形寒畏冷，舌质淡、苔薄白而润，脉沉迟者，属肾虚证。若产程过长或有产伤史，新产不久即出现小便淋沥疼痛，尿中夹有血丝，继而小便失禁或血尿者，属产伤证。妇科检查：有时可扪及阴道前壁膨出，尿道下横沟消失，轻度子宫脱垂等。

本病的治疗主要包括手术治疗、盆底肌锻炼、中药的穴位贴敷、针灸推拿及中药内服等。

❀ 肾气丸加减

熟地黄 15g　山药 15g　黄芪 15g　茯苓 15g　山萸肉 10g　白术 10g　泽泻 10g　牡丹皮 10g　肉桂 6g　熟附子 6g　甘草 6g

【用法】水煎服，每天 2 次，每日 1 剂。

【功效】温肾固摄，补中益气。

【适应证】**产后尿失禁**。症见：产后小便频数、失禁，如伴见面色晦暗，头晕耳鸣，腰膝酸软，形寒畏冷，舌质淡、苔薄白而润，脉沉迟者。

【疗效】服药 6 剂后已有尿意，自主排尿，腰酸及乏力感减轻，后继服 10 剂后病愈，随访 1 年未复发。

【来源】陈立富. 产后尿失禁治验［J］. 黑龙江中医药，1996，(2)：36.

补中益气丸合缩泉丸加减

炙黄芪21g　人参6g　炙甘草9g　陈皮6g　升麻3g　柴胡3g　白术12g　当归9g　益智仁12g　乌药9g　桑螵蛸15g

【用法】水煎服，每天2次，每日1剂。

【功效】健脾益气，升阳固涩。

【适应证】**产后尿失禁**。症见：产后小便频数，失禁，伴食欲不振，面色萎黄，神疲乏力，少气懒言，常自汗出，大便溏薄，尿液清长，舌淡、苔薄，脉弱。

【疗效】服药9剂，症状减轻，已能控制小便，但仍有思尿感。守方又服6剂，诸症消失。上方去益智仁、乌药、桑螵蛸，再服3剂前后共服药18剂，病告痊愈，随访半月未见复发。

【来源】刘昌青．产后尿失禁一例治验［J］．湖北中医杂志，1992，14（5）：55.

第三十七章　回　　乳

　　健康哺乳期妇女在自觉要求回乳、中晚期妊娠引产，以及死胎、死产后乳房分泌乳汁需要回乳等情况下，若回乳方法不当或不及时，往往易发生乳汁郁积致两侧乳房胀痛，甚至腋下淋巴结肿大、硬块形成及体温升高，诱发急性乳腺炎、乳房脓肿等严重的并发症，严重影响生活质量，故应寻求及时、适当、有效的回乳措施。

　　乳房与经络的关系：足阳明胃经贯乳中，足厥阴肝经上膈，布胸胁绕乳头而行。妇女乳头属肝，乳房属胃。乳汁是由气血化生，胃为水谷之海，气血之源。乳汁的分泌与控制和肝木之气有关，因肝主疏泄。所以，乳汁的产生多与肝胃两经有关。

　　回乳需针对哺乳期泌乳的生理特点进行辨证施治：产后第一周回乳，大部分处于生理性乳胀期，生理性乳胀期由于乳腺淋巴潴留，静脉充盈及间质充血，乳汁排出欠通畅，临床上常见乳房肿胀、硬结、疼痛，而且此期产妇产后恶露量较多，体内多瘀，脾胃气血虚弱，乳房分泌的乳汁量不多，此期乳胀多属于气滞血瘀所致，故治疗以疏肝理气、活血化瘀、消肿退乳为主。而产后第二周以后，产妇恶露量少，或基本干净，脾胃功能逐渐恢复，且经过一段时间的哺乳，婴儿的吮吸使得乳腺管通畅，乳汁分泌旺盛，乳房充盈速度快，回乳时突然停止母乳喂养，乳汁淤积，阻塞乳络，造成局部硬结，乳房肿胀疼痛，此阶段中药回乳方以消胀退乳、软坚散结止痛为主。同时开始回乳当天进行一次乳腺疏通，挤出积乳，消除乳汁瘀滞后同时用药可以减少回乳期乳腺炎的发生。

第一节　内　治　方

🏵 陈氏回乳灵

　　炒麦芽100g　焦山楂60g　益智仁30g　五味子15g

　　【用法】每天1剂，加水500ml，文火煎煮15分钟，取汁300ml，分早、中、晚 3 次服用，5 天为一疗程，治疗 1～2 个疗程。

【功效】消食化瘀，收敛固涩。

【适应证】**哺乳期妇女欲回乳者，终止妊娠需回乳者。**

【来源】方红萍．陈氏验方回乳灵回乳体会［J］．实用中医药杂志，2015，31（2）：159.

🪷 陈皮茯苓麦芽煎

　　陈皮 10g　茯苓 10g　炒麦芽 30g　煅牡蛎^{先煎}30g　枳壳 10g　青皮 8g　香附 10g　白术 10g　牛膝 9g　木瓜 10g　五味子 10g　芡实 10g

【用法】水煎服，每天 2 次，每日 1 剂。

【功效】疏肝理气，健脾消食，收敛固涩。

【适应证】**产妇不欲哺乳，要求回乳者。**

【临证加减】发热，乳房有硬结者，加蒲公英、连翘、夏枯草、瓜蒌、赤芍；疲乏困倦，自汗者，加黄芪；烦躁易怒，舌红、苔薄黄者，加牡丹皮、山栀、柴胡。

【疗效】显效 22 例（占 61.1%），有效 14 例（占 38.9%），总有效率 100%。

【来源】张云英．陈皮茯苓麦芽煎回乳 36 例［J］．现代中医药，2003（1）：37.

🪷 陈皮甘草汤

　　陈皮 30g　甘草 15g

【用法】水煎服，每天 2 次，每日 1 剂。

【功效】回乳。

【适应证】**需回乳者。**症见：其乳房胀大硬痛。

【疗效】共治疗 48 例，痊愈 39 例，有效 6 例，无效 3 例，总有效率 93.75%。

【来源】刘昭坤，刘同珍．陈公汤回乳效捷［J］．新中医，1995（2）：47.

🪷 回乳消肿汤

　　炒麦芽 90g　牛膝 25g　当归 10g　炒桃仁 15g　赤芍 15g　香附 20g　青皮 15g　茯苓 20g　车前子^{包煎}20g

【用法】水煎服，每天 2 次，每日 1 剂。

【功效】破气血，利水渗湿，回乳消胀，行气止痛。

【适应证】**产妇不欲哺乳，要求回乳者。**

【来源】田志勇. 回乳消肿汤应用二则 [J]. 四川中医，1987，(3)：48－49.

麦公草汤

炒麦芽60g　蒲公英30g　夏枯草15g

【用法】加水约1000ml先泡20分钟，武火煮沸后，改文火再煮沸30分钟，取液约800ml，分4次口服，每次200ml。

【功效】舒肝气，散郁热，消乳胀，止乳汁。

【适应证】**产妇不欲哺乳，要求回乳者。**

【疗效】用本方治疗282例。服1剂后，乳房胀痛明显减轻，乳汁分泌减少；服2剂后，乳房略有胀痛，乳汁明显减少；服3剂后，乳胀消失，乳汁自止。

【来源】徐建民，刘凤文. 回乳良方——麦公草汤 [J]. 山东中医杂志，1995，14(4)：179.

回乳煎

炒麦芽500g　薏苡仁30g　蝉蜕3g

【用法】水煎服，每天2次，每日1剂。

【功效】回乳。

【适应证】**产妇不欲哺乳，要求回乳者。**

【疗效】多数人1剂即可回乳，少数人则需要2剂，无消化道副作用出现。

【来源】宁瑞金. 回乳煎断乳 [J]. 浙江中医杂志，2000，(1)：37.

回乳效验方

花椒15g　莱菔子^{打碎}30g

【用法】将上述药物加水500ml，文火煎煮30分钟，滤取煎液约300ml，加红糖30g，趁热睡前一次服完，每日1剂，连服3日。

【功效】回乳。

【适应证】**产妇不欲哺乳，要求回乳者。**

【疗效】共治疗96例，用药1剂回乳23例，2剂回乳39例，3剂回乳31

例。3 剂完全回乳共计 93 例。多数服药后 6 小时乳汁明显减少，乳胀减轻，无不良反应。

【来源】云爱华，陈广敏. 回乳效验方［J］. 中国民间疗法，2003，11（6）：63.

活血通经方

当归尾 15g　川牛膝 15g　赤芍 10g　红花 10g　香附 10g

【用法】水煎服，每天 2 次，每日 1 剂。

【功效】活血理气，通经回乳。

【适应证】产妇不欲哺乳，要求回乳。症见：其乳汁充足，乳房胀感明显者。气血虚弱者禁用。

【疗效】31 例中，服药 2 剂乳回者 18 例，服药 3～5 剂乳回者 13 例。

【来源】周荣军. 活血通经法回乳 31 例［J］. 浙江中医杂志，1997，（1）：12.

加减回乳四物汤

川芎 12g　当归 12g　延胡索 12g　牛膝 12g　焦麦芽 100g　木通 5g　甘草 5g

【用法】水煎服，每天 2 次，每日 1 剂。

【功效】散乳软坚止痛。

【适应证】哺乳后断乳所产生的乳房胀痛。症见：乳房胀痛，食欲不振，或伴发热。体检：乳房块块垒垒，青筋显露；甚者腋下淋巴结肿大。舌红、苔薄黄，脉数。

【临证加减】伴乳房结块者加莪术 12g、生牡蛎 30g；发热者加黄芩 12g、金银花 20g。

【疗效】完全治愈 34 例，有效 4 例，无效 2 例，治愈率 85%，总有效率 95%。

【来源】）包广勤. 加减回乳四物汤治疗回乳后乳房胀痛 40 例［J］. 吉林中医药，2000，（5）：42.

麦芽煎免怀汤加味

当归尾 10g　赤芍 10g　川牛膝 15g　红花 10g　生麦芽 60g　青皮 25g　甘草 10g　柴胡 15g　白芷 10g　浙贝 15g　僵蚕 10g　天花粉 15g　金银花 10g

【用法】水煎服，每天2次，每日1剂。

【功效】清热消肿回乳。

【适应证】**产妇不欲哺乳，要求回乳者。**

【临证加减】发热、乳房有硬结者加夏枯草、瓜蒌、皂角刺。

【疗效】38例在1周内回乳且无乳房胀痛。除1例服药7剂外，其余均服药3剂。总有效率100%。

【来源】刘晓丽．麦芽煎免怀汤加味回乳38例［J］．实用中医药杂志，2013，29（11）：908.

加味生化汤

当归10g　川芎6g　桃仁9g　炮姜3g　甘草3g　川牛膝12g　生麦芽60g

【用法】水煎服，每天2次，每日1剂。

【功效】温经散寒，活血化瘀，疏肝回乳。

【适应证】**哺乳期要求断乳及中期妊娠引产、死胎、死胎产后要求回乳者。**

【疗效】163例痊愈，44例有效，6例无效，总有效率为97%。

【来源】王春芳，张淑杰，刘玉芝．加味生化汤回乳213例［J］．四川中医，2002，20（6）：52.

第二节　内外同治方

中药内服合外敷方1

生麦牙60g　山楂30g　神曲30g

【用法】用水煎后代茶饮，每日1剂，可分多次服下。外治法：芒硝150g，装入布袋或纱布包中，待患者排空乳汁后，敷于两乳房上并固定、包扎。药包潮解后需及时更换，每天1次，连续使用3~5天。

【功效】退乳消胀。

【适应证】**产妇不欲哺乳，要求回乳。**症见：其乳汁充足，乳房胀满者。

【来源】邹志洁，黎惠新．芒硝外敷对产后回乳的应用效果评价［J］．医学信息，2008，21（5）：692－694.

中药内服合外敷方 2

生麦芽 50g　陈皮 15g　柴胡 15g

【用法】水煎服，每天 3 次，每日 1 剂。外治法：将路路通 10g、王不留行子 10g 烘干研末后加入冰片 5g、芒硝 100g，装入 8cm×6cm 大小的布袋，选择合适的胸罩，在手法按摩（左手托住乳房，右手拇指从乳腺根部沿乳腺管的走向向心性按摩，以疏通乳管。手法宜轻缓柔和，用力适当，不损伤皮肤。再用吸乳器把淤积的乳汁吸出，以利药物的吸收）排空乳房后将药袋均匀平敷于乳房上，每天换药 1~2 次。

【功效】回乳。

【适应证】产妇不欲哺乳，要求回乳者。

【疗效】治愈 46 例，显效 18 例，有效 4 例，无效 2 例，总有效率 97.1%。

【来源】罗建红，范秀兰. 回乳宝外敷回乳的疗效观察及护理［J］. 中外医疗，2011，(4)：132.

中药内服合外敷方 3

生麦芽 60g　炒麦芽 60g　川牛膝 15g　红花 15g

【用法】水煎服，每天 2 次，每日 1 剂。服药期间用吸奶器或让婴儿吸尽乳汁，饮食宜清淡，少油腻，减少乳房刺激。外治法：芒硝 500g、冰片 5g，拌匀，装入 4 个 5cm×5cm 大小布袋中。将药袋放入胸罩内，6 小时后如药袋潮湿可更换之。持续用药至乳房胀痛消失。中期妊娠引产者，可于产后 12 小时开始敷用。

【功效】引血下行，回乳。

【适应证】产妇不欲哺乳，要求回乳者。

【疗效】62 例的回乳时间（从开始服药或停止哺乳算起）为 2.5±0.5 天，余 20 例为 2.0±0.5 天。回乳期间出现轻度乳房胀痛者 46 例，中度乳房胀痛者 16 例，无一例发生乳腺炎。

【来源】吴学书，苏振锋. 中药内服外敷回乳 62 例［J］. 中国民间疗法，2005，13(7)：28-29.

理气化瘀下血回乳汤

当归 15g　赤芍 10g　牛膝 15g　益母草 15g　丹参 10g　青皮 10g

瓜蒌 15g 川楝子 10g 延胡索 10g 炒麦芽 30g

【用法】水煎服，每天 2 次，每日 1 剂。

【功效】理气化瘀，下血回乳。

【适应证】**产妇不欲哺乳，要求回乳者。**

【临证加减】蒸乳发热加蒲公英 15g、金银花 15g、柴胡 10g；气虚者加党参 15g、黄芪 10g；乳房胀痛用皮硝 100g，布包敷两乳。

【疗效】经治 58 例，服药 5 剂停止泌乳者 46 例，服药 7 剂停止泌乳者 12 例，有效率 100%。

【来源】王雨敏，吴玉茹. 中药回乳 58 例临床体会［J］. 时珍国医国药，2001，12（2）：49.

🪷 散瘀回乳方

炒麦芽 100g 神曲 20g 山楂 10g 乳香 5g 没药 5g

【用法】水煎服，每天 2 次，每日 1 剂。

【功效】散瘀通络，回乳止痛。

【适应证】**产妇不欲哺乳，要求回乳者。**

【疗效】共 30 例，服 1～3 剂回乳 26 例，服 4～5 剂回乳 4 例，均无并发乳痈。

【来源】黄李梅. 散瘀回乳方［J］. 广西中医药，2001，24（1）：48.

🪷 回乳灵

生大黄 6g 怀牛膝 15g 炒麦芽 60g 炙甘草 6g

【用法】水煎服，每天 2 次，每日 1 剂。

【功效】回乳。

【适应证】**产妇不欲哺乳，要求回乳者。**

【来源】王子融，毛凤仙. 验方"回乳灵"介绍［J］. 河南中医，1989，（1）：31.

第三节　内外同治方

🪷 回乳验方合热敷

陈皮 10g 大黄 6g 蒲公英 10g 炒麦芽 60g

【用法】①如乳房胀痛，不能触按，即用本方煎服，并用此药煎液热敷局部。每日用1剂药，服3次，热敷3次。一般使用1剂即愈，少数需使用2剂。②如因已服过其他回乳药而按上法使用2天效果不明显者，可用本方将大黄量减半，再加橘核30g、当归10g。

【功效】理气，消滞。

【适应证】回乳，急性乳腺炎。

【来源】韩京周. 回乳验方［J］. 中国民间疗法，1995，（4）：7.

免怀散加味合外敷

内服方：红花6g　赤芍10g　当归10g　川牛膝10g　芡实10g　炒麦芽30g　龙骨30g　醋青皮6g　蒲公英15g

外敷方：芒硝300g

【用法】内服：水煎服，每天2次，每日1剂。外敷方：取芒硝，装入布袋或纱布包中，待患者排空乳汁后，敷于两乳房上并固定、包扎。药包潮解后需及时更换，每天1次。

【功效】理气散结，下血回乳。

【适应证】产妇不欲哺乳，要求回乳。症见：乳汁充足，乳房胀满者。

【临证加减】乳房胀硬，结节成块者，加夏枯草、橘核、王不留行；纳呆，不思饮食，脘痞腹胀者，加鸡内金、山楂；烦躁易怒，舌红、苔薄黄者，加牡丹皮、山栀、柴胡。

【疗效】62例患者用药5天后，显效43例，有效19例，总有效率为100%，且5天后复查均未见乳胀乳痛者。

【来源】江涵. 免怀散加味联合芒硝外敷回乳62例临床观察［J］. 浙江中医杂志，2013，48（8）：175.

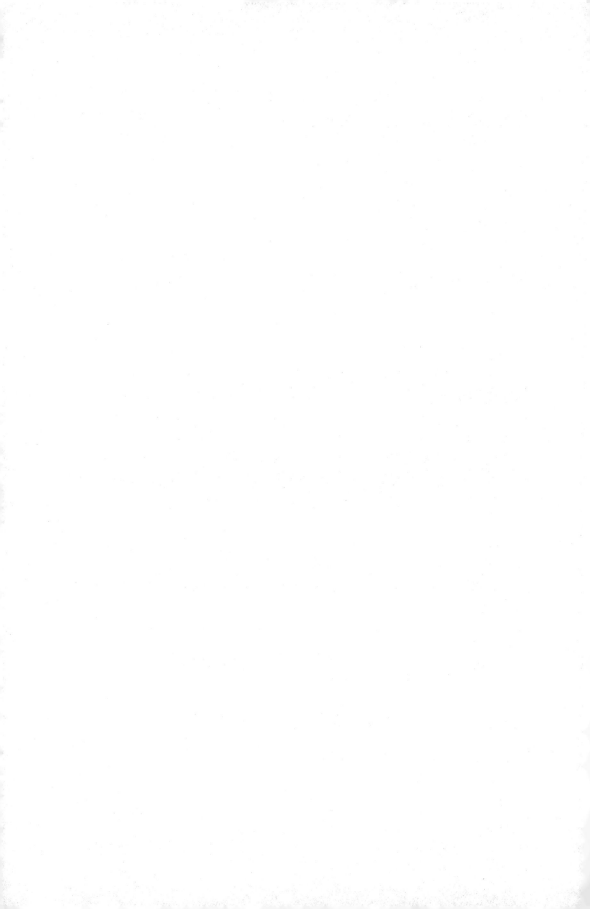